Josep Mª Fericgla

Ayahuasca, la realidad detrás de la realidad

Sus usos en psicoterapia y en el cultivo del mundo interior

Prólogo de Jonathan Ott

editorial Kairós

Fotocomposición: Grafime. Mallorca, 1. 08014 Barcelona
Diseño cubierta: Katrien Van Steen
Impresión y encuadernación: Ulzama digital

Primera edición: Enero 2018
Cuarta edición: Enero 2025

ISBN: 978-84-9988-619-0
Depósito legal: B 56-2018

Dedicado a Jonathan Ott, eminente etnobotánico en lo público y querido amigo en lo privado, del que tanto he recibido en ambas áreas y al que tanto deben las actuales investigaciones sobre la ayahuasca y los sinceros buscadores de lo numinoso.

Él dice de mí que le hago de padre. En cambio, yo lo siento como mi hermano mayor que se burla de mí.

Sumario

Addenda

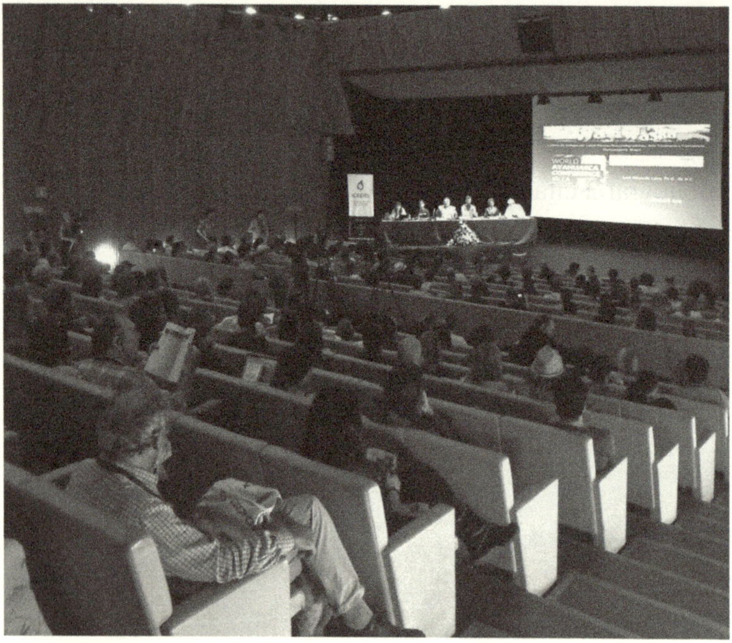

Intervención del Dr. Josep Mª Fericgla en el concurrido I Congreso Mundial sobre Ayahuasca, celebrado en Eivissa (Ibiza), septiembre de 2014.

Introducción

El libro que el lector acaba de abrir y está leyendo en sus primeras líneas es el resultado de más de dos décadas de experiencia, observación y reflexión desapasionada.

El texto está compuesto por dos partes relativamente independientes. La primera mitad del libro –Parte I– está constituida por una recopilación de conferencias y artículos recientes referidos a la situación de la ayahuasca en Occidente. En cierto sentido, puede dar la impresión de que hay una ligera desconexión entre los capítulos de esta primera parte, y es porque he decidido incluir los textos originales de las conferencias sin cambios. En realidad, se trata de textos de contenido complementario entre ellos. En cambio, la segunda mitad del libro –Parte II– ha sido redactada íntegramente para este volumen y describe la aplicación y formas de uso de la ayahuasca en psicoterapia y en el cultivo del mundo interno.

Mi camino con la decocción es largo, amable, variado y creo que hasta profundo. Como mínimo, consumo unas 10 o 12 veces anuales desde hace más de 20 años y he tenido la impagable fortuna de poder acercarme al uso de la mixtura que nos puede abrir las puertas a lo numinoso de la mano de chamanes amazónicos que nunca antes habían tenido contacto regular con el mundo occidental, por tanto, fieles representantes de sus tradiciones ancestrales aún vivas. He tenido y agradecido la repetida experiencia espiritual de tomar la mixtura amazónica con los amigos daimistas de la mano de su líder, el Padrinho Alfredo de Melo. He podido comprobar las variadas mixturas cocinadas por grupos indígenas alejados unos de otros, y preparadas con diversos y diferentes ingredientes vegetales. Y con los años he desarrollado una manera propiamente occidental de buscar la experiencia del Ser impulsada por la ayahuasca.

Este es el tema de la presente obra.

Si no me equivoco y al margen de capítulos aislados y artículos, creo que este es el cuarto libro que escribo sobre la ayahuasca (*El món shuar contemporani*, 1994; *Los jíbaros, cazadores de sueños,* 1994, revisado en 2016; y *Al trasluz de la ayahuasca*, 1997) e intuyo que será el último, ya que con el presente texto probablemente haya dicho todo lo que tenía que explicar de interés sobre este tema. El primer libro que escribí, publicado por el Museu d'Etnografia de Barcelona, es un texto de etnopsicología teórica, resultado de una investigación de campo en la Amazonía. El segundo, traducido a varios idiomas, es un fragmento de mi diario de campo del tiempo que viví en la Amazonía ecuatoriana; es una visión narrada del efecto de la ayahuasca en mí y de mi proceso iniciático en el chamanismo shuar. El tercer libro, de antropología cognitiva, fue el compendio de varios estudios teóricos. Finalmente aparece el actual volumen, en el que centro la atención en el papel que está desempeñando la mixtura en el Occidente actual y, muy en especial, en su excepcional aplicación en psicoterapia y en espiritualidad práctica. Sinceramente, a la vista de la falta de respeto que observo a menudo, de la ausencia de conocimientos aplicados en muchas sesiones de ayahuasca y de la manera en que se está expandiendo, debido a la acuciante necesidad de la experiencia trascendente en Occidente, creo que este es un libro necesario.

La ayahuasca no es el maná bíblico, ni la panacea milagrosa que lo resuelve todo, pero sí es una puerta que, bien usada, puede ayudarnos a salir de la actual situación mundial en la que solo se prima la materia –el dinero– y la distracción permanente, en la que la falta de sentido trascendente de la vida provoca una situación de neurosis global y en la que la carencia de lugares y experiencias de lo numinoso nos arroja a un basurero existencial sin precedentes en épocas de (aparente) paz social. Cada año, en el mundo hay más soledad y más muertes por suicidio, como consecuencia directa de la violencia humana, incluyendo las guerras. Queda todo dicho.

Puedo afirmar sin pedantería que la decocción amazónica me ha servido para tomar decisiones importantes, para reencontrar el sentido de mi vida y para hacerme responsable y consciente de ella. Me ha ayudado a sanar razonablemente la neurosis y a descubrir que la realidad humana está constituida por relaciones arbitrariamente establecidas. Por tanto, con el esfuerzo adecuado puedo cambiar mis automatismos y ser algo más libre y consciente. La experiencia del Ser cuya ventana abre la ayahuasca me enseñó a estar solo y bien, por lo que ahora puedo estar con otros sin depender de ellos; y me enseñó con claridad terrorífica que en la vida vale casi todo menos el «quejumbreo» estéril del *pobrecito de mí, pobrecito de mí*... La vida nos pide que nos agarremos a ella con fuerza a fin de sacar el máximo de provecho para nosotros mismos y para el universo.

Espero y deseo que este libro sea útil a los psicoterapeutas valientes que utilizan la mixtura consigo mismos y en sus consultas, o que tienen intención de hacerlo; que sea útil a las personas que sin ser terapeutas usan la decocción para iluminar sus sombras y hermanarse con el resto de humanos conscientes de su propio ser. Y finalmente, este libro va dirigido a todas las personas interesadas en el tema, sean o no especialistas.

Prólogo

Txema a través del espejo de ayahuasca

Durante un cuarto de siglo, la *amrta* o ambrosía [αμβρoσια] amazónica, *ayahuasca*, estuvo de moda entre los adeptos a los fármacos visionarios (o *psicópticos*). Actualmente, es emblemático de los embriagantes chamánicos –más conocidos como *enteógenos* o drogas *enteogénicas*– y es consumido y venerado en numerosos países de todos los continentes. La palabra «ayahuasca» [políglota: «*coca*-liana»; o «liana de las almas»] se refiere, a la vez, a la planta-base definitiva, *Banisteriopsis caapi* (endémica a Suramérica; excepcionalmente, se substituye por otra especie de *Banisteriopsis* o de *Tetrapterys*), así como a innumerables pócimas –extractos acuosos, con o sin cocción, preparados simplemente–, elaboradas a base de tallos machacados de esta misma liana tropical o, más comúnmente, con la adicción de partes diversas, una o varias, de entre un centenar de plantas ancilares (que abarcan las plantas psicoactivas más importantes –fuentes de cafeína, cocaína, nicotina, escopolamina o diversas triptaminas–, así como etnomedicinas específicas contra múltiples dolencias). Aquí nos referimos igualmente a *anahuasca* o '**aná**logos de la *aya**huasca***', preparados que utilizan plantas químicamente afines, aunque botánica y ecológicamente distintas, y no tradicionales *en este contexto*... como, por ejemplo: el suplantar la liana de base *Banisteriopsis* por semillas de *alharma* (*Peganum harmala*, mejor fuente de alcaloides β-carbolina); y substituir con la corteza de raíz de *jurema preta* (*Mimosa tenuiflora*, mejor fuente de N, N-dimetiltriptamina o *DMT*), las hojas de *chacruna* (*Psychotria viridis*) de la fórmula de *ayahuasca* más popular, dentro de aquel gran complejo de pócimas. Efectivamente, gracias a la sincrética tecnología de *anahuasca* (sincretismo entre el chamanismo amazónico y la fitoquímica moderna, a base de plantas *legales*, comercialmente *disponibles* y ecológicamente *abundantes* entre vegetación *secundaria*) la *ayahuasca* ha logrado escapar de los confines de la Amazonía hasta convertirse en un «enteógeno pangeico». Es probable que la mayoría de la *ayahuasca* que se consume actualmente... ¡sea *anahuasca*!

Con el presente libro, el psicólogo, antropólogo y gerontólogo catalán, Josep Maria «Txema» Fericgla, culmina su trilogía de estudios sobre la *ayahuasca*. El primer vértice de aquel triángulo cosmopolita y multidisciplinar fue *Los jíbaros, cazadores de sueños* (original *Els jívaros, caçadors de somnis* de 1994; traducción al castellano del mismo año). El libro conforma una suerte de bitácora, una crónica de algunos años de trabajo etnográfico entre los indígenas shuar (o *jíbaro*) del Oriente de Ecuador. Los shuar (infames por cazar y reducir antaño las cabezas de sus enemigos) son ávidos consumidores de *natem[ä]* o *ayahuasca*, comúnmente confeccionada por ellos con hojas de *Diplopterys cabrerana* (otra fuente de DMT) u hojas de tabaco (nicotínicas), de *Ilex guayusa* (fuertemente cafeínicas), más algunas partes de varias especies de *Brugmansia* (que contienen escopolamina) y de la poderosa y farmacológicamente recóndita *Brunfelsia* (las dos últimas, igual que el tabaco o *Nicotiana* spp., son solanáceas de suma importancia en el chamanismo amazónico; se ha analizado un *natem shuar* con 4 de estos 5 aditivos). De manera amena, el diarista describe cómo el etnógrafo brinca la barrera «objetiva» del cuaderno y del micrófono ¡para entrar *subjetivamente* como aprendiz de chamán *ayahuasquero!*

Al trasluz de la ayahuasca siguió en 1996. Es un opúsculo que reta una fácil clasificación, en parte teórica... en parte experimental. Este libro fue editado en la colección Cogniciones (Libros de la Liebre de Marzo, Barcelona), coordinada y firmada por el doctor Fericgla mismo (y que comprende –entre más de una docena de títulos– la traducción al castellano de mi *Pharmacotheon* [1996; original inglés de 1993, libro enciclopédico de consulta con un capítulo extenso sobre *ayahuasca*], así como un par de antologías que también tratan sobre la ayahuasca: *Ayahuasca y salud* y *Los enteógenos en la ciencia*). Algunos de los datos de *Al trasluz de la ayahuasca* se presentaron previamente en la conferencia internacional «L'Estudi dels estats modificats de consciència», organizada en octubre de 1994 por el entonces profesor Fericgla (Universitat de Barcelona) dentro del ilustre Institut d'Estudis Ilerdencs de Lleida, Catalunya (Lérida, Cataluña). Yo asistí en calidad de ponente, junto con los máximos especialistas mundiales de la *enteognosia*; ahí ya hubo varias ponencias dedicadas específicamente a la ayahuasca. Ahora, 23 años después, la trilogía *ayahuasquera* se corona con la piedra angular del arco iris *fantasmagoric*.

Tenemos delante, libremente sazonado con sabrosas digresiones teóricas e históricas, un manual práctico sobre el empleo de la ayahuasca. El libro reúne una perspectiva antropológica –sobre la ayahuasca en el contexto del chamanismo indígena y mestizo, así como del *neochamanismo* [*vide infra*]– con un punto de vista humanista, moderno y utilitario: particularmente, con una visión clínico-psicológica respecto a la utilización de la ayahuasca como coadyuvante o herramienta psicoterapéutica. No cabe duda que el autor está singularmente calificado para semejante tarea, por hercúlea que sea. Como antropólogo profesional, ha estudiado *in situ* el uso chamánico del *pharmacotheon* entre indígenas relativamente apegados a sus tradiciones. Después, por Europa, auspició y fomentó la incipiente expansión de la ayahuasca más allá de su contexto y ámbito natural, entre unos fieles europeos de la iglesia brasileña Santo Daime/CEFLURIS (o el *Centro Beneficente União do Vegetal* y otros grupos brasileños que utilizan la ayahuasca como sacramento litúrgico [la hostia cristiana], bajo los nombres *daime* y *chá hoasca*, respectivamente). A finales del siglo pasado, en la finca catalana La Farga, el doctor Fericgla organizó y presidió «trabajos», o sesiones colectivas de ayahuasca, a veces con más de un centenar de asistentes. Cabe mencionar que un semejante uso –llamado *neochamanismo* en Colombia o *chamanismo blanco*– constituye una de las modalidades más importantes del uso contemporáneo de la ayahuasca y, como era de esperar, está tratado en detalle aquí. En el ámbito etnopsicológico, el autor comenzó a desarrollar sus renombrados «talleres» terapéuticos y de crecimiento personal, en cierto sentido derivados parcialmente de aquellas sesiones de ayahuasca (hace más de dos décadas, me explicó que la meta del primer taller era utilizar música fuerte y estridente, estrés físico y otros medios para experimentar los estados extáticos de consciencia característicos de la ingesta de ayahuasca u otra droga afín). Entrando en el nuevo milenio, fundó su propio centro de actividades, Can Benet Vives, dentro del Parc Natural Montnegre (actual sede de la Fundació Josep Maria Fericgla, igualmente presidida por él). Es menos del dominio público, aunque no es ningún secreto, que el doctor Fericgla siempre ha mantenido su propio consultorio como psicólogo clínico (inicialmente en Barcelona, después en Calella del Mar), proporcionando psicoterapia individual (debido al secreto profesional, desde luego, no sabemos si la ayahuasca figuraba o no como recurso terapéutico). Manifiestamente, durante tres décadas, nuestro amigo Txema ha estado trabajando asiduamente *con* y *sobre ayahuasca*, por no decir dentro del campo de la psicología clínica tanto grupal como individual. Confluyen y se reúnen en el cauce de este libro variadas corrientes de un multifacético trabajo profesional, que pueden parecer efluvios disyuntivos o dispares, pero no lo son, como el lector apreciará.

Es de esperar que el difundido renombre y merecido prestigio del autor dentro del mundo castellanohablante (tanto ibérico, como iberoamericano, sin escatimar la nación *catalana* y el mundo *portugués*, en cuyos idiomas él también está en casa, y en los cuales aparecen sus libros) colabore con este libro, para *normalizar* el empleo de la ayahuasca (u otras drogas visionarias) en psiquiatría y psicología clínica. A propósito, no decía yo *legitimar* porque, a mi parecer, lo *ilegítimo* aquí ¡es la misma prohibición de drogas y la presunción oficial de legislar la medicina y la farmacopea! El derecho siempre se ha mostrado inepto al tratar de asuntos técnicos cualesquiera, mejor dicho, ¡como *hazmerreír*! Confieso que no sé gran cosa de psicología; de hecho, es una de las *pocas* ramas de conocimiento que en absoluto me interesa. ¡Ni siquiera tengo experiencia como *sujeto* psicológico!, excepto, claro está, como diana infeliz e inconforme de la ubicua mercadotecnia, la cual evito cuanto más puedo: no miro la televisión ni escucho la radio, tampoco leo los diarios... como extranjero, carezco de derechos políticos dentro de mi país de residencia, y me siento libre de *ignorar del todo* sus vericuetos políticos... Y como tampoco puedo sufragar *efectivamente* en mi propio país, hago la vista gorda a *su* política. Legalmente soy residente –agachándome por el traspatio del Presidente del Imperio– del nebuloso *District of Columbia*, la mítica *Jauja* o *Shangrilá* de Washington, F.B. (*Foggy Bottom*), ¡ay de mí!, sí, del «Fango Brumoso», el cual *no es parte* del país, *no es* un «Estado Unido» y, por tanto, no se le conceden sus dos senadores (no proporcionales a la población), empero se jacta de un par de galbanosos diputados *sin voto* en el Congreso (chiflando dentro de la obscuridad, pues –¡aun la quinta rueda del desventurado vicepresidente tiene voto del Senado, caso de empate [cuando no, rechifla el estribillo, a la espera de una bala perdida o infarto *presi-*/ providencial]!). Aunque sí, ¡agasajado con *un* penco y sarnoso voto electoral baladí –entre casi 600– para *empera*... digo... para presidente (y su lacayo *vicioso*)! Por tanto, para no hacer sandeces como *El Caballero de la Triste Figura*, para no fanfarronear de manera farandulera y ponerme en ridículo como *hazmerreír*, no comentaré (ni me corresponde hacerlo) este aspecto del presente libro.

Para no descalificarme del todo y (alebrestado y cabizbajo) condescender a renunciar al honor de prologar este libro, me apresuro y atrevo a decir que yo sí sé de ayahuasca, y mi propio libro (*Ayahuasca Analogues: Pangæan Entheogens* [*Análogos de la ayahuasca: enteógenos pangeicos*], 1994), el único libro moderno comprensivo (botánica, fitoquímica, etnofarmacognosia, farmacológica, histórica, filosófica y psiconáuticamente), que aún ostenta la mayor bibliografía científica del tema (y que se ha traducido al alemán y al castellano), salió más o menos simultáneamente, con el primer texto *ayahuasquero* de Txema Fericgla.

A través del espejo objetivo de la ayahuasca

Objetivamente, con la vista puesta en el mundo exterior (dejando al lado el *solipsismo* de *Tertium Organum*, P.D. Ouspensky, 1912), las drogas visionarias como la ayahuasca ayudan al *psiconauta* (explorador del *psicocosmos*: *Annäherungen: Drogen und Rausch* [*Aproximaciones: drogas y ebriedad*], E. Jünger, 1970) a ver el mundo como energía más que como materia... ¡tal y como *realmente* es! De hecho, *lo único* que podemos ver es el *reflejo* de un haz de energía electromagnética («luz», el *fotón*, o partícula de luz, es el *bosón* o portador de la 'fuerza electromagnética': una, entre cuatro 'fuerzas fundamentales' [¿o cinco... seis?: de tener *realidad*, la fuerza del *bosón de Higgs* (nada menos que la *masa* en sí), y la supositica 'energía obscura' (bosón: ¿el *inflatón?*) tendrán que figurar en la lista]), que se rebota *en las superficies* de objetos para entrar en el ojo, y allí excitar células fotosensibles de la retina (mediante mecanismos *bioquímicamente* análogos al efecto fotovoltaico dentro de un diodo semiconductor de silicio o galio: el fotón desprende un electrón [*vide infra*] o lo *excita* y lo *promueve* desde la 'banda de valencia' hacia la 'banda de conducción')... *Todo* lo que vemos *literalmente es* energía electromagnética (el proceso inconcebible, que deviene en *el espejo mental* de *la percepción* visual, se llama la *psicoóptica* [faceta de la *psicofísica*; a distinción del adjetivo *psicóptico*, lo que evoca visiones]... el proceso protervo, por el cual nos obstinamos en *reificar* esta energía, se llama *materialismo*). En *La república*, fortuitamente y sin quererlo, Platón (v-IV siglo a.C.) se aproximaba a una descripción física moderna de la vista con su famosa parábola de los hombres encadenados perpetuamente dentro de una caverna, de espaldas a la boca iluminada (o de una fogata) –que solo podemos ver «imitaciones» (son *espejismos* en sentido literal), como las sombras proyectadas sobre un muro delante de aquellos cavernícolas, jamás lo que I. Kant llamaba «la cosa en sí» (*Ding an sich*, *Kritik der praktischen Vernunft* [*Crítica de la razón práctica*], 1788), designado por Platón como *ideas* o *arquetipos*. Más aún, *todo* objeto que refleja este haz de energía electromagnética ¡consiste en energía más que en materia! La materia «sólida», hecha de *átomos*, se compone de dos *quarks* (el *arriba* [con carga +2/3], y el *abajo* [carga: –1/3]) y de un *leptón* (el *electrón* [carga: –1]) –tres, entre 12 *fermiones* (tres pares [positivo : negativo] de *quarks*, y tres pares [negativo : neutral] de *leptones*; el par del electrón es el *neutrino electrónico*, el cuarto *y último* entre los 12, que corresponde a la materia «ordinaria», aunque no precisamente como componente), o «partículas fundamentales» que constituyen y encarnan la materia más diminuta (tienen diámetros de 1,0 am o 1,0 x 10^{-18} m), en comparación con los «gigantescos» átomos (con un diámetro promedio de 100 pm o*f* 1,0 x 10^{-10} m). Aun un átomo del elemento más grande (hasta ahora), oganesón o oganesio (Og, n.º Atómico 118), contiene solo 1.000 (mientras el átomo más pequeño, de hidrógeno [H, n.º Atómico 1; específicamente, *protio*], ¡apenas 4!) de estas partículas ínfimas (882 *quarks* [412 *arriba*, 470 *abajo*] más

118 electrones), dentro de un átomo ¡más de 100 millones de veces mayor que cada una! En otras palabras, y aplicando la geometría sólida de Euclides: la materia «sólida» tiene, *como máximo*, una parte de ¡entre 1.000-millón-millón-millones (o sea: 1 x 10^{-15} ppm, o 1 x 10^{-19}%) de solidez! (de hecho, tiene aún menos ya que todo átomo del Período 7 es mayor que el átomo promedio). El resto es «espacio interior», igual de vasto, proporcionalmente, que el «espacio exterior». Si *Helios*, nuestro Sol, fuese un núcleo atómico, la *heliopausa* que el *Voyager 1* (despachado a *un millón y medio de quilómetros por día*) tardó 40 años en alcanzar, ¡se tendría que extender *tres veces más allá* del Sol, para modelar el radio de un átomo! El *Voyager 1* tardaría 240 años en atravesar la anchura total de tal «átomo cósmico»… ¡aun la luz tardaría 5,4 días! Falla el modelo de N. Bohr, del átomo como *nano*-[más bien *pico*-]sistema solar, ¡porque el nuestro es *por mucho* demasiado pequeño! Es el *momentum* de los electrones, y *la carga* de estos mismos y de los *quarks*, aquel que los aleja entre sí –se abotaga el mejunje y así se abultan estos átomos enrarecidos y, sí, vacuos–. Para exponerlo más clara y brutalmente: de poder desestimar o eliminar el *momentum* y la carga de los *fermiones*, toda esta materia «sólida» de nuestro planeta ¡se podría meter dentro de un globo, con *menos de dos metros* de diámetro! [Nuestro planeta *Gea* (el planeta *más denso* del sistema solar) tiene un diámetro de 12.756 ϰm o 12,756 Mm; masa de *ca*. 6,0 x 10^{27} g, o 6.000 Yg (*Y/y*, *Yotta/yocto*, $10^{\pm 24}$, es limítrofe del sistema métrico… yo he propuesto *O/o, Otta/octo*, para $10^{\pm 27}$)]. Yo diría

parentéticamente que estaría más ágil que lo hacéis vosotros, que dejar entrar dato *tan asombroso* a la cabeza. *Todo* lo demás... ¡es espacio interior!

Cuando visualizamos la materia, en realidad la luz se refleja en *un campo electrónico* que ocupa el espacio vasto entre estas partículas fundamentales ínfimas (en sí, invisibles conforme a cualquier perspectiva que permitiría observar un átomo entero, sin decir conjuntos incontables de átomos), y los *quarks* y *electrones* ¡son en verdad los *Arquetipos* o *Ideas* platónicos (perdona, *¿quarketipos?*)! [El genial neologismo *quark* viene de *Finnegans Wake* (*Velatorio de Finnegan*), J. Joyce, 1939; que, conforme al tribunal al que se recurra, es la obra más sublime de la literatura universal o la atrocidad más enfurecedora de la erudita «manustrupación» literaria (yo logro reconciliar ambos fallos)].

Es evidente que Platón fue un *epoptes* [εποπτεσ], «uno que ha visto», *ta hiera* [τα ηιερα], «lo sagrado», un iniciado en los Misterios Mayores... que había embebido del enteogénico *kykeon* [κυκεον: «la mezcla», sinónimo de *chacruna*] en el *Telesterión* [τελεστεριον, «la meta»] eleusino. Así que la *ayahuasca*, el *kykeon* u otra, entre un sinfín de drogas psicópticas, en ningún sentido es un *alucinógeno*, sino todo lo contrario: nos proporciona una visión *más fiel* de la substancia, como *energía* más que como *materia*. El tacto igualmente nos engaña ya que, en realidad, ninguna partícula de materia puede *tocar* a otra. Cuando una jícara de *ayahuasca* yace sobre una mesa (el rústico altar, digamos, de una choza amazónica)... es análogo a un tren *Maglev* (de «**le**vitación **mag**nética») parado en la estación. Los electrones periféricos de los átomos superficiales de la cáscara de la jícara ¡repelen sus homólogos de la madera de la mesa con polaridad (negativa) par! Es como tratar de acercar por el mismo polo (sea *norte* o *sur*) a dos imanes fuertes... salvo que la intensidad de la fuerza y la separación son vastamente menores. Lo mismo se aplica a un *plasma* (el cuarto estado de materia, sin electrones: solo núcleos atómicos, como dentro del *Tokamak*, la vasija magnética/«rosquilla» de un reactor de fusión), excepto que, en tal caso, son los núcleos *positivos* los que se repelan entre sí. Por esto, la fusión nuclear requiere energías ingentes para aproximar cuatro núcleos de hidrógeno lo suficiente como para que se fusionen en un núcleo de helio (He [Nr. Atómico 2: 2 protones + 2 neutrones]... Los núcleos de H [o sea, del isótopo *protio*] constan de un solo protón; dos protones se transforman en neutrones, mediante la «oscilación» de un *quark* cada uno).

[Para completar mi tutorial de la químiofísica nuclear (y terminar de desvelar *ta hiera*): los compuestos de *quarks* se llaman *hadrones* –o bien *mesones*– con dos, o *bariones* con tres. El núcleo atómico, de 1/100.000º del diámetro total (promedio: 1,0 fm o $1,0 \times 10^{-15}$ m), se puede fraccionar hasta dos *bariones*: el *protón* –el número (n.º atómico) de protones define el elemento– (2 *quarks arriba* + 1 *quark abajo*: carga neta = +1); y el *neutrón* (2 *quarks abajo* + 1 *quark arriba*: carga neta = ±0); con diámetros de 100 am o $1,0 \times 10^{-16}$ m. La «fuerza nuclear fuerte» (bosón: el *gluón*) liga los *quarks* dentro de estos *bariones* (es la fuerza más pujante y tiene que superar la repulsión entre dos *quarks* de polaridad par, ambos atraídos por un tercero de polaridad inversa). Aun estos *bariones*, 100 veces mayores que sus (3) *quarks* constitutivos –estos *hadrones*, lo *más sólido que hay*, encarnan *casi toda* la masa de la materia–, ¡reivindican solo 3 ppm (0,0003%) de «solidez»! La oscilación de un *quark arriba* hacia un *quark abajo* (mediante la «fuerza nuclear débil», y sus bosones *W+*, *W–* y *Z*), transmogrifica hasta neutrón, a un protón (y viceversa). La última de las cuatro «fuerzas fundamentales» clásicas y, con *titánica* diferencia, la más débil y tenue (¡consolaos con esto, si acaso os caéis!) es, por supuesto, la inmanente *gravedad* con su pretendido bosón, el *gravitón* (que no ha sido descubierto ni, a lo mejor, lo será jamás)].

[Por último, para modelar un átomo a escala humana: supongamos *fermiones* del tamaño de perlas de 1,0 cm… los *bariones* del núcleo estarían como balones de playa de 1,0 m de diámetro (con solo 3 perlas adentro); el núcleo mismo, como un globo meteorológico de 10,0 m de diámetro (con uno, hasta 294 balones de playa adentro)… mientras un átomo entero, ¡de 1.000 ϰm (1,0 Mm) de diámetro (un poco mayor, que el planetoide *Ceres* y 12,8 veces menor que el tamaño terrestre)! Ah… y el plástico que da forma a aquellos globos, así como la corteza del planetoide ¡en realidad no existen! La *energía* alrededor de los conjuntos de 3 perlas ocupa el volumen de cada balón de playa, de manera que la de un conjunto de aquellos ocupa el del globo meteorológico. Dispersos por el vasto volumen del planetoide (microscópico en el centro: un «globo» de 10,0 m) ¡se pierden 26 (caso de hierro) hasta *un máximo* de 118 (caso oganesio) perlas, cuyo campo de energía rellena y delimita al conjunto! De poder comprender un átomo entero, lo único sólido, sus *fermiones* (sus *electrones* y *quarks*), ¡estará *del todo* invisible! El mundo *no se puede mirar* como algo material, *Q.E.D.*].

Nuestra Señora Gea: una trémula esfera azulada de insondable espacio *interior* cuajado... precipitándose quijotescamente por la curvilínea vastedad del espacio *exterior*...

[Orbita a *Helios* a 108.000 κm/hora; con *Helios*, orbita el núcleo galáctico a 754.000 κm/hora; junto con la *Vía Láctea*, viaja a 22 millones de κm/hora.]

Contrapunto poético

Todas las biblias o códigos sagrados han sido la causa de los siguientes errores:

1. Que el hombre tiene dos existentes principios reales, a saber, un Cuerpo y una Alma.
2. Que Energía, llamado Mal, proviene solo del Cuerpo; y que Razón, llamado Bien, proviene solo del Alma.
3. Que Dios atormentará al hombre en la Eternidad por seguir sus Energías.

Aunque las siguientes afirmaciones contrarias son la verdad:

1. El hombre no tiene un Cuerpo distinto de su Alma. Porque aquel llamado Cuerpo es una porción del Alma discernido por los cinco Sentidos, principales entradas de Alma en esta época.
2. Energía es la única vida y proviene del Cuerpo; y Razón es el límite o circunferencia externa de Energía.
3. Energía es Deleite Sempiterno.

[*The Marriage of Heaven & Hell* (*Las bodas del cielo e infierno*), W. Blake, 1793. Él puso ciertas palabras en mayúscula].

A través del espejo subjetivo de ayahuasca

Subjetivamente, el estado extático que (en condiciones óptimas) nos puede facilitar la *ayahuasca*, nos tiende un espejo delante del alma (o *centro*, o *yo* interior, lo esencial de un ser humano)... el espejo de ayahuasca. O bien puede ser... el reluciente *Pozo de Mimir* a pie del Árbol Cósmico, *Yggdrasil*, que rebosa de *Othrörir*, la visionaria *aloja* de sabiduría de Odin o *Wotan*... el nacimiento cristalino, quizás, donde *Eco* espía a *Narciso* contemplándose a sí mismo. El martirizado 17.° presidente usano (de USA), Abraham Lincoln, decía (con un rústico candor, anatema para el político contemporáneo que se precie): «*A veces* se puede engañar a *toda* la gente; *siempre* se puede engañar a *parte* de la gente; aunque no se puede engañar *siempre* a *toda* la gente». No obstante, al menos cotidianamente, nosotros, seres humanos, somos expertos ¡en engañarnos a *nosotros mismos*, y (casi) en todo momento! Estamos preprogramados con automatismos mentales como, por ejemplo, la memoria selectiva, la memoria *falsa* del todo fantasiosa, una capacidad infinita de racionalización *ex post facto*... estos y otros mecanismos tan automáticos como inconscientes, conspiran siempre para «pintar de color dorado» nuestros propios actos y motivaciones, para tergiversar eventos e interacciones personales con el fin de dejarnos siempre parados bajo la mejor luz o perspectiva factible, aunque fuese a costo de ennegrecer al prójimo; trátese aun de la persona más querida... En fin, así elaboramos una autoimagen obdurada y *muy* resistente a todo testimonio contrario, a simples hechos obstinados y pendencieros (como si fuera del acero más recio forrado de *Teflón*), la cual, por regla absoluta, ¡omite e ignora una que otra cosa (forzosamente nimia y no precisamente loable), amén del hecho que cualquier amigo o tercero que nos conoce bien, pondría aquella en primera plana, a la vez que resalta y destaca una que otra calidad noble, refinada o atractiva que ha escapado enigmática e inexplicablemente a la noticia de todo mundo, incluso la de nuestros seres queridos! Bajo las condiciones apropiadas (detalladas en el libro: falta de estímulo sensorial, soledad, un intento explícito y serio, una preparación concienzuda) y de golpe, una droga psicóptica como ayahuasca puede disolver o penetrar a través de este marasmo laberíntico de ficción, racionalización y, sí, de la fantasía más atrevida e impudente para mostrarnos a nosotros mismos, como si estuviese a la vista del prójimo, del *ojo incorpóreo*... en todo caso, de una manera fiel más a la realidad que a nuestros deseos, esperanzas y prejuicios más fervientes e hiperbólicos. Como aseveró H.D. Thoreau: «no puede existir una experiencia más didáctica, ni una sabiduría mayor, que el poder ver a través de los ojos de otra persona, siquiera momentáneamente» (*Walden or, Life in the Woods* [*Walden o, la vida en el bosque*], 1854). El *medicamentum divinum* nos facilita entrar a un estado *translingüístico*, de experiencia *directa*, sin poder nombrar, caracterizar y analizar las cosas (y, de paso, observar su esencia viva e inmediata: no *verlas* por sí mismas, sino más bien como una abstracción o imagen memorable [una «imitación», según Platón]... «Ah, es ésta una mesa... aquella, una jícara de *ayahuasca*»)... boquiabiertos de asombro, desprovistos de palabras, entretanto nos muestra el alma desnuda, repristinado de su denso acrecimiento de capa tras capa de fantasía y prevaricación... nos expone nuestra alma viva y sin adornos y tapujos delante del espejo de *ayahuasca*. Según entiendo o imagino (no pretendo saber), un componente importante de la terapia psicológica o psiquiátrica es precisamente el intento de traspasar el enmarañó mental que obnubila los hechos del paciente y su biografía; es recuperar las memorias más fieles a la realidad... en resumen, proporcionar al paciente una vista más objetiva de sí mismo, más realista. ¿Cabe duda alguna, por tanto, del considerable valor *potencial* para la psicoterapia, de aquel espejo de ayahuasca?

Un grave peligro potencial del santo remedio yace latente en la mera eficiencia brutal y la exquisita especifidad de un semejante bisturí psicóptico, para la disección y desvelado del alma. Manifiestamente, hay personas tan rígidas y controladas (forradas de «armadura del carácter», en las palabras de W. Reich), personas cuyas biografías personales ocultan o encubren unos capítulos *tan* espantosos y pavorosos... cuyas mentes están «O, llenas de escorpiones», como la del regicida usurpador Macbeth, en la epónima obra clásica («O, full of Scorpions is my Minde...» *The Tragedie of Macbeth* [*La tragedia de Macbeth*], W. Shakespeare, 1606 [1623]), de suerte que viene bien uno que otro decalitro de pintura dorada y que sea medicinal: francamente paliativo y lenitivo, ¡ay!, poco menos que imprescindible, para facilitar un funcionamiento social, por truncado y meretricio que sea... para que tales personas no terminen como Rodión Raskólnikov (*Crimen y castigo*, F.M. Dostojevski, 1866), complacidamente encerrado como «araña» en su ático fétido y asqueroso, retrocedido de cualquier contacto social, acaso saliendo para asesinar y robar a una anciana usurera. Como a su pesar descubrió Henry Jekyll (*Strange Case of Dr. Jekyll and Mr. Hyde* [*Caso extraño del Dr. Jekyll y el Sr. Hyde*], R.L. Stevenson, 1886), la «Medicina Trascendental», lejos de apaciguar o de reconciliarle con su monstruo interior, lo hacía «rugir en su encierro» para terminar cobrando fuerza y al final tomar el control absoluto, eventuando en ¡el encierro perpetuo de Jekyll! Por cierto, la clase de personas que albergan monstruos tenebrosos en sus adentros encabezaría la lista de las más necesitadas de psicoterapia *sensu latu* y del espejo de ayahuasca en particular, siempre atento a las debidas reservas y precauciones advertidos por el autor aquí. Como retóricamente preguntaba Rey Macbeth (respecto a la *alienación mental* de su reina): «¿No puedes ministrar a una mente morbosa, / De la memoria, arrancar una tristeza enraizada, / Arrasar del cerebro las penas escritas, / Y con algún dulce antídoto de olvido / Depurar el seno atestado, de aquel testarro peligroso / Que agobia el corazón?» («Can'st thou not Minister to a minde diseas'd, / Plucke from the Memory a rooted Sorrow, / Raze out the written troubles of the Braine, / And with some sweet Obliuious Antidote / Cleanse the stufft bosome, of that perillous stuffe / Which weighes vpon the heart?» *The Tragedie of Macbeth*, *ibid*., toda traducción es mía).

Dos caprichos memorables

¿Cómo sabes que cada ave que corta la vía aérea no sea un mundo inmenso de deleite, encerrado por tus cinco sentidos?

§§§

Los profetas Isaías y Ezequiel cenaron conmigo, y les preguntaba cómo osaron tan rotundamente aseverar que Dios les hablaba, y si no pensaron al momento que podían estar mal comprendidos, y así ser causa de la imposición.

Isaías respondió: «No vi ningún Dios, ni escuche alguno conforme a una percepción finita y orgánica: sino mis sentidos divisaron lo infinito en todo…».

[*The Marriage of Heaven & Hell*, W. Blake, 1793. Extractos de los primeros dos, entre cinco, «Caprichos Memorables»]

La cofradía profesional de psiquiatras y psicólogos clínicos debe un peán sonoro de agradecimiento a Josep Maria Fericgla, por ofrecerle un manual práctico, enfocado específicamente sobre la cuestión delicada (debido a prejuicios y supersticiones científicos, a malentendidos legales, etc.) del uso psicoterapéutico de drogas visionarias (fiscalizadas o no), y más allá, al asunto de suministrar clínicamente preparaciones herbolarias, hasta ahora, en absoluto controladas o estandarizadas farmacéuticamente. [*Nota Bene*: En la Unión Europea, existen las *Monografías E*, que especifican hierbas y preparaciones herbolarias oficialmente reconocidas como medicamentos, a la vez que delimitan indicaciones, posología, etcétera. Recomiendo que se gestione la adopción de una monografía con fórmulas de ayahuasca y especialmente anahuasca. Esto anticiparía y obviaría la eventualidad de problemas legales concomitantes al uso de medicamentos no oficiales, no incorporados a la *Farmacopea* o *Formulario Oficial*]. No me entendáis mal por clasificar este como un libro de texto o de consulta científica: de ninguna manera se dirige el autor *exclusivamente* a sus colegas profesionales. Este libro, más bien, está escrito para –y será gratamente recibido, por parte de– cualquier aficionado, ¡vaya!, para todo *amateur* (en el sentido literal: *amador*) de la ayahuasca... de las setas con psilocibina; del *Lapis* o *Elixir Philosophorum*, la *Delysid* farmacéutica [la LSD]; de los rapés chamánicos o toda otra droga psicóptica. Nuestro valeroso guía, psicólogo y antropólogo, sí, nuestro querido amigo humanista de gran corazón –igual que la (no tan ficticia) *Alice* [Liddell], del seudónimo L. Carroll [C.L. Dodgson] (*Through the Looking–Glass, and What Alice Found There*, o *Alice Through the Looking–Glass* [*A través del espejo, y que halló allí Alicia*, o *Alicia a través del espejo*], 1871: un juego de ajedrez literario y libro visionario por excelencia)– ha penetrado intrépidamente a través del espejo de ayahuasca, ha explorado aquel vasto «País no descubierto, de cuyo límite / Ningún viajero regresa» («The vndiscouered Countrey, from whose Borne / No Traueller returnes...» *The Tragedie of Hamlet, Prince of Denmarke* [*La tragedia de Hamlet, príncipe de Dinamarca*], W. Shakespeare, 1603-1604 [1623]), como centinela, apostado por aquel lejano campo centelleante, ha estudiado detenidamente a las almas en pena y a los ayahuasqueros tradicionales y modernos... por alivio y gran suerte nuestro, ha reemergido sano y salvo (¡con la misma quiraldad que antes!) y aquí nos proporciona su informe detallado...

Jonathan Ott
Mesa de Gómez
El Sendero del Toche S.N.
San Andrés Tlalnelhuayocan, Veracruz
Firmado el 11 de septiembre de 2017

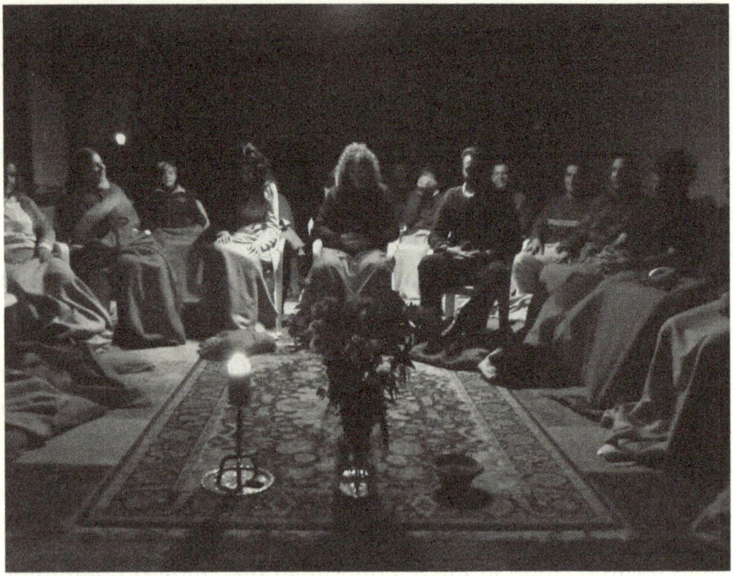

Diferentes momentos de un Trabajo o sesión de ayahuasca al estilo occidental o Tercera Vía de uso.

Parte I

La ayahuasca en Occidente

Una escotilla a la experiencia de lo sagrado

1. Los efectos de la ayahuasca explicados a personas que nunca han tomado[1]

No puedo deciros lo que soy, más allá de un rayo de sol.
Lo que soy, lo soy, y no lo digo.
Ser es la mejor forma de explicarse.

HENRY DAVID THOREAU
Diarios, 26 de febrero de 1841.

I

¿Qué efecto tiene la ayahuasca? ¿Qué produce? ¿Cómo son las visiones de la ayahuasca? ¿Es cierto que hace vomitar? Estas preguntas son frecuentes entre las personas que nunca han tenido la experiencia de tomar ayahuasca y sienten interés. La respuesta no es fácil ni simple. Probablemente, es imposible

1. El presente capítulo tiene su origen en un texto que el autor hizo circular a finales del año 2015 entre las personas interesadas por los efectos de la ayahuasca. Con frecuencia le hacían la misma pregunta hasta que el autor entendió que sería más práctico escribirlo y mandar este texto.

explicarlo con total precisión ya que el efecto de esta mixtura milenaria está más allá del sentido de las palabras.

¿Cómo se puede explicar lo que se siente estando enamorado a alguien que nunca lo ha experimentado? ¿Cómo se puede describir el color azul marino a un invidente de nacimiento, o el sonido recogido de un oboe a un sordo que nunca haya oído? Invito al lector a que intente describirlo antes de seguir leyendo, es probable que comprenda la dificultad de presentar el efecto de la ayahuasca a quien nunca haya experimentado algo tan inefable. «¿Tan diferente es a todo lo habitual?», puede preguntarse alguien. No, no lo es, al contrario. Es paradójico de entrada, pero el efecto de la ayahuasca resulta profundamente familiar y conocido. Es algo tan natural como las visiones oníricas. En realidad, las visiones de la ayahuasca son de la misma calidad que el mundo de los sueños y, al igual que con los sueños, si la persona que está arrobada por las visiones de ayahuasca abre los ojos, aterriza al instante en la realidad material que la envuelve.

Así pues, podemos decir –provisionalmente– que la ayahuasca es una substancia visionaria. Sí, suele provocar visiones aunque no a todo el mundo y, de todas formas, es visionaria, no alucinógena. No hay que comparar el efecto de la ayahuasca con el de las substancias psicoactivas de uso lúdico: las personas comparamos lo nuevo con lo ya conocido aunque no esté relacionado (y esta, atención, es la gran fuente de errores de la humanidad). El mundo visionario de gran intensidad emocional y conexión espiritual al que conduce la ayahuasca está lejos del efecto del éxtasis o MDMA, del LSD, de la marihuana y mucho más lejos del efecto de la cocaína, la heroína, el *speed*, el alcohol y el resto de psicótropos de uso recreativo. Dicho esto, abramos ahora un intento de descripción.

¿Qué es la ayahuasca? En pocas palabras, es una mixtura vegetal que probablemente se usa desde hace milenios entre los pueblos indígenas de la Amazonía venezolana, colombiana, ecuatoriana, peruana, boliviana y brasileña para *ver* y para tener más ganas de vivir. Es visionaria y no lo es a la vez, depende de la persona, de su estado emocional y de su disposición previa hacia la percepción grandiosa que abre la ayahuasca. Sabemos que la ayahuasca activa un rinconcito de nuestro cerebro donde se almacena la memoria emocional. También sabemos que activa otro rinconcito del sistema nervioso central desde donde se toman las decisiones, actuando de enlace entre diversas funciones cerebrales. En resumen, con la ayahuasca se despiertan los circuitos y mecanismos biológicos que permiten crear nuevas conexiones en nuestro cerebro, en especial en el hipocampo, esa pequeña estructura encefálica relacionada con la fijación y recuperación de los recuerdos; en la segunda mitad del libro hablaré más extensamente sobre ello ¿Qué obtenemos de estas nuevas conexiones? Mucho. Son la base estructural de nuestra existencia. Se puede decir que funcionan como el sistema operativo que rige nuestra conducta, con lo que la ancestral mixtura amazónica actúa como una poderosa herramienta que permite reprogramar nuestro ser hacia un estado de calma y fuerza interior. Teniendo en cuenta que el estrés contribuye a agravar numerosas enfermedades, el potencial de sanación de la ayahuasca –y así se ha usado durante milenios con toda probabilidad– no se limita a la psique, sino que puede usarse para tratar una larga lista de padecimientos.

Pero no todo vale. Es necesario un cierto proceso de aprendizaje para apreciar por completo el efecto de la ayahuasca, de ahí que, según mis investigaciones, aproximadamente la mitad de las personas, la primera vez que la ingieren, no sepan reconocer el efecto de la mixtura. Les hace efecto, como verifiqué por medio de electroencefalogramas, pero no lo reconocen, se percatan de que *algo* les ha pasado por factores laterales. Por ejemplo, no es infrecuente que las personas que toman por primera vez y no perciben conscientemente el efecto, se sorprendan al acabar la sesión cuando miran su reloj: «¡No puede ser! Han pasado cuatro horas, pero tengo la sensación de que hemos estado máximo media hora ahí sentados. ¿Se habrá dañado mi reloj?». No, tu reloj funciona bien, hemos estado cuatro o seis horas ahí sentados, pero no lo has notado y tampoco te has dormido.

¿Siempre es la misma mezcla de plantas? Otra pregunta frecuente. No entraré a tratar aspectos antropológicos, etnobotánicos ni farmacológicos de la ayahuasca, aunque son de gran interés para nuestros científicos y hay numerosos estudios sobre ello que van aumentando cada año.

La ayahuasca se prepara mezclando dos o más vegetales muy específicos y hay cierta variedad de posibles combinaciones. Dando el enorme salto cultural que exige el símil, podríamos compararla con el vino, del que hay muchas variedades, graduaciones etílicas, con y sin gas, de diversos sabores, efectos y colores, aunque para denominarlo usemos el término genérico «vino».

La preparación de la mixtura amazónica varía según los grupos indígenas, los médicos nativos o chamanes que la preparan y el fin del consumo, guardando cada uno celosamente el secreto de su decocción personal. A pesar de ello, la ayahuasca es la mixtura por excelencia del mundo amazónico, es el nexo de unión entre diversas culturas que tienen en común el consumo individual o grupal de la bebida visionaria. Así pues, ¿cuáles son los fines del consumo en la Amazonía indígena? Abarcan desde la curación de un malestar psicológico individual o grupal, a resolver lo que creen ser influencias ajenas sobre la propia vida, a curar dolores físicos, buscar una experiencia de contenido espiritual o una revelación personal que les dé más fuerza y ánimos para vivir. También se consume para tomar decisiones, para experimentar un gozo y una paz interna muy profundos, para pedir a su Dios que los ayude en los problemas de la vida, para tener visiones de sí mismos o de otros y para configurar el propio futuro. Pero no se usa la ayahuasca como recurso oracular, que es como se suele malentender en Occidente, sino literalmente para prefigurar el futuro personal o grupal teniendo visiones de ello.

La mayoría de estos grupos indígenas tienen el convencimiento de que lo que ven durante la sesión de ayahuasca les sucederá porque lo han visto. De ahí que cuando una persona tiene visiones trágicas de su futuro, visiones que no son agradables, dispone, según estos pueblos, de una nueva oportunidad tomando ayahuasca y tratando de cambiar su propio destino con nuevas y mejores visiones. Y este objetivo indígena no es algo que ande lejos de lo que propugna nuestra psicología sistémica con las constelaciones familiares, la PNL y otras escuelas contemporáneas de psicología del propósito, ni de lo que proponen las actuales teorías físicas, como por ejemplo la teoría del desdoblamiento temporal.

Si un amazónico toma varias veces ayahuasca y no consigue mejorar las visiones que prefiguran su futuro, entiende que algún chamán enemigo con más fuerza personal que el propio sujeto, las ha puesto ahí para hacerle algún daño, algo que puede parecer tan sorprendente en Occidente como habitual entre los pueblos de la Alta Amazonía. En tal caso, el sujeto acude a un chamán propicio para que trate de cambiar su futuro con otras visiones. ¿No recuerda la forma de operar de nuestros psicoterapeutas?

II

En términos occidentales, repito, se puede afirmar que la ayahuasca es una decocción psicoactiva visionaria, no alucinógena, de utilidad en ciertos tratamientos terapéuticos y de autoconocimiento. Está siendo estudiada y utilizada desde hace tiempo por antropólogos, farmacólogos, psicólogos y psiquiatras de todo el mundo como herramienta para resolver diversos problemas. En especial, para ayudar a personas que necesitan erradicar de sí conductas y hábitos dañinos. Su uso para resolver adicciones es un hecho en países como Brasil y Perú, donde es uno de los tratamientos más punteros para las dependencias, depresiones y, en general, para la falta de sentido de la vida, de lo que derivan numerosos trastornos neuróticos, depresivos, ansiosos, problemas de personalidad y demás. En Europa depende de la legislación de cada país, aunque en general es usada por algún psicoterapeuta de vanguardia medio a escondidas para evitar posibles problemas con las leyes.

Visto lo anterior y, como se suele decir, ahora viene la pregunta del millón: «¿Qué me va a pasar si tomo ayahuasca?». Nada malo, a menos que sufras alguna enfermedad psiquiátrica grave, algo extremadamente minoritario, y aun así puede ser beneficioso si se sabe usar de forma adecuada. Te ayudará a estar mejor en el mundo y a apreciar el sentido de la vida. A veces, muy pocas, el hecho de confrontarse uno consigo mismo –algo que facilita la mixtura– genera un estado de ansiedad temporal, hasta que uno es capaz de empezar a soportarse.

En una primera fase, que puede ser en la primera sesión o tras varias sesiones –depende de cada persona, de sus resistencias psicológicas y rigidez–, te verás como realmente eres, si eres capaz de soportarlo. Experimentarás las emociones con una intensidad y consciencia inhabituales. En una segunda fase –de nuevo, depende de cada persona y puede darse en la misma sesión o varias sesiones después–, el sujeto ve activada su memoria lejana pudiendo tener visiones de su pasado, acompañado de una sensación muy corpórea de estar limpiando ese pasado. «La ayahuasca me ha limpiado el alma», es una expresión habitual entre consumidores. Los indígenas amazónicos shuar, entre los que conviví y de los que aprendí la preparación y el uso de la mixtura, dicen que la ayahuasca –entre ellos *natem*[a]– primero limpia el cuerpo y, después de limpiar el cuerpo, limpia el alma. ¿Cómo limpia el cuerpo? A veces, con una intensa necesidad de vomitar o excretar, y con esta drástica limpieza el cuerpo se hace más liviano y sana. En consecuencia y sin supersticiones extrañas sobre el tema, es adecuado realizar una dieta saludable y suave desde un día o dos antes de la experiencia: en especial no comer ajo, ni cebolla ni tomar excitantes fuertes, como el café. También nuestros médicos coinciden en que la mayoría de las enfermedades empiezan por el aparato digestivo. Así, tras vomitar, los músculos pectorales, abdominales y el plexo solar se relajan permitiendo que las emociones fluyan más.

Tercera fase. Una vez limpiado el cuerpo de restos tóxicos y la psique de la guerra civil que todos llevamos dentro, se entra en un estado de paz profunda y de gozo, de abandono consciente a la experiencia visionaria. La persona, si es capaz, se siente formando parte de algo mucho mayor que ella misma, formando parte de la Vida, de Dios, de la Naturaleza. El sujeto descubre que la propia experiencia es el fin último del paso por la Tierra, la experiencia suprema y el aprender a abandonarse a ella sin el constante control temeroso de lo que los psicólogos llaman el *ego*, nuestro útil tirano interior que no nos deja en paz, a menos que sepamos cómo entretenerlo. Y parar las voces internas no significa dejar de ser consciente, al contrario.

Un buen amigo me lo describió así: «... en tus talleres para despertar a la vida a través de la muerte –los talleres que creé hace más de 20 años a partir de la respiración holorénica–, es como ver mi vida en un escaparate, la observo desde fuera y puedo evaluarla sin juzgarme. Con la ayahuasca es como ver mi vida dentro del escaparate, pero yo estoy también dentro. La veo y la experimento a la vez con intensidad».

La ayahuasca disuelve las dimensiones banales de la vida, sumerge al sujeto en un universo grande, inmenso, sin tiempo; un universo que no se puede controlar y obliga a la persona a abandonarse como un niño en brazos de su padre. Cuanto más se abandona uno a la experiencia, más saca de ella. El mundo inmenso al que encamina la ayahuasca es un universo de armonía, coherencia y amor (sí, uso este vocablo, «amor», a pesar del temor de ser mal entendido por el necio uso a que se le somete continuamente).

La ayahuasca abre la percepción a una dimensión diferente, en cierta forma incontrolable. Las situaciones de la vida y uno mismo se ven desde una perspectiva nueva, inexplicable a quien nunca lo ha experimentado, más esencial.

También se puede hablar del efecto como si la mixtura tuviera voluntad propia, de ahí que hay quien habla de *plantas maestro*. Personalmente me parece una forma un tanto naíf de hablar, pero lo puedo entender. ¿Qué enseña este *maestro*? A verse uno mismo en su esencia, en su naturaleza más verdadera… hasta donde cada uno lo pueda soportar, repito, y hasta donde cada uno esté dispuesto a ser honesto consigo mismo.

Es normal, y hasta cierto punto inevitable, que las personas esperen pirotecnia interior, quieran ver luces, saltos mortales, colores brillantes, visiones, excitación… ¡luz, cámara, acción! No amigos, no es así. Poco a poco, el sujeto que ha tomado ayahuasca por primera vez va percibiendo y descubriendo que no es esto lo que debe esperar, se da cuenta de que la mixtura vegetal lo va encaminando por senderos más sutiles, de que uno debe ir dejándose llevar hasta el final, hasta el final de la experiencia. Y al final, en medio de un estado de paz profunda y de arrobamiento ante la inmensidad de lo que está percibiendo, no queda más que balbucear en voz queda: «Ah… es esto». Entonces, la persona se gira, mira a los ojos del amigo que tiene cerca y, sin palabras, sabe que está experimentando o incluso viendo la misma eternidad.

Al final, siempre hay alguien que comentará: «Yo no he visto nada de nada ¿Qué me pasa?», y mi respuesta será: «¿Has mirado qué hora es?». «¡Caramba, han pasado cinco horas. ¿Cómo puede ser? Tengo la sensación… pero no, no me he dormido». Y de nuevo mi respuesta será: «Nadie puede estar cinco horas sentado a oscuras sin dormirse a los quince minutos. Inténtalo otro día, tal vez pronto encuentres la fuerza y el sentido de tu existencia más allá de las palabras».

No es necesario comentarlo, pero, para acabar, no me resisto a hacerlo. La ayahuasca está adquiriendo cierta moda y cada día hay una mayor oferta de sesiones por parte de una especie de Quijotes de la Mancha actuales quienes, en lugar de la armadura trasnochada y lanza oxidada, visten plumas de papagayo en la cabeza, tratan de salvar la vida a los demás y se hacen llamar neochamanes, guías espirituales, facilitadores de experiencias trascendentes, sanadores cuánticos y otras inefables expresiones por el estilo. No quiero decir que no existan chamanes reales y pilotos seguros para estos vuelos, los hay, sino que lo que abunda son los quijotes de la Mancha y los crédulos sanchopanzas que los siguen sin el menor sentido crítico. Simplemente, si quieres tener una experiencia de la grandeza a la que puede encaminar la ayahuasca, sé escéptico con la moda y asegúrate de que quien llevará la sesión es alguien con experiencia real y conocimientos sólidos, alguien que mire de frente y te despierte confianza. Y esto no tiene que ver con el color de la piel o el acento latino en el habla. Suerte.

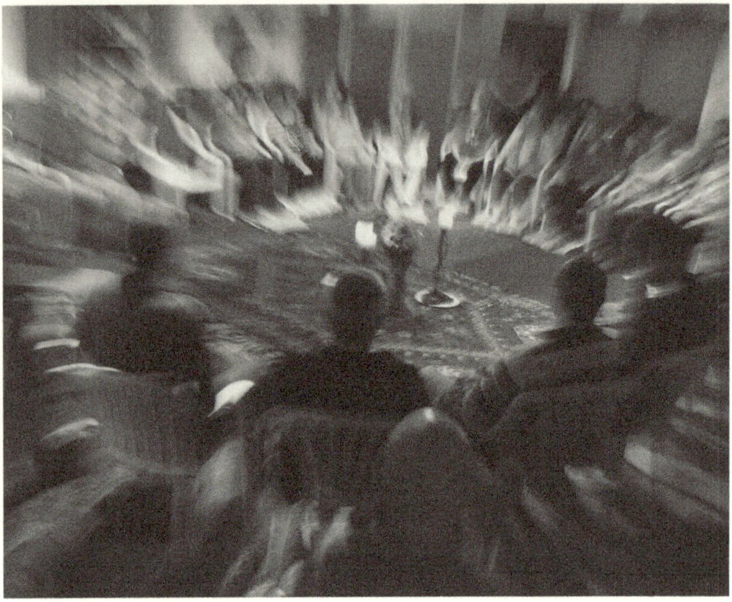

Diferentes momentos de un Trabajo o sesión de ayahuasca al estilo occidental o Tercera Vía de uso.

2. Ayahuasca, cultivo del mundo interno y la peligrosa simplificación de don Quijote de la Mancha[2]

I

Antes de tratar el tema de mi aportación a este congreso, al que tan generosamente me han invitado, siento la necesidad de aclarar algunos puntos que se están repitiendo en estos tiempos. Así que no esperéis que comience explicando mis experiencias bajo los efectos de la ayahuasca. No creo que interesen a nadie y, por lo que he captado, la mayoría de los más de 500 asistentes que estáis aquí ya los conocéis de primera mano. ¿A quién pueden interesar mis experiencias personales?

Quiero aclarar y repetir de nuevo que «ayahuasca» es un término genérico. Es como decir «vino». En culturas vitícolas,

2. Conferencia impartida el 26-IX-2014 en el Congreso mundial sobre ayahuasca *Aya-2014*. Palacio de congresos de Ibiza, organizado por Fundación Iceers con la colaboración de la Fundació J. Mª Fericgla.

como la mía, producimos innumerables variedades de vino y cualquier adulto normal distingue, como mínimo, entre vino blanco, tinto, rosado, seco o dulce, afrutado o vino rancio, con gas y sin gas, con mayor o menor graduación, elaborado con uvas variedad tempranillo, ojo de liebre, garnacha u otras variedades de uva, o bien puede estar elaborado con sabrosas mezclas de diferentes tipos de uva. Sabemos cuándo tomar un vino o mezcla de ellos y con qué objetivo, como cuando tomamos vermú de aperitivo o una copa de «fino» andaluz antes de comer para favorecer la locuacidad entre comensales. Sabemos qué vinos son más propios para celebrar una festividad o un momento especial y qué caldos son más adecuados para un día corriente, incluso qué variedad de vino es el propio para sacralizar y lo denominamos «vino de misa», y todo lo demás que conlleva la profundidad cultural del vino. En cambio, para las personas de culturas no vitícolas, como pueden ser las sociedades orientales o las musulmanas, la idea de vino suele reducirse a un líquido oscuro con contenido alcohólico que en algunos lugares se usa para beber, sin más distinción.

Con la ayahuasca está sucediendo algo similar. Algunos grupos religiosos de origen brasileño como la UdV, A Barquinha o el Santo Daime, y también algunos estudiosos occidentales del tema, se empeñan en que *solo es ayahuasca* lo que ellos consumen o estudian: una mixtura que en general es el resultado de cocer juntas las lianas amazónicas *Banisteriopsis caapi* y *Psychotria viridis*. Para estos colectivos, el resto de posibles mezclas psicoactivas similares no son ayahuasca, incluso aunque se consuma con los mismos fines en el mundo tradicional amazónico. A las personas nos cuesta mucho salir de nuestros hábitos adquiridos, pero esto es una simplificación extrema y peligrosa, y pido que dejemos de insistir en esta única receta como si fuera la legítima. En la cuenca amazónica y en el piedemonte andino, la etnografía ha registrado numerosas variedades de plantas, árboles y lianas igualmente usadas para cocinar el líquido psicoactivo que denominamos con el término genérico «ayahuasca». Y todas lo son.

Durante mi trabajo de campo antropológico entre el pueblo shuar y quichua, en la Alta Amazonía ecuatoriana, observé el uso generalizado de hojas de la liana *Diplopterys cabrerana* y de la corteza del tronco del árbol *Brunfelsia grandiflora* como aditivos psicoactivos habituales a la *Banisteriopsis*, más que la *Psychotria* que es casi desconocida en estas latitudes, y no son los únicos aditivos. Incluso a veces, los shuar y los quichuas del Napo del oriente ecuatoriano beben extracto simple de corteza de *Banisteria* y obtienen un efecto psicoactivo más suave pero similar al de la decocción completa. Hay numerosas recetas para cocinar ayahuasca y para elaborar vino. No simplifiquemos en extremo por pereza, rigidez o comodidad.

Por otro lado, en todo Occidente se está hablando de manera monotemática de las virtudes de la ayahuasca para propulsar un estado interno de beatitud, de comunión con los demás, para experimentar la amorosa divinidad, para ayudar a superar los problemas personales de tipo psicológico y espiritual. En efecto, la tomamos para alcanzar estos fines tan deseables y saludables, pero también sirve, no hay que olvidarlo, para preparar a los individuos para actividades guerreras, como describió Reichel-Dolmatoff en sus detallados trabajos antropológicos sobre el mundo indígena amazónico colombiano, y como yo mismo he observado entre los shuar. Esta es otra simplificación derivada de la idiosincrasia dominante en el Occidente actual donde se busca consumir todo de forma simple y rápida, sin esfuerzo, incluida la espiritualidad y la conexión con el Ser interno, pero la realidad anda lejos. Todas las cosas importantes, como la salud, el amor o la verdad, requieren tiempo y esfuerzo.

Dicho lo anterior, no quiero extenderme por este camino ya que no es el tema de mi conferencia de hoy, pero sí llamar la atención sobre la simplificación extrema a la que se está sometiendo la enorme riqueza tradicional de posibles variedades vegetales usadas para preparar ayahuasca y los posibles objetivos del consumo. ¿Aceptaríais que viniera una sociedad más potente y prepotente que la nuestra y nos impusiera que lo único a lo que vamos a denominar «vino» fuera el líquido oscuro extraído de la fermentación de uva variedad chardonnay, crecida en una zona del mundo que se conoce como Rioja, y que el resto de líquidos parecidos no son vino? Creo que yo no.

II

Entrando ahora en el tema de mi conferencia... Sí, sé que tengo fama de mal carácter y de no dejar respirar a nadie hasta que las cosas se hacen todo lo bien que se pueden hacer. Aunque no creo que sea para tanto, voy a hacer honor a mi fama y quiero puntualizar otra aclaración sobre el título, «Ayahuasca y desarrollo personal», que se puso a mi aportación a este congreso.

Las palabras, el habla articulada, es lo más elevado que tenemos los humanos y como tal hay que tratarlo y respetarlo. Con las palabras construimos el mundo visible e invisible, lo modificamos, creamos sistemas simbólicos y unimos o desunimos sociedades. Hay que cuidar las palabras como la herramienta más sagrada de que disponemos, usarlas con precisión, belleza y amor. «Al principio fue el verbo», y con él Dios creó el mundo, no lo convirtamos en simple ruido.

Sé que habitualmente se usa la expresión *desarrollo personal*, pero es una expresión incorrecta, y prefiero no pensar de dónde ha salido su uso generalizado. Prefiero, con mucho, hablar del *cultivo del mundo interno*. Cultivar implica una acción humana intencional, es una actividad que obliga a tener una cierta intimidad, conocimiento y empatía entre el cultivador y lo cultivado; se cultiva con amor sea por necesidad o placer, y solo se pueden cultivar cosas vivas. Cultivar siempre es una actividad orgánica que implica presencia, naturaleza, espera, comunicación y creación.

Desarrollar, en cambio, es impersonal. Se desarrolla un proyecto industrial o una idea sobre el papel. En lo humano, hay desarrollo corporal en los gimnasios, desarrollo económico, familiar y todos los demás. Nos desarrollamos de pequeños, cuando la biología impone su ritmo y programa, pero luego debemos cultivarnos con voluntad si queremos seguir evolucionando.

Por ello, y por otros motivos, uso la expresión *cultivo del mundo interno* en mis actividades y escritos profesionales, y aquí.

A lo largo de los últimos 20 años he desarrollado varios protocolos para emplear ayahuasca en psicoterapia, tal y como hoy se usa en ciertas instituciones y por parte de otros profesionales, y también para usarla como herramienta en el cultivo de lo espiritual, dos niveles dentro de un mismo recorrido. Primero está la psicoterapia: cuando uno está razonablemente equilibrado puede elevar el tono y la calidad de la búsqueda y esforzarse para cultivar su mundo interno, y más tarde, cuando uno está preparado, puede cultivar su espiritualidad. Si tienes algún trastorno psíquico, y no hace falta que sea muy grave, extrañamente podrás abrir tu mundo interno a la experiencia espiritual con garantías de no confundir lo inefable con tus propios delirios o proyecciones, como es hoy tan frecuente.

Por otro lado, he adaptado algunos métodos indígenas de uso de la ayahuasca a las necesidades del mundo occidental, pero ahora no hablaré de ello.[3] Estos temas más técnicos los trataré en la segunda charla que impartiré a partir de las doce del mediodía. En este foro general quiero hablar de un aspecto singular que me preocupa en referencia a la ayahuasca y el mundo interno de las personas.

Para mí hay un factor clave que diferencia al género humano. Me refiero a las personas que *buscan* y a las que ya han

3. La Parte II del libro está completamente dedicada a este aspecto del uso de la ayahuasca.

dejado de buscar. Esta diferencia crea una división que a veces es difícil de conciliar.

En cada época surgen ciertas imágenes que cristalizan el sentir de todo un periodo. Uno de los ámbitos donde cada época cristaliza su imagen es en lo que llamamos la figura del *buscador*. Supongo que la mayoría de la enorme cantidad de asistentes a este congreso somos buscadores de realidades internas, buscadores del sentido de la vida, de la paz y de la realización personal. No descarto que haya buscadores de oro previendo que cuando se normalice el uso de la ayahuasca se pueda convertir en un buen negocio, como ya lo es para algunos, pero de estos prefiero no hablar.

Voy a contar una historia.

A principios del siglo XI, el papa Alejandro II concedió el perdón de todos sus pecados a quienes fueran a luchar en pro del cristianismo. Esta iniciativa papal se expandió y en pocas décadas nacieron las Cruzadas, al principio constituidas por nobles caballeros de brillante armadura que viajaban montados a caballo y llevaban una vida regulada por los más severos mandatos religiosos. Entregaban su vida luchando para mantener los caminos de peregrinaje, desde Jerusalén hasta Finisterre, libres de musulmanes y de otros grupos humanos no afines al cristianismo. Esa fue la imagen que desde medianos del siglo XII se convirtió en el modelo de lo que hoy llamamos buscador interior. La gente confiaba en los caballeros, esperaba su ayuda y consejo, los veían como personas íntegras y austeras movidas por ideales nobles y elevados. Y ellos vivían de acuerdo a normas propias de monjes militares: austeridad, celibato, santidad, excelencia y justicia.

La imagen del buscador interno más popular en Europa cristalizó en la figura del rey Arturo, siempre acompañado del mago Merlín y de su espada mágica Excalibur. Arturo fue el rey mítico de los británicos que sanó sus enfermedades al beber del Santo Grial, con todo lo que simboliza este acto. El Santo Grial, para los que lo desconozcan, es el nombre de la copa mística y mítica que usó Jesús en la última cena para dar de beber a sus discípulos. Es el símbolo esotérico y social más serio y enraizado en la cultura occidental. El rey Arturo, símbolo medieval de la espiritualidad elevada, la justicia, el equilibrio y la firmeza interior, fue solo una imagen del buscador interno ya que el rey Arturo real, si es que existió, reinó en el siglo VI no el XII.

Otra cristalización medieval del buscador fue Sant Jordi, San Jorge, otro noble caballero de brillante armadura, patrón de Cataluña y de Inglaterra, quien montado en su corcel blanco liberó a la doncella de las fauces del dragón, con todo el simbolismo que contiene la imagen. Pero, al igual que con el rey Arturo, el Jorge histórico, si es que existió, fue un campesino del siglo IV natural de la Capadocia, actual Turquía, que llegó a ser oficial del ejército romano, se convirtió al cristianismo y más tarde se dejó torturar y matar cuando el emperador Diocleciano mandó perseguir a los cristianos, a lo que Jorge se negó. Giorgus significa «campesino» en lengua local capadocia.

La imagen tuvo éxito, cristalizó el sentir de la época, y las órdenes de caballeros andantes crecieron muchísimo. Los individuos con aspiraciones místicas se hacían caballeros andantes, pero las órdenes militares religiosas –no lo olvidemos– también se convirtieron en un eficaz tubo de escape social para inadaptados y violentos que encontraban en las Cruzadas un espacio donde descargar su agresividad y su locura sin ser penalizados por ello. En España, además de las órdenes internacionales más conocidas, como la Orden del Temple, la Orden de San Juan, los cátaros o los antiguos rosacruces, llegó a haber 46 órdenes militares religiosas diferentes: Templarios de la caballería de Santiago, Caballeros de Rodas, Maestres de Alcántara, Maestres de Calatrava, y todas las demás.

Como se repite en la historia de los pobres humanos, la imagen del caballero andante como buscador y modelo de espiritualidad y de conexión con lo inefable fue degenerando. Las órdenes militares religiosas se convirtieron en redes ávidas de poder social y económico, en núcleos de corrupción, vanidad e hipocresía. Solo los crédulos seguían viendo en ellos un modelo de rectitud y equidad.

El tiempo fue pasando hasta que Miguel de Cervantes, a inicios del XVII (en 1605), publicó *Don Quijote de la Mancha*. Fue la primera obra genuinamente desmitificadora y burlesca de la que era ya una decadente y ridícula tradición caballeresca. Retrató a un don Quijote ingenuo, narcisista y perdido en sus fantasías, imagen de los nobles caballeros que seguían pretendiendo encarnar una integridad y espiritualidad que habían perdido mucho tiempo atrás. Algo similar pasó en el siglo XIX con los héroes rusos que se pasaban el día en la cama de donde no se podían levantar, suspirando de aburrimiento y entablando duelos entre ellos en nombre de Dios para entretenerse. Tolstói, Dovstoyeski, Turguénev, Chéjov... cristalizaron la imagen del buscador en su época. Actualmente, la imagen del buscador tiene un estereotipo forjado por el consumismo, cada vez más lejos del verdadero y esforzado cultivador del mundo interno.

La actual imagen del buscador es la del individuo que suma actividades de fin de semana en pro de su presunto desarrollo personal, colecciona cursos para *aflojar las emociones*, para *fluir* y para *reconectarse*, sin conseguir nunca el menor logro, aunque acaba aprendiendo cierto lenguaje que puede parecer el de un experto: «Soy un eneatipo dos», «mi sombra es agresiva y necesito un guardaespaldas para que proteja a los demás de mi animal interno», o bien «ya he hecho cinco constelaciones familiares, un taller de respiración, dos cursos de Gestalt y un año de yoga, ahora me toca...». En realidad, se trata de mero turismo psicoespiritual, no de una verdadera actividad espiritual. Hoy dominan los buscadores de simples sensaciones, compradores de experiencias insubstanciales, consumidores de las actividades de desarrollo humano de moda, a veces... de ayahuasca. Y escasean las personas comprometidas con el real cultivo de su mundo interno.

Si me lo permiten, miro a mi alrededor y veo numerosos quijotes, solo que en lugar de una espada y un escudo desvencijado llevan símbolos orientales colgando del cuello, cargan –¡y hasta escriben!– con libros de autoayuda y de psicología de la autoestima y, a veces, hasta lucen plumas de papagayo, camisas andinas y toman ayahuasca con la que dicen librar batallas tan irreales como las de don Quijote contra los molinos de viento.

El quijote actual es el chamán amerindio aterrizado en Occidente y toda la legión de decadentes productos occidentales inspirados en él: ecochamanismo, tecnochamanismo, chamanismo cuántico, psicochamanismo, psicomagia, reconexión chamánica, psicoterapia cuántica, neochamanismo, búsqueda del animal de poder, y una aburrida colección de expresiones que conocemos bajo el genérico *New Age*, incluyendo un uso vulgarizado de términos que son más respetados cuando se sabe realmente a qué aluden, como Gurú, Dios, Maestro y espiritualidad. Todo, menos hacerse cargo uno mismo de su propia vida.

Naturalmente, existen chamanes verdaderos, hombres castos, honestos, íntegros y austeros, con temple, conocedores concienzudos de su mundo, con intención limpia, hombres que pasan media vida haciendo prácticas ascéticas para mantenerse conectados con el Ser, pero esos hombres y alguna mujer no suelen salir de sus territorios y menos aún exponerse al circo simplificador del consumismo occidental. En este congreso mundial sobre ayahuasca hay alguno de ellos: Sia Kaxinawa, de los kaxinawá brasileños, o Juan Bautista Agreda, indígena kamsá colombiano a quien conozco desde hace 20 años. A ellos y a otros los desvinculo del chamán-quijote occidental, ya que la imagen del gurú o del chamán de consumo es una ridícula cristalización occidental del buscador de sabiduría, no es una imagen indígena de la Amazonía ni del Extremo Oriente.

Hoy en día, repito, no importa donde observe lo relacionado con el desarrollo personal, puedo ver montones de quijotes flotando en sus fantasías narcisistas, seguidos por una legión de crédulos engreídos que son los sanchopanzas de la historia actual. Insisto, no quiero decir que no existan buscadores y guías espirituales de real profundidad y sabiduría, pero, por desgracia, son los menos de los menos.

Con honestidad, trato de evitar el estereotipo de uno de los mitos actuales de Occidente proveniente del Oriente que se desplegó en los años 70 y 80 del siglo XX y que ahora está llegando a situaciones esperpénticas.

No es sentándose y esperando con las piernas cruzadas, ni tomando ayahuasca una y otra vez, como se cultiva la vida interior. La vida interior se desarrolla en interacción con la vida exterior y con un método. Todo es parte de una sola y única vida.

Es fácil hablar con palabras de *lo interior* y de *lo exterior*, pero cuando te pones a ello, descubres que no se pueden separar los dos ámbitos tan fácilmente. Y no solo son dos ámbitos, sino que cultivar el mundo interno es como cuidar una granja. Cada uno tiene la suya y no importa que sea grande o pequeña, sino que sea la suya. A veces me acusan de ser amorosamente duro en mis talleres y seminarios cuyo objetivo último es la búsqueda honesta de uno mismo. Tal vez se me vea duro –aunque yo no opino así–, porque simplemente trato de atenerme a la realidad. No se puede decir que «alguien solo está un poco interesado en cultivarse» para justificar que no se entregue por completo a un ejercicio y que, en lugar de esforzarse, se quede flotando en nubes de autocomplacencia. Una manzana no puede ser *solo un poco manzana*. O es una manzana o no lo es, no hay más. Si es una manzana, puede ser grande o pequeña, ácida o dulce, de piel verde o roja, madura o por madurar, pero siempre será una manzana. No puedes cultivarte *solo un poco*: o te pones a ello o no te pones, al margen de la complejidad y profundidad del campo que hay en ti.

Si solo tienes una huerta, pues te centras en cuidar la huerta, lo haces lo mejor que puedes y no pretendes cultivar un enorme campo de centeno. Y si tienes una granja con vacas, un huerto y cinco campos de trigo, pues vas de una tarea a la otra y así pones en marcha toda la granja, y la cultivas y con ello te cultivas a ti como granjero. Un granjero envejece mejorando cada año su habilidad y conocimientos para cultivar y cuidar su granja. En definitiva, viviendo la vida que le corresponde; esto le hace envejecer siendo cada vez mejor granjero, y a la vez él mismo cultiva por dentro su humanidad cuidando su granja y aprendiendo cada día un poco más. La riqueza, variedad y creatividad de tu trabajo diario, así como el cultivo y desarrollo de tu vida interna, no se pueden separar.

Por ejemplo, uno no puede trabajar en su ocupación laboral sin tomar conciencia de que hay una responsabilidad en el trabajo que desempeña, y esa responsabilidad es lo que hace que el trabajo sea interesante. Así, resulta que nunca puede haber un conflicto real entre lo responsable y lo interesante.

El cultivo de uno mismo empieza siempre haciéndose preguntas. Hace mucho tiempo que sé que no hay ninguna respuesta, y a pesar de ello uno tiene que hacerse preguntas porque formularse preguntas nos expande la consciencia. Darnos respuestas definitivas nos paraliza. Eso es lo que tienen en común las grandes religiones. Son grandes porque nos plantean los grandes temas de la humanidad: ¿Qué sentido tiene la vida? ¿Qué hay después de la muerte y antes de nacer? ¿Qué sentido tiene el dolor? Y, a la vez, nos paralizan por igual al darnos una respuesta. Tanto da que sea budista, cristiana, musulmana o judía, al asumirla nos quedamos clavados como un insecto en el corcho de un coleccionista, no seguimos caminando. Dejamos de buscar.

Lo primero que aprendí, relacionado con cualquier clase de enseñanza o cultivo del mundo interno, es que hay diversas calidades de consciencia, y creo que eso es todo. Hay una consciencia de nivel bajo, reactiva como una bola de billar que se mueve al son de los golpes que recibe, sin saber jamás dónde va ni para qué. Hay una consciencia mayor que se mueve en varias direcciones. Esta mayor consciencia es la única clase de respuesta que uno puede llegar a lograr con su esfuerzo. Todos anhelamos saber algo, y tomamos ayahuasca, y meditamos y todo lo demás para «saber», y la respuesta está en una forma de ser más consciente, de estar abiertos a un nivel más rico de la experiencia. Esto no tiene fin y constituye el objetivo último de cualquier manual para cultivarse por dentro.

Al final, uno descubre que no hay nada que cambiar. Nada. El esfuerzo debe dirigirse hacia la aceptación de uno mismo con honestidad, sin autocomplacencia ni justificaciones infantiles. El único cambio posible es aceptarte a ti mismo o a ti misma, y tratar de hacerlo con honestidad. Este es uno de los objetivos más grandes de todo ser humano.

III

La honestidad con que uno cultiva su mundo interno se nota por el lenguaje que usa. El lenguaje puede abarcar muchas cosas, pero hay un punto en que la experiencia real, la experiencia que nos expande la consciencia, tiene lugar entre las palabras, no a través de ellas. El lenguaje solo llega hasta un cierto punto y, después, resulta que la realidad de la experiencia no es exactamente eso, está ahí, se oculta en algún lugar entre dos palabras, y es algo que se da con poca frecuencia. A veces, una frase o un error en una palabra descubren que la persona está hablando sin contacto verdadero con la esencia que se pretende cultivar, que tal vez ha aprendido la frase en un libro de autoayuda o en un cursillo de iluminación de dos fines de semana, pero que la experiencia real no está ahí detrás. Y entre los consumidores de ayahuasca se habla mucho, a veces demasiado para mi gusto.

Hay que aceptar el hecho de que las preguntas expresadas de manera burda buscan respuestas burdas, y alguien que habla mucho de misticismo, de plantas maestras o de Dios evidentemente no sabe de lo que habla. Si no, no hablaría de ello, o usaría expresiones más respetuosas y objetivas. Lo siento por mi viejo amigo Luis Eduardo Luna, que creo que fue quien acuñó la exitosa expresión de *plantas maestras*, pero no la puedo aceptar, demasiado cristiana. Ninguna planta enseña nada a ningún humano. Las plantas enteógenas, su química y su biofísica son herramientas que permiten expandir la consciencia y hacerla mayor, nada más. Es como si un mecánico tratara de *mi maestro* al destornillador porque le permite abrir motores para reparar. No, no es así. Si el hecho de antropomorfizar el mundo no humano es usado solo como metáfora, puedo estar de acuerdo, aunque es una metáfora peligrosa porque los crédulos sanchopanzas la suelen tomar al pie de la letra.

¿Por dónde empieza el cultivo del inefable mundo interno? Por formularse las preguntas adecuadas, y creo que hay un mismo punto de partida para todo camino real, incluyendo el camino de la ayahuasca, que es decir: «Mira, sé muy poco. He tenido algunas experiencias, pero no puedo pensar que sé todo lo que no es evidente». En cuanto uno se da cuenta de esto que aquí he expresado de una manera muy sencilla, acepta que muchas cosas del cielo y de la tierra, de dentro y de fuera de las personas, están más allá de nuestro entendimiento y requieren un espíritu abierto, humilde y realista.

Me disgusta y entristece percibir que algunos científicos y muchos autodenominados psicoterapeutas hablan de la ayahuasca como si lo supieran todo, con prepotencia y casi menospreciando a los verdaderos chamanes indígenas si opinan diferente de ellos. Se refieren veladamente a los pueblos indígenas de milenaria tradición ayahuasquera como de supersticiosos e ignorantes, a menos que se avengan a desempeñar el papel de quijotes que Occidente les tiene reservado. Sé que no está de moda utilizar esta palabra para referirse a los pueblos tradicionales *–ignorantes–*, que es una expresión políticamente incorrecta en ciertos ambientes, como el de este congreso, pero por el tono y la actitud que muchos de vosotros utilizáis para referiros a *ellos*, uno se da cuenta de que habéis convertido a los indígenas en meros objetos al gusto del consumidor. Y viceversa, con frecuencia estos venden su imagen transformada según el gusto del consumidor occidental por los beneficios que les reporta. Y no los critico por ello, todos tenemos derecho a ganar dinero vendiendo algo.

He escuchado charlas de modernos quijotes adornados con plumas de coloridas aves amazónicas y colmillos de jabalí colgando del cuello, aludiendo una y otra vez a su origen indígena para tratar de parecer más creíbles ante los sanchopanzas, los compradores de sus mensajes y estética. Al poner atención, uno se da cuenta de que tales chamanes hablan *como* y *de* los mismos temas que los seguidores de la *New Age* californiana. No queda nada de su cosmovisión indígena, si algún día la tuvieron. Pero es que los sanchopanzas no compran nada que no sea lo que ellos esperan.

Personalmente, solo me puedo comunicar con alguien que, como yo, cree que hay muchas más cosas de las que entendemos y, por ejemplo, no trata de reducir a nueve etiquetas muertas, y supuestamente manejables, la compleja y dinámica profundidad de los humanos. Cuando Piotr Ouspenski escribió sobre ello por primera vez para Occidente, creo que en el año 1949, dijo: «A quien conozca el Eneagrama, todas las puertas del conocimiento verdadero, del conocimiento que lleva al despertar, le será revelado». Se refería a la experiencia de eso que hay de inefable y real dentro de nosotros, a la experiencia sin forma que queda en algún lugar entre dos palabras, a la experiencia de la vida sutil fluyendo a través de cada persona, siempre mucho más amplia que lo expresable. Aún hoy día, tras el alud de malos textos que crucifican el Eneagrama, y de legiones de sanchopanzas que se enorgullecen de colgarse una etiqueta muerta más –«yo soy un ocho, todo un líder», «pues yo soy un pobre cinco», «ah, vaya, soy acuario ascendente escorpión», «yo catalán», «yo muy famosa», «yo de Málaga»–, el único libro que conozco aceptable sobre el tema es el de John Bennett, discípulo directo de Gurdjieff, quien avisa que la primera lección para quien quiere aprender a cocinar es no cocinarse a sí mismo en el intento. El Eneagrama, como la ayahuasca, es una herramienta para experimentar y guiarnos por el inaprehensible mundo de lo inefable, para observar el fluir constante de la vida tratando de no matarla al detenerla. Los sufíes, tradición mística de donde surgió el Eneagrama, lo han transmitido durante siglos, como mínimo siete, por exclusiva tradición oral. El discípulo sufí no oía hablar del Eneagrama hasta llevar unos años de aprendizaje con el *Sheij* o *Aga* que le había admitido, su maestro, hasta que había experimentado que la vida es un fluir constante, que es experiencia viva, que todo cambia y todo acaba. Así, los sufíes se aseguraban de que nadie acabara cocinado clavándose una etiqueta absurda en el pecho: «Soy un eneatipo tres con alas en el siete». Pues vaya... Con la ayahuasca está acaeciendo algo parecido. Coleccionar sesiones no garantiza que el sujeto aumente su sabiduría, y cuando uno habla de las veces que ha tomado y de sus visiones, más bien indica que no sabe de lo que está hablando.

Todo ello se reduce a un tema, la calidad. Las visiones, el cultivo del mundo interno, el uso de la ayahuasca... es una cuestión de calidad. Cada cosa cotidiana puede existir en varios niveles de calidad, o lo que llamamos diferentes calidades de la experiencia. Todo está involucrado en la calidad final y hay que trabajar con determinada calidad para obtener una calidad determinada en el resultado.

Repito, aunque la ayahuasca puede y suele ayudarnos a aprender esta difícil asignatura que es vivir, no por consumir cada quince días uno aumenta de calidad. Conozco a personas perversas, burdas y de mala intención, que han tomado litros de ayahuasca y siguen siendo perversas y de mala intención. La calidad de una sesión es un reflejo de la calidad de todo el mundo que aporta algo en la experiencia. Si la persona que dirige la experiencia no tiene un nivel de calidad, la experiencia no puede ser de calidad. Si el grupo que participa no tiene calidad, el resultado tampoco. La calidad total y la calidad de cada uno de los factores son elementos cruciales para el buen resultado de toda sesión de ayahuasca.

El cultivo del mundo interno tiene que ver con realizarse, con desplegar los potenciales psicológicos y espirituales que nos definen como seres vivos, y, para ello, a menos que seas un santo sabio nato, hay que atenerse a algún modelo. Tradicionalmente es el papel que han desempeñado las religiones, y las filosofías vivas, han sido y son manuales para el cultivo del mundo interno.

Por ejemplo, el Mahabharata, el manual épico del siglo III a.C. de donde surgió el hinduismo y sobre el que escribió Peter Brook a raíz de su buenísima adaptación al teatro y al cine. El Mahabharata explica que existe una armonía cósmica que los individuos pueden potenciar o destruir con sus acciones. De ahí que una parte de las exigencias de un individuo que intente realizarse en la vida consiste en descubrir qué papel puede desempeñar él, como individuo, para ayudar a conservar la armonía cósmica en lugar de destruirla.

Ahora sí, ahora puedes preguntar «¿Puede servir para ello la ayahuasca?».

El Mahabharata también pregunta: ¿Cómo acertar y cumplir el papel adecuado para mantener la armonía en el universo? De lo que deriva el primer reto que ofrece la vida humana, que es responderte: ¿Quieres conocerte a ti mismo o quieres seguir dormido y ciego, como el rey ciego del Mahabharata? ¿Quieres vivir ciego, o quieres lograr la capacidad de abrir los ojos y mirar el mundo sin tus condicionamientos? Abrir los ojos significa conocerse a uno mismo, y conocerse a uno mismo es inseparable de aceptar el hecho de que uno está programado, que es la palabra moderna para referirse al *destino*. Puedes ser tan solo tu programa, o puedes ir más allá y buscar la libertad. Desde luego, uno debe saber cuál es su programa para ir más allá ¿Sirve la ayahuasca para esto? Si la respuesta es que sí, como yo creo, ¿cómo hacerlo? Con un manual.

Para acabar, al final solo hay un tema que nos interesa a todos, y ese tema aparece disfrazado de diferentes imágenes. El tema es *cómo vivir*. Y cómo vivir implica saber cada día un poco más del mundo en el que uno está y saber más de lo que uno mismo es. ¿Ayuda la ayahuasca a saber cada día un poco más del mundo y de lo que es uno mismo? También creo que sí, pero no es algo que surja del simple deseo. La mixtura solo abre, luego es tarea de cada persona aprender a zafarse de los diversos diablos que esperan pacientes en su camino, por ejemplo, el narcisismo, la desesperanza, la fantasía, la autocomplacencia y el miedo. Se pueden salvar si uno está, como solemos decir, realmente conectado y experimentando el mundo de lo inefable, de lo invisible; si uno sabe cómo moverse por él sin cocinarse a sí mismo queriendo aprender a cocinar. Estar conectado con el mundo invisible solo puede hacerse a través de algún tipo de imágenes o de narración y ritual. La experiencia de la comunión (cuyo origen es *con-unión*, *en unión de*) se produce a través del contacto con algo invisible en tu interior, algo que sigue siendo invisible incluso cuando estás en contacto con ello y lo sientes. Eso es la base de la experiencia religiosa.

Esta experiencia se alcanza a través de una imagen sensorial rica, con las implicaciones y vibraciones que el aquí y ahora cotidianos nos proporciona, de manera que al hablar de la comunión con otros, de la experiencia de algo invisible, el aquí y ahora se encuentra con su doble, se encuentra con la imagen o la narración, y uno tiene las dos partes de la realidad, la fenoménica y la invisible. Es vital que las dos estén equilibradas.

Todo el rato uno ha de estar en el aquí y ahora, y también todo el rato ha de estar con la otra imagen. Si una domina demasiado sobre la otra, desaparecen ambas. De ahí la importancia de las imágenes y de las narraciones que se cuentan en el aquí y ahora de las sesiones de ayahuasca, deben evocarse mutuamente, y así el mundo invisible de la ayahuasca se hace real y útil para el cultivo de lo interno.

Gracias por su atención.

3. Ayahuasca, psicointegrador del pasado y del futuro[4]

I

Brasil es hoy el gran laboratorio de la nueva espiritualidad occidental. En un mismo territorio estatal conviven religiones y cultos afroamericanos, chamanismos de las distintas etnias amazónicas y del piedemonte andino, numerosas ramas del cristianismo –luteranos, católicos y casi todas las sectas protestantes–, musulmanes, varios nuevos sincretismos religiosos, que incluyen el consumo regulado de ayahuasca, a veces combinado con prácticas espirituales orientales heterogéneas, más las innumerables variantes que pueden surgir del contacto y fusión de estas tradiciones. Además, Brasil es un país grande y complejo, con libertad de culto, históricamente nuevo y con una especial sensibilidad hacia lo religioso, lo que permite una

4. Conferencia impartida en el II Congreso internacional sobre Ayahuasca, organizada por Fundación ICEERS en la Universidad Federal do Acre, Rio Branco. Brasil, octubre 2016.

fluidez y creatividad espiritual difícil de encontrar en otras regiones de la Tierra.

La situación que describo se ejemplificó en la World Ayahuasca Conference –Rio Branco 2016, Brasil– donde ocurrieron fenómenos y encuentros de diversa naturaleza, si bien siempre dentro del marco de la cosmovisión occidental, algo que no hay que olvidar para comprender las tensiones y encuentros que sucedieron en ella.

No voy a extenderme en cuestiones que requerirían bastante más tiempo del que dispongo para mi aportación a este encuentro mundial, pero de entrada se debe puntualizar que hay poca relación real y profunda entre el mundo psíquico occidental y las cosmovisiones animistas y chamánicas de los pueblos indígenas amazónicos consumidores de ayahuasca desde *in illo tempore*. A menudo leo frases del tipo (cito textualmente): «Si nos preguntamos por la realidad revelada a través de las visiones occidentales con ayahuasca encontramos que son similares a aquellas compartidas por las culturas chamánicas». Tales afirmaciones son incorrectas tanto en la formulación antropológica como en la comprensión de la realidad humana. En cambio, son afirmaciones correctas en cuanto a la función integradora que tiene la ayahuasca. La mixtura amazónica es un psicointegrador de las dimensiones consciente e inconsciente del ser humano, y también de las dimensiones individual y grupal. En este sentido, y solo en este sentido, podemos afirmar que se dan visiones similares entre humanos de diferentes marcos culturales, ya que se trata de aquellas imágenes que emergen desde el profundo inconsciente colectivo hasta el frágil estrato de la consciencia individual. De ahí que, si bien una parte y solo una parte de la imaginería generada por el enteógeno puede ser similar en distintos grupos humanos, es muy probable que la interpretación ya no lo sea.

La grandiosidad y la magnitud de la función psicointegradora de la ayahuasca es a la vez la bondad y el peligro de la mixtura. Como decía C.G. Jung, la consciencia humana es una frágil barquita flotando sobre el inmenso océano del inconsciente, pero esta débil barquita, históricamente nueva si la comparamos con los millones de años acumulados en el inconsciente, contiene un factor decisivo sobre las pulsiones oceánicas: la fuerza de voluntad, la intención y la atención. De ahí que, gracias a luz de la consciencia y a la intención focalizada y apoyada en la fuerza de voluntad, habitamos una realidad razonablemente ordenada y libre construida a base de valores morales, estéticos, espirituales, sociales y políticos, no de ciegas reacciones instintivas. Por su lado, el inconsciente es un océano lleno de vida, de pulsiones atemporales y amorales, y hay que tener un muy elevado grado de madurez y de temple para abrir las compuertas entre ambas dimensiones del ser humano –lo que constituye el núcleo del efecto de la ayahuasca– sin regresar a la barbarie que acaece cuando las pulsiones instintivas inconscientes invaden el frágil, delicado y ordenado espacio construido por la consciencia. Más adelante volveré sobre este aspecto clave.

Desde hace milenios que en Occidente no existe una cosmovisión animista equivalente a la de los pueblos chamánicos amazónicos. En cambio, sí existe un infantilismo espiritual que lleva a muchos individuos a pensar que se han convertido en chamanes o en místicos, y que las visiones cromáticas sumadas a la intensidad emocional propia del efecto de la ayahuasca son la confirmación de ello. Estos individuos, que hoy son multitud, navegan tan lejos de la realidad como próximos están al trastorno narcisista.

Nada puede ser conocido a menos que haga aparición en forma de una imagen psíquica en la realidad interior de la persona, y que esta imagen sea refrendada por la cultura; es decir, que la persona pueda expresarla y compartirla de forma convincente. Como se suele decir, aquello que no tiene nombre no existe. Pero los occidentales nos negamos con insistencia a abandonar una cosmovisión precrítica que nos aleja del conocimiento esotérico y unificado, propio de los pueblos animistas y también del mundo oriental.

En este sentido y en contradicción con las palabras de Jesucristo, los creyentes se empeñan en seguir siendo niños, en lugar de purificarse hasta hacerse *como niños*, que fue lo que dijo Jesús. Siguen aferrándose con fe al mundo de la infancia, y es así como el camino cristiano de imitar a Cristo de pronto ya no incluye el drástico sacrificio anímico, físico y espiritual que Él sí tuvo que efectuar en su trayectoria, de forma semejante a lo que deben sacrificar de sí mismos los verdaderos chamanes de los pueblos animistas.

Lo mismo que sucede con el creyente cristiano medio, sucede hoy con el llamado neochamanismo occidental, con la

Nueva (bob)Era, con el consumo de ayahuasca y con ciertos indígenas amazónicos que se hacen pasar por chamanes para vender al occidental infantil una caricatura de su compleja cosmovisión indígena, pero sin que el occidental tenga que sacrificar su mente cristiana y menos aún su seguro mundo emocional. Es así como, con frecuencia, se aceptan los presuntos conocimientos indígenas en un acto de fe, y el creyente occidental se esfuerza por preservar un estado espiritual primitivo por razones puramente sentimentales.

Así, el occidental medio busca creer en las bondades y milagros de la ayahuasca, y deposita su fe en los facilitadores que la administran, pero –con alguna excepción– no está dispuesto a renunciar a sus vínculos infantiles con figuras hipostasiadas y creadas por la mente, y pretende seguir gozando en la seguridad de un mundo cómodo y autocomplaciente cuya tutela está en manos de padres todopoderosos y bondadosos, ya sea que los llame Estado, policía, compañía de seguros, o Dios.

En este sentido, la fe en el chamanismo de consumo adaptado a Occidente o la fe en las bondades espontáneas de la ayahuasca, al igual que la fe cristiana convencional, exige un sacrificio del intelecto crítico –presuponiendo que haya algún intelecto que sacrificar–, pero nunca hay exigencia de un sacrificio emocional. De modo que los nuevos creyentes siguen siendo niños en lugar de sacrificar sus automatismos, prejuicios y creencias infantiles para hacer que sus almas sean puras *como las de los niños*, algo que sí deben hacer los indígenas aprendices de chamán, *wishín*, *payé*, brujo, hombre-medicina, *taita*, o como quiera que se denomine localmente al especialista en esta grave función de comunicar e integrar la consciencia y el inconsciente. Y digo que es una función grave, muy grave, porque la búsqueda de la unidad, del Uno, es el fin último que da sentido a la existencia humana y al que tiende el ser humano antes de morir. De ahí que las grandes religiones, así como las psicoterapias sólidas, buscan la unidad interna de la psique, la unidad del ser humano con el universo y, a fin de cuentas, buscan la experiencia del Uno, que es una de las denominaciones más extendidas a lo largo de los tiempos para referirse a lo que los cristianos llaman Dios, los musulmanes *Al-láh* o *Hú* (el Único), y los zoroástricos *Ahura Mazda*.

Es suficiente estar superficialmente familiarizado con el mundo indígena para advertir que Occidente y el mundo animista están separados por una diferencia fundamental. El mundo indígena descansa en la totalidad de la realidad psíquica proyectada hacia el exterior, descansa en la psique humana con su contenido consciente e inconsciente como realidad última de la existencia, y, a juzgar por las apariencias, esta cosmovisión constituye más un fenómeno psicológico resultado de la experiencia que de una reflexión profunda.

Se trata de una manera de ser típicamente introvertida, justo lo opuesto al no menos típico punto de vista extrovertido del mundo occidental. En Occidente se concibe que el sentido de la vida y las bondades de la existencia vienen de fuera; en Oriente y en los pueblos animistas se concibe que, al contrario, provienen de su propia psique que es proyectada hacia fuera.

Así por ejemplo, para las grandes religiones nacidas de Abraham, la gracia, el perdón, el orden moral y la salvación vienen siempre de fuera, por lo que no es extraño que el alma humana se vea aquejada por sentimientos de inferioridad y de culpa, y de que en las nuevas religiones ayahuasqueras de tono cristiano se hable de *consultar la planta* o de *plantas maestras* para referirse a la ayahuasca y a otros especímenes enteógenos, en lugar de pensar que son plantas cuyas maravillosas propiedades químicas y energéticas abren las compuertas de la percepción y permiten al ser humano tener la experiencia de la trascendencia *en* y *desde* su propia psique; en lugar de concebir que somos los propios humanos quienes nos convertimos en maestros y responsables de nuestras vidas, algo que afirman contundentemente las religiones orientales, como el budismo y el zen, y las cosmovisiones chamánicas. En antropología sabemos que las creencias religiosas son siempre un reflejo de la actitud psicológica y de los valores culturales fundamentales de cada persona, así como de sus prejuicios, incluyendo aquí a aquellas personas que han olvidado su religión, o que ni tan solo han oído hablar una sola palabra de ella. Llevamos la religión impresa en nuestro inconsciente como resultado de milenios de estímulos individuales hasta crear ciertas fuerzas psíquicas autónomas a las que llamamos arquetipos. De ahí que, por ejemplo, con frecuencia se dan casos de indígenas amazónicos que han sido educados en el mundo cristiano desde su nacimiento, que han sido obstinadamente alejados de su idioma y valores culturales maternos y que, a pesar del drástico proceso

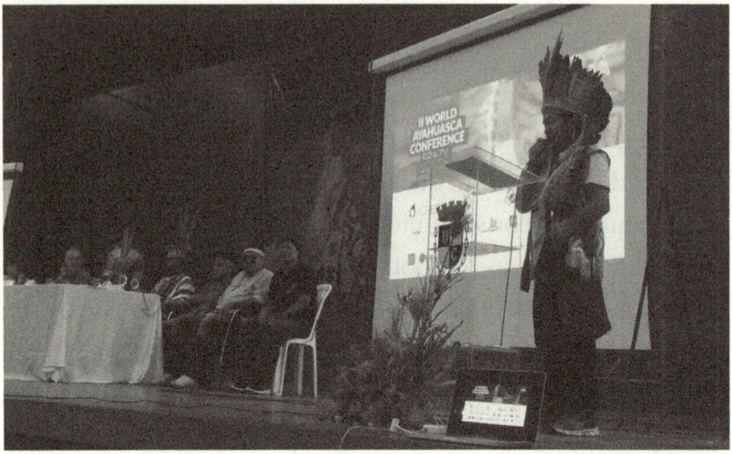

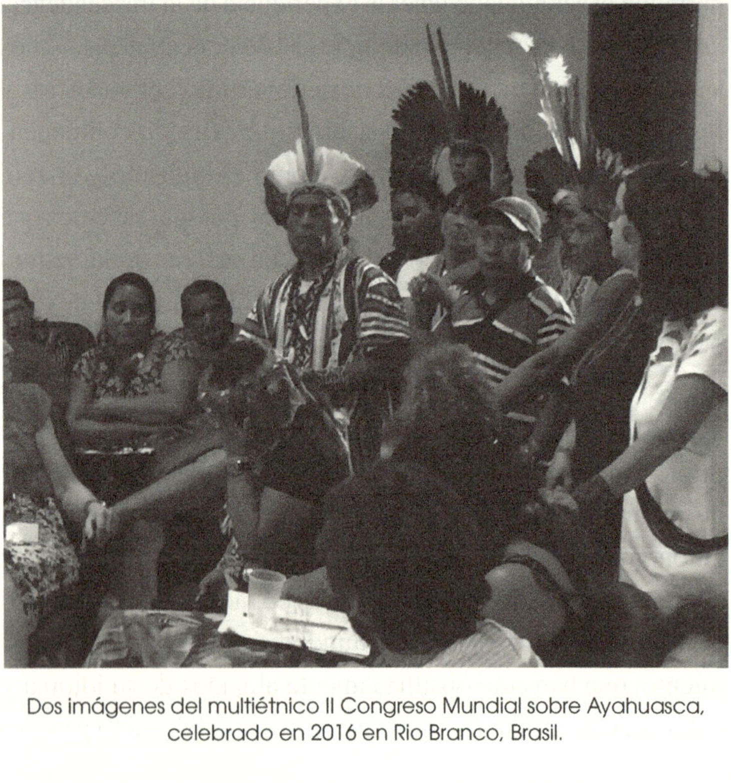

Dos imágenes del multiétnico II Congreso Mundial sobre Ayahuasca, celebrado en 2016 en Rio Branco, Brasil.

de enculturación, al llegar a la adolescencia empiezan a sentir, pensar y actuar como sus ancestros, y a soñar con elementos mitológicos de la cultura de origen.

En lo que concierne a Occidente –incluyendo la Latinoamérica no indígena– y pese a todo, somos cristianos hasta la médula. Por ejemplo, el occidental medio piensa en términos de dualidad –el bien y el mal– creyendo que esta dualidad es universal, y vive en una realidad extrovertida donde todo lo importante viene de fuera, aunque hoy esté de moda hablar del mundo interior.

Estoy plenamente convencido de que la cosmovisión de raíz cristiana en la que vivimos sumergidos como los peces en el agua es la causa que está llevando a la actual y preocupante situación de una ayahuasca desacralizada a la que se carga con los comportamientos anómalos de algunas personas que la consumen. Concebir que lo valioso en la vida, como la salud y la gracia, nos viene de fuera es abrir de par en par la puerta a oportunismos de todo tipo, desde los laboratorios farmacéuticos, a las religiones dogmáticas y a los oportunistas del mercado espiritual que están llenando el espacio de la ayahuasca.

II

Voy a dar ahora un paso atrás para esquematizar el papel que está desempeñando la ayahuasca en Occidente desde mediados siglo XX hasta la actualidad.

- Aunque hubo conocidos precursores como R. Evans Schultes, se puede afirmar que entre 1950 y 1990 fue la época de los grandes trabajos científicos sobre el uso de la ayahuasca en los contextos indígenas originarios, investigaciones habitualmente dirigidas a especialistas en antropología y etnobotánica. Por citar algún ejemplo, en 1976 apareció *Hallucinogenic Plants of Noth America*, de Jonathan Ott; en 1978, Reichel Dolmatoff publicó sus eruditos textos antropológicos sobre el uso de la mixtura visionaria entre los tukano colombianos; y en 1986, Luis Eduardo Luna publicó textos sobre los shipibo peruanos y más tarde, en 1999, editó la obra *Ayahuasca Visions*, donde reprodujo las pinturas visionarias del peruano Pablo Amaringo que tantas otras publicaciones han ilustrado. Obviamente, todas estas ediciones eran resultado de investigaciones anteriores.
- Más tarde, entre 1990 y 2005, hubo un aumento exponencial de los estudios y publicaciones de etnobotánica y de psicofarmacología de la mixtura, a menudo dirigidos a un sector algo más amplio de personas interesadas, no a meros especialistas. Fue durante esta década y media cuando creció el interés hacia el conocimiento *de* y *a partir de* los enteógenos. Así por ejemplo, como obra pionera de alta divulgación científica dirigida al gran público, donde se hablaba de la ayahuasca, cabe mencionar *Las plantas de los dioses*, de Albert Hofmann y Richard Evans Schultes, aparecida en 1993. También se publi-

caron obras como *Pharmacotheon*, edición original de 1993, y *Ayahuasca Analogues Pangean Entheogens*, edición original de 1994, ambas de Jonathan Ott; mis libros *Los jíbaros cazadores de sueños*, en 1994, y *Al Trasluz de la ayahuasca*, en 1997; las dos publicaciones de Ralph Metzner sobre ayahuasca y consciencia, en 1999 y en 2005, así como las obras que trataban sobre la ayahuasca de Marlene Dobkin de Rios y otros científicos. Fueron también los años en que fundé la colección de libros Cogniciones en la editorial Liebre de Marzo, que durante décadas –y creo que aún hoy– fue la única colección en lengua castellana dedicada a textos de calidad sobre los enteógenos. En esta colección, actualmente hay seis títulos que se centran de forma exclusiva o parcial en las investigaciones relacionadas con la ayahuasca. También fue en estos años cuando hubo el grueso de las investigaciones de Jordi Riba, José Carlos Bouso y Rafael Guimaraes sobre psicofarmacología de la decocción.

A la vez que se difundían tales textos y se llevaban a cabo investigaciones de laboratorio, se incrementó el mercado de la ayahuasca, tanto referido a la venta de materia prima por internet, como referido a la exportación de la bebida elaborada en diversos lugares, especialmente en Brasil y Perú, como a la oferta de establecimientos amazónicos donde ir a tomar ayahuasca de la mano de presuntos chamanes, todo hay que decirlo, cada vez más occidentalizados y comerciales.

- Desde el año 2005 y hasta la actualidad se han multiplicado las publicaciones sobre la ayahuasca –la mayoría meras autobiografías–, a la vez que el consumo se observa cada vez más teñido de un carácter masificado y vulgar. Así, por ejemplo, y como indicador de esta expansión, en España y en otros países europeos se está difundiendo un negocio en forma de una red llevada por individuos que nada tienen que ver con el chamanismo convencional y que ofrece indiscriminadamente sesiones de ayahuasca para gente desesperada y turistas espirituales con nula exigencia y capacidad crítica, a los que, según parece, con frecuencia incluso se les administran drogas químicas a falta de suministro de ayahuasca (según relatos personales de individuos que han estado trabajando en esta empresa y que me lo han narrado directamente). Si bien este caso es extremo, es solo un ejemplo de la cara oscura de la divulgación.

En este mismo sentido, desde los inicios del tercer milenio se han multiplicado las personas que ofrecen sesiones privadas de ayahuasca sin la menor preparación técnica ni madurez personal para enfrentarse a la colosal tarea de abrir la consciencia a la dimensión de lo inconsciente y enfrentarse a lo numinoso.

En resumen y como es sabido, en los últimos años ha habido un cambio profundo en el carácter, sentido y contextos de uso de la ayahuasca que se refleja en la producción científica y divulgativa. Asimismo, las formas de consumo han registrado este cambio y pueden dividirse esquemáticamente en tres fases:

1.ª fase, desde la profundidad y oscuridad de los tiempos pasados hasta 1970. La ayahuasca era consumida casi exclusivamente en marcos culturales indígenas en los que predomina una cosmovisión animista, siendo este un punto de vista muy alejado y casi incomprensible para la mente occidental media. Desde inicios del siglo XX, también empezó a ser consumida en Brasil, en el marco confesional de las tres religiones ayahuasqueras, denominándose a la mixtura Santo Daime o Bebida.

2.ª fase, desde 1970 hasta el cambio de milenio. En estos años empezó a difundirse la ayahuasca en contextos urbanos, siempre de la mano de un sentimiento religioso o, a veces, de la mano de algún chamán amerindio que se aventuraba a salir de su contexto indígena. Esta fase fue clara en Brasil, Colombia y Perú, donde, por ejemplo, los chamanes kamsá empezaron a responder a las invitaciones que les llegaban de las ciudades colombianas y a ir con su recipiente de *yagé*, como se denomina la ayahuasca en Colombia, a sanarlos. No sucedió así en Ecuador, Bolivia, Venezuela o en otros países con alguna tradición indígena ayahuasquera donde la mixtura empezó a llegar a las urbes muy puntualmente y una vez pasado el cambio de milenio.

Así pues, hasta los años 90 del siglo XX el consumo de la mixtura sagrada estaba casi restringido a los correligionarios y simpatizantes de los nuevos sincretismos religiosos brasileños y a las comunidades indígenas amazónicas. A veces, se daban consumos fuera de tales marcos rituales confesionales, pero solía mantenerse un incuestionable respeto hacia la sacralidad y la numinosidad que propulsa el consumo de la mixtura.

3.ª fase, a partir del año 2000 y hasta la actualidad. Es la fase de gran expansión del consumo de ayahuasca en la América urbana, Europa y Japón. Por ejemplo, si bien en 1987 se organizó la primera sesión confesional del Santo Daime en España, no fue hasta 1992 cuando vino por primera vez el Padrinho Alfredo –líder espiritual de la iglesia daimista– a España, e inició la expansión de su iglesia por Europa. Dos décadas más tarde, la iglesia del Santo Daime, dentro de la Unión Europea, está reconocida en España, Holanda e Italia. Y a la vez que se difunde, desde el 2000 se observa un cambio profundo en la manera de consumir y en el sentido que recibe en Occidente la experiencia con la mixtura, mercantilizada en extremo.

Como efecto lateral de la difusión occidental de la ayahuasca, también sucede que, en diversas comunidades indígenas amazónicas donde la tradición chamánica de consumir ayahuasca se había perdido décadas o siglos atrás, a la vista del interés que despierta en Occidente, la recuperan o la hacen suya sin que haya indicios de antecedentes tradicionales de

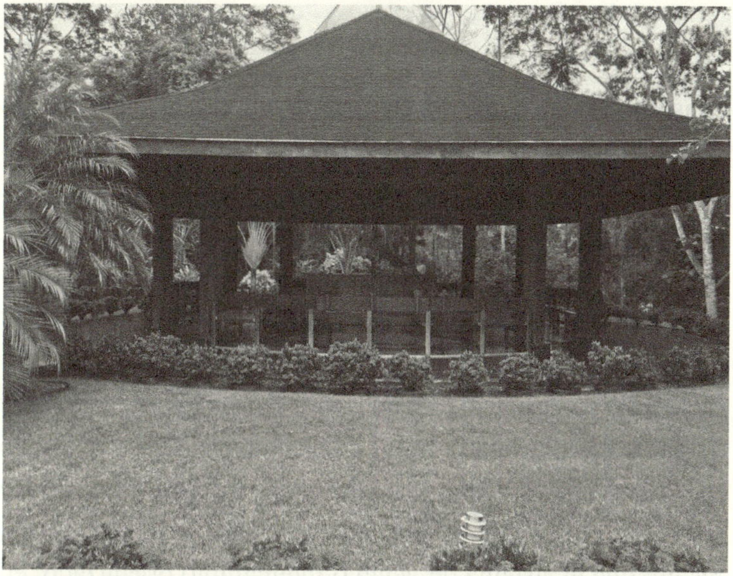

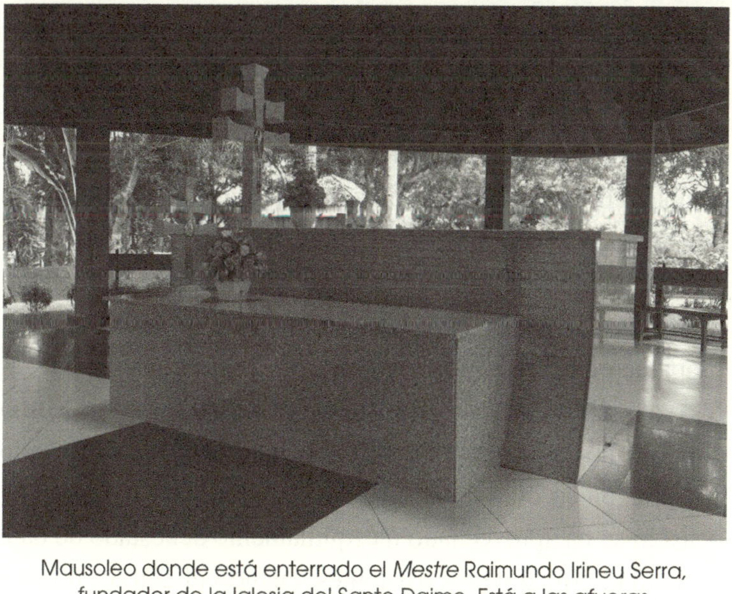

Mausoleo donde está enterrado el *Mestre* Raimundo Irineu Serra, fundador de la Iglesia del Santo Daime. Está a las afueras de la ciudad Rio Branco, en el estado de Acre, Brasil.

consumo. Así, a partir del cambio de milenio la ayahuasca se va convirtiendo en un producto de mercado más, incluso dentro de los nuevos marcos religiosos ya que algunos responsables de las iglesias ayahuasqueras comercian con la mixtura sin observar el mínimo escrúpulo en relación con la integridad moral del comprador.

Es obvio y razonable que para poder consumir ayahuasca fuera de la Amazonía y para que se difunda la experiencia –algo deseable para la salud mental de Occidente– debe haber una red organizada y regular de suministro fuera de la región donde se produce la materia prima. Pero a la vista de lo que sucede, resulta que el sistema de venta o intercambio organizado, en muchos casos, ha perdido todo carácter sacro y hasta el mínimo filtro moral que mantenía la ayahuasca en su copa sagrada.

Como es de todos sabido, hay empresas, generalmente familiares, que suministran por correo la mixtura desde Perú, Colombia o Brasil a cualquier rincón del mundo sin más requisito que abonar el precio. También hay empresas que venden por internet la materia prima para preparar ayahuasca junto a otra oferta más variada de vegetales psicoactivos y utensilios para la preparación de enteógenos, estimulantes y empatógenos legales o alegales. Esta situación da lugar a casos extremos, como el de un impostor que organiza sesiones grupales disfrazado con una túnica, cual sumo sacerdote helénico, y en más de una ocasión se ha aprovechado mezquinamente del estado de baja capacidad crítica de los asistentes, cuando el enteógeno está en pleno efecto, para tener sexo con chicas participantes.

Estas situaciones pueden darse como resultado de lo que llamamos *sistemas culturales cruzados*, que tanta confusión está trayendo al complejo ayahuasquero. ¿Quién debe juzgar a este indeseable u otros casos similares? La justicia occidental se lava las manos ya que la chica es mayor de edad, ha ido voluntariamente a la sesión de ayahuasca –con lo que se da por supuesto que sabía a lo que iba–, no ha habido violencia –con lo que se infiere que ha sido una relación sexual libremente aceptada– y las relaciones especiales que se dan en una toma de ayahuasca no es algo que esté regulado por las leyes occidentales. Por este lado, el violador se libra. Por el otro lado, suponiendo que a los pueblos indígenas les llegue noticia de tales actos, tampoco pueden ser juez ni parte de la violación ya que, aunque ellos hayan suministrado la bebida al psiquiatra, tienen sus propios términos de referencia morales y de control social, pero la sesión se da fuera de su mundo indígena y por parte de individuos que no son indígenas. Por este otro lado, el violador también se libra. Es preciso puntualizar que de la misma manera que el cruce de culturas deja espacios vacíos de normas reguladoras que pueden ser aprovechados por oportunistas y hasta por delincuentes, también favorece el nacimiento de cambios psicológicos, de inspiración y de nuevos sistemas y sincretismos culturales que son, a fin de cuentas, el necesario motor de la evolución.

Por otro lado aún, y de manera muy interesante e importante, a partir de la década de los años 1990 se observa en Occidente el nacimiento de ritos propios de una espiritualidad laica, ritos que se alejan del patrón animista indígena y de la ceremonia confesional resultado de la obliteración cristiana; no obstante, son formas rituales que también buscan rigurosamente y en armonía con el mundo actual la experiencia de lo numinoso. Son los casos menos numerosos y suelen dirigir tales nuevos ritos personas que han conocido el mundo indígena más o menos limpio de la influencia mercantil, que han conocido la forma confesional de tomar ayahuasca y que tienen la madurez personal y la preparación adecuada para generar un marco ritual nuevo y propiamente occidental para el consumo del enteógeno. Se trata de la Tercera Vía de la ayahuasca.[5] La Tercera Vía recoge las aportaciones indígenas, pero sin tratar de copiar su forma y sus términos de referencia animistas e introvertidos no metabolizables por la cosmovisión extrovertida occidental. Recoge las aportaciones doctrinarias y ordenadas de las iglesias ayahuasqueras brasileñas; y, dando un paso adelante, busca una nueva forma eficaz y madura que favorezca la experiencia de lo numinoso en un contexto cultural necesitado de trascendencia y de sacralidad, como es el Occidente actual.

Para ir acabando, algunos datos de 2016. En España, recientemente he identificado 97 individuos que ofrecen la experiencia de la ayahuasca, al margen de los grupos organizados, como el Sto. Daime, la UdV o Hermanosis, y al margen de las visitas irregulares pero frecuentes de iberoamericanos más o menos indígenas, más o menos mestizos, que dirigen sesiones

5. A la que dedico la segunda parte de la presente obra.

promovidas por españoles. Los 97 individuos en un país como España son muchos. Y es fácil imaginar que la cifra real debe ser mayor ya que no pretendo haber realizado un censo total de facilitadores ayahuasqueros espontáneos, algo poco posible dadas las circunstancias de ocultamiento de tales prácticas.

Me pregunto, ¿cuántas de estas personas tienen el saber técnico y la madurez psicológica e integridad moral para guiar sesiones de ayahuasca? ¿Cuántas de estas 97 personas tienen la mínima formación humana para enfrentarse a la grandiosidad y el misterio de lo numinoso? Y con ello llego a la pregunta clave de mi conferencia: ¿qué busca el occidental medio en la experiencia de la ayahuasca para que la demanda no haya parado de crecer en las últimas dos décadas?

III

Vivimos un tiempo de mucho dolor en el corazón y de mucha locura en la mente de las personas. Somos bombardeados sin piedad con un exceso de estimulación ambiental. Las personas necesitamos reencontrar el silencio espiritual y un sentido trascendente para vivir. Es lo que buscamos en la ayahuasca.

Trabajamos demasiado, hacemos demasiadas cosas, y eso nos empobrece como seres humanos. A pesar del abundante mercado de la espiritualidad y de las ofertas de todo tipo para el desarrollo humano donde la ayahuasca está empezando a desempeñar un papel importante, casi no queda tiempo ni energía para ello. En Occidente hay poco compromiso real en cuanto al cultivo del alma. Por ejemplo, casi no tenemos espacios sagrados donde conmocionarnos y contactar arrobados con el ámbito de lo numinoso.

Gandhi dijo que la plegaria es la nostalgia del alma, la nostalgia de uno mismo, del propio ser. Actualmente, esta nostalgia es el mayor padecimiento que sufre Occidente y es la principal fuente de trastornos anímicos, pero seguimos sin orar, sin aceptar y sin honrar la presencia de fuerzas superiores que rigen nuestra existencia y que nos determinan desde el inconsciente.

Por ello, en las últimas cuatro décadas observamos que numerosos temas religiosos y espirituales se han agolpado en la consciencia colectiva de los occidentales, y es así como hemos visto la difusión del concepto *espiritualidad*. Hasta mediados del siglo XX se usaban los conceptos de *religión* y *religiosidad*, pero al no dar la talla necesaria para satisfacer las necesidades existenciales actuales, hemos derivado hacia el término «espiritualidad», aunque por detrás asomen las viejas grandes preguntas de la humanidad: ¿Cuál es el sentido de nuestra existencia? ¿De dónde venimos y adónde vamos? ¿Qué somos los humanos en el esquema cósmico? ¿Cuál es el sentido del sufrimiento? Y estos son los temas que suelen tener en mente las personas que buscan la respuesta en la ayahuasca y son los temas que, hablando en serio, han de poder gestionar los guías o facilitadores de las sesiones.

Y resulta que, con frecuencia, el proceso de búsqueda espiritual se confunde con la necesidad de psicoterapia convencional, situando al terapeuta en una función que no le corresponde y que es poco honesto asumir, sin más, como sucede con tanta frecuencia.

Antaño, las personas que habían perdido el sentido de su existencia, que habían desconectado de su alma y de su inconsciente creativo y que sufrían por ello, acudían a la religión, a los textos bíblicos, a los chamanes visionarios, al lama budista, al *sheik* sufí o al gurú de los hindúes. Así por ejemplo, el término sánscrito «gurú» es realmente apropiado para designar esta función, viene a significar: «el que disuelve las tinieblas y te lleva de regreso al origen». ¿Cuántos psicoterapeutas y guías de sesiones de ayahuasca pueden honestamente atribuirse tal función de maestros o guías espirituales que disuelven las tinieblas existenciales de sus acólitos o pacientes? La misma pregunta cabe dirigir a los falsos chamanes, teólogos y sacerdotes que han dejado de cumplir su función por falta de conocimientos adecuados, pero es preciso aclarar de inmediato que también hay chamanes con esta sabiduría –personalmente los he conocido–, de la misma manera que hay sacerdotes cristianos que actúan de verdaderos guías espirituales. Como se suele decir: si hay oro falso, es porque también existe el oro verdadero.

La espiritualidad tiene una importancia creciente en el área de la salud, y resulta que cuando una terapia se interesa por restablecer la salud de la totalidad de la persona, cuando pretende una sanación holística y no solo una curación puntual, el espacio terapéutico debe estar abierto a lo numinoso, a la experiencia trascendental, a la búsqueda del sentido integrado y a todas las preguntas espirituales y religiosas inherentes a la condición humana. Por cierto, numinoso surge del vocablo latino *numen* y se refiere al sentido trascedente y de inmanencia que había en los lugares y símbolos sagrados. *Numen* significaba la presencia misteriosa, fascinante, unificadora, sagrada y mágica que había en algunos lugares, en algunos momentos y símbolos cuya experiencia es la base misma de la religión. Y esto es lo que debemos buscar de nuevo en la experiencia con la decocción sagrada, sea dentro de un marco confesional, de un marco chamánico –los pueblos animistas–, o dentro de nuevas formas rituales occidentales.

Así pues, las nuevas y a la vez viejísimas funciones de la ayahuasca deben estar enfocadas hacia saludables y sagrados procesos de integración interior. Por ejemplo, para resolver los problemas psicológicos derivados de los constantes conflictos entre los múltiples yoes que habitan cada psique individual; para recuperar el sentido último de la existencia; para prepararse de cara a la tercera parte de la vida, la parte en que la naturaleza nos empuja a integrar todo lo que antes hemos creado y expandido; para unificar las familias y los grupos de cófrades, y preparar al individuo para tener una buena muerte. La ayahuasca abre vías perceptivas profundas permitiendo el acceso consciente a diversos estratos de realidad, nada más. De ahí la permanente dificultad por llegar a un consenso transcultural sobre el efecto de la mixtura, a pesar de la sensación de fraternidad en lo elevado que dicen sentir las diferentes religiones ayahuasqueras y los chamanes animistas. La mixtura abre las puertas de la consciencia al inconsciente familiar, étnico, y al inconsciente colectivo profundo, con todo lo que ello conlleva de acceso a informaciones almacenadas en nuestro ser, a la experiencia de lo atemporal, a la fuerza de los arquetipos y a la memoria biográfica personal censurada. Los chamanes cashinawá, grupo étnico del Brasil, dicen que bajo el efecto de la mixtura y gracias al entrenamiento que siguen viajan al origen de las cosas para traerlo al presente, y no es una mala manera de expresar la salida de la percepción del tiempo lineal cotidiano para experimentar la eternidad del instante originario.

Otra afirmación genérica en las tradiciones ayahuasqueras es que la mixtura abre puertas, pero que, por sí misma, no cura. Bajo el efecto visionario, numerosos chamanes amazónicos dicen ver las enfermedades y los remedios, pueden diagnosticar, pero no curar: para ello usan plantas medicinales, chupan la enfermedad, o utilizan otros recursos que les indica la visión facilitada por la mixtura.

La ayahuasca permite una percepción energética de la realidad, incluyendo la visión del campo electromagnético de baja frecuencia que generan los propios consumidores –en febrero del 2008, una de mis colaboradoras fotografió el cambio en unas proteínas experimentales que estaban dentro del campo de un grupo bajo el efecto de la mixtura–; abre las capacidades mediúmnicas propias e inherentes al ser humano, permite la experiencia trascendente y unificada de la totalidad del universo, del Uno que identificamos con Dios, y un largo etcétera que sería complejo enumerar aquí y ahora.

El punto clave del tema y del conflicto entre los diversos grupos de consumidores de ayahuasca es que, si bien el efecto del enteógeno expande la limitada percepción humana ordinaria, lo que el sujeto alcance a vislumbrar o a experimentar tras la puerta abierta ya no depende de la ayahuasca. La mixtura solo abre, que no es poco. Es como si la ayahuasca rasgara los velos que cubren una ventana psíquica a las realidades del inconsciente y a la visión energética del universo, pero lo que se ve a través de esta ventana ya no depende de la mixtura, sino de lo que el sujeto es capaz de percibir. Creo que ahí radica el núcleo del problema: la mayoría de los consumidores del enteógeno creen que se debe a la propia ayahuasca lo que ven y no se dan cuenta de que la bebida solo abre la percepción, pero no la llena de contenidos concretos. Unos se ven a sí mismos en su infancia y descubren aquello que los determinó, otros dicen ver seres inmateriales, hechos del futuro o dimensiones ocultas de la realidad. Es exactamente lo que enunció un chamán de la etnia katukina del Brasil: «Al tomar *huní* –ayahuasca, en su idioma vernáculo– veo las enfermedades de la persona y me dice las plantas que la curarán, pero *huní* no es quien cura. *Huní* solo me permite ver».

También es un hecho común que, al abrir la consciencia a la realidad que hay detrás de la realidad, el sujeto experimente una integración de ambas dimensiones acompañada de la calma espiritual y de la sanación anímica que derivan de la integración de opuestos. Como dice poéticamente el pueblo tukano: «...lo que hacen los chamanes es ir hasta el origen para traerlo al presente», hermosa manera de referirse a la integración total, al momento creativo en que aún no se habían generado los antagonismos y la división. Por unas horas hay calma en la guerra civil interior que todos albergamos en nuestro interior.

En mi opinión, repito, en Occidente es imprescindible crear –o recuperar– marcos rituales ordenados y convincentes, sagrados y seguros donde tomar ayahuasca para buscar la experiencia numinosa, trascendente y unificadora que otorga el sentido final a la existencia humana; solo así Occidente madurará como sociedad. Actualmente se observan algunos intentos serios en el sentido de crear una Tercera Vía de la ayahuasca, vía que incluye una función terapéutica, una experiencia espiritual y una apertura a las dimensiones inefables de la existencia. Parte de mi labor se encamina en esta dirección, y no estoy solo en el camino.

La ayahuasca adecuadamente consumida genera unidad, calma interior y despierta el amor, es un psicointegrador, y allí donde hay amor no suele haber trastornos psicológicos. Así pues, la ayahuasca genera integración de opuestos psíquicos y unificación interna, que es una forma de llamar al amor. Por tanto, tomar o no ayahuasca no es una pregunta, sino la respuesta misma.

Gracias.

4. Dos tradiciones culturales y la vía occidental para tomar ayahuasca

Desde tiempo inmemorial has ido y has venido
cortejando ese engañoso espejismo.
Desde tiempo inmemorial has huido del dolor
y has perdido el derecho al éxtasis.
Ven, pues, vuelve a la raíz de las raíces
que es tu propia alma.

H. MEVLANA YELALUDDÍN RUMI

El fenómeno de la expansión mundial del interés por la ayahuasca, así como su consumo, puede parecer una moda más y probablemente lo sea, aunque no en el sentido habitual. Desde el año 2000 hasta el momento actual, 17 años más tarde, en el ISBN español aparecen nueve citas de libros de reciente publicación cuyo título incluye la palabra «ayahuasca», casi un nuevo libro en castellano cada dos años solo en España. Además, habría que sumar los numerosos libros de editoriales iberoamericanas, los incontables artículos en revistas, más las publicaciones en otros idiomas que tratan de la mixtura.

Así pues, a pesar de tener el aspecto de una moda, la expansión tiene otras caras que permiten pensar que está cumpliendo una función más importante que la que suelen cumplir las modas de consumo pasajero. Desde inicios de la década de 1980, este enteógeno vegetal de origen amazónico se ha ido expandiendo de forma exponencial por todo el mundo industrializado, es decir, por las grandes urbes latinoamericanas, el Viejo Mundo, Japón, todo Norteamérica y hasta Oceanía. ¿Qué tiene de especial esta mixtura panamazónica para que su expansión no siga la curva temporal que ha mostrado el interés de Occidente hacia otras plantas o substancias visionarias? Me refiero a enteógenos tales como el peyote, los hongos psilocíbicos, la LSD-25, el sanpedro y la salvia por los que, pasadas dos décadas de expansión, empezó a decaer el interés que había hacia ellos.

Responder a esa pregunta en detalle es tema de otro texto, pero para explicar la situación de forma satisfactoria se puede afirmar que la ayahuasca tiene un efecto psicointegrador y adaptógeno que opera más allá de formas y de contenidos culturales, que enlaza continentes y salta por encima de diferencias generacionales. Incluso está uniendo dos grandes tradiciones hasta ahora separadas: la psiquedélica occidental, que nació en la década de los años 1950 en los Estados Unidos, y las tradiciones indígenas chamánicas centradas en el consumo ritual y milenario de preparados visionarios.

La capacidad de la ayahuasca para traspasar los límites del ego e integrar contenidos emocionales e inconscientes, energéticos, sistémicos y espirituales es incomparable y es, justamente, lo que más necesita la compleja sociedad postindustrial: integrar lo inefable, no solo el patrón cultural consumista; de ahí, la ductilidad que se observa en el uso de la ayahuasca. En este sentido, visto desde la antropología y a pesar de los numerosos sincretismos que están ocurriendo hoy, se pueden definir tres grandes estilos de consumo, cada uno de los cuales corresponde a un modelo cultural y a un estilo cognitivo diferente. Es este un aspecto importante hacia el que prácticamente no se ha dirigido la atención: la mayor parte de los libros publicados sobre el tema, o bien son experiencias subjetivas, o bien estudios científicos de farmacólogos, psicólogos, antropólogos o etnobotánicos que pocas veces consiguen dar una perspectiva transcultural a la difusión mundial de la ayahuasca.

Para concretar, los tres estilos de consumo de ayahuasca que se observan hoy son: el estilo chamánico, el estilo devocional y el estilo occidental o Tercera Vía. En las líneas que siguen se explica lo que constituye la base de cada uno de los tres estilos o modos, especialmente el modo occidental de uso de la ayahuasca, objetivo de la presente reflexión y en cuyo desarrollo estoy trabajando desde hace dos décadas.

Estilo chamánico de consumir ayahuasca

Los pueblos animistas beben ayahuasca y conciben el efecto del brebaje siguiendo lo que podemos denominar *estilo chamánico*. Los occidentales no consumimos la mixtura de acuerdo a este patrón cognitivo porque, simplemente, no somos individuos con un estilo cognitivo animista, aunque en nuestra manera de concebir el mundo queden restos del mundo animista y, según parece, hay numerosos individuos que mal siguen ahí ya fuera de contexto. Repito, hace siglos que no somos sociedades animistas, aunque dentro de los occidentales siga bullendo una dimensión relacionada con la búsqueda de experiencia directa y total de las emociones, de lo numinoso y del conocimiento que deriva de ello y que, a veces, acordamos denominar técnicamente *conocimiento corporeizado*.

Un ejemplo del estilo cognitivo chamánico en relación con el uso de ayahuasca lo ofrece la extraordinaria obra *Las tres mitades de Ino Moxo y otros brujos de la Amazonía* (Calvo, 1981), una de las mejores muestras literarias que trata de trasladar el mundo indígena de lo inefable a palabra escrita. Voy a permitirme trasladar un fragmento, como suele decirse, a modo de botón de muestra. La historia de Ino Moxo es la historia moderna de los indígenas amawaka, de los que actualmente quedan unos 500 individuos asentados principalmente en Perú, en las cuencas de los ríos Urumbama y Ukayali, y algún otro núcleo menor en Brasil. Los chamanes de esta etnia en grave peligro de extinción, hace muchas décadas previeron la invasión de los blancos caucheros que exterminarían el pueblo amawaka. Ximu, el último gran jefe amawaka, lo previó bajo el efecto de la ayahuasca y vio también que solo se salvarían del total exterminio si el siguiente jefe era un mestizo que consiguiera carabinas y munición de los blancos para defenderse de ellos con sus mismas armas. El mestizo en cuestión fue Ino Moxo, al que los amawaka secuestraron de pequeño para educarlo en su cultura.

> Habla Ino Moxo: «El maestro Ximo me icaró [cantó icaros: cantos sagrados que dirigen el efecto de la ayahuasca] en *ayawashka* para que yo viniera. Él sabía más de lo que sabía, adivinaba también lo que no iba a suceder, lo que podía evitarse [...]. El maestro Ximu me hizo venir porque sabía que los amawaka íbamos a desaparecer exterminados. Era el tiempo del caucho, un reguero de muertes, de saqueo, de niñas violadas, pura bala se olía, y nosotros apenas con flechas y miedo, me acuerdo, desconcierto [...].
>
> ¿Quién, pues, iba a vender armas a los nativos? Igual que ahora es prohibido, por más que los indios prometiesen todo el caucho y todo el oro del mundo. [los blancos] Solamente a los indios traidores les vendían carabinas, balas, les enseñaban a disparar contra sus propias naciones. [...]
>
> Ximu, pues, decidió que los amawaka tuviéramos un jefe mestizo, alguien que les consiguiera carabinas, retrocargas, fusiles, municiones para sobrevivir a su nación. El jefe Ximu consultó a los espíritus, llamó al ánima del agua, del viento, a todas las ánimas de la selva y de más lejos. Consultó. Bebió el

jugo sagrado de la soga del muerto, *oni xuma* es su nombre, ustedes le dicen *ayawaskha*, y al final, meditando, dietando [ayunando] y fabricando icaros [salmos o canciones para evocar la realidad mágica], eligió sucesor: un jovencito medio blanco, de trece años apenas [...]. Así me escogió el gran maestro Ximu, por encargo de las ánimas que son las varias sombras del dios Pachakamáite [...]. Atendiendo al mandato de sus poderes y desde el *oni xuma* [ayahuasca], así me eligió.

Me raptaron, clarito lo recuerdo. Después supe que el propio Ximu dirigió el grupo de siete varones que me robó (págs. 216-217). [...]

En tomando *ayawaskha*, uno se vuelve lo mismo que un cristal. [...] Uno se hace cristal expuesto a todos los espíritus, a los malignos y a los verdaderos que habitan el aire. Para eso están los icaros, icaro de protección, hay también icaros de curación, fundamental, canciones que llaman a una ánima determinada para que descienda y contrarreste a otras. Con un icaro de esos fue como el maestro Ximu me hizo venir [...]. Y antes de echar al aire su icaro para mí, Ximu tuvo que hacer ayuno. Porque el *ayawaskha*, como todo vegetal que sabe, tiene cuatro requisitos: no sal, no azúcar, no grasa, no sexo durante todo el tiempo que dure la preparación, la toma y los efectos. Ayunó Ximu para poder llamarme, después tomó *ayawaskha* y me icaró. Y vine. No podía sino obedecer. Porque se trata de una sabiduría de siglos, muchos muertos dietando [haciendo dietas especiales], equivocándose, desde la época de nuestro padre urus, desde antes de los inkas, muchos muertos...» (pág. 208).

Las culturas chamánicas conciben que el mundo está formado por energías, poderes o seres invisibles a simple vista que habitan distintos estratos de realidad y que son los que realmente configuran los acontecimientos visibles. Nada sucede por azar. Si una persona está caminando por la selva y sufre el golpe de una rama que se desprende justo cuando pasa por debajo, no es casualidad: algún chamán enemigo, por medio de saetas o dardos mágicos, ha dispuesto esa rama de manera que provoque una herida a esa persona en concreto al caerle encima. No importa que la rama estuviese seca, o que estuviera casi rota en su base y haya soplado un viento fuerte que la haya acabado de arrancar en aquel momento: todo esto son elementos que ha coordinado el chamán con su poder personal para causar daño a la víctima escogida.

En el mundo animista, la realidad es concebida como la superposición de varios estratos o realidades independientes aunque conectados entre ellos. Durante los sueños nocturnos, gracias al efecto de la ayahuasca o por medio de otras prácticas ascéticas y visionarias, las personas atraviesan la débil membrana que separa los diferentes estratos o realidades y pueden moverse por ellos. Así, por ejemplo, entre los pueblos shuar y achuara de la alta Amazonía ecuatoriana era tradición –perdida a finales del siglo XX– que a los pocos días de haber nacido, el padre o algún adulto próximo al bebé le diera a chupar un algodón impregnado con un poquito de ayahuasca «para que no olvides cuál es el mundo verdadero, para que lo recuerdes siempre y no te confundas mientras vivas». Naturalmente, el mundo verdadero, el mundo en el que se dan las causas de lo que después vivimos como fenómenos aislados, pero que solo son las consecuencias, es el que se percibe y se conoce bajo los efectos de la ayahuasca, bajo el efecto visionario de las diversas Brugmansias cuya savia consumen, o a través de los sueños nocturnos. En cambio, el mundo que se percibe con los sentidos ordinarios –dicen los shuar– es un mundo que solo está construido por apariencias, por espectros, por reflejos o consecuencias de lo que sucede en el *mundo real*. Esta práctica iniciática que se desarrolla a lo largo de la vida –más todo lo que conlleva que tiñe completamente el mundo tradicional shuar– estaría en pasmoso acuerdo con las propuestas actuales del físico J.P. Garnier Malet que habla del desdoblamiento del tiempo y de las aperturas temporales que nos han de permitir vivir en dos realidades a la vez. En una de ellas –la realidad inconsciente, aquella en la que el tiempo es millones de veces más rápido que en la otra–, se configura lo que habrá de suceder en la otra, la más lenta o realidad de la consciencia cotidiana.

Hasta donde sé, ningún pueblo indígena amazónico habla de *planta maestra*, ni usa expresiones similares para referirse a la ayahuasca. La mixtura es considerada un recurso para vomitar y limpiarse los intestinos, o un medio para visionar la realidad esencial, esa realidad aún no materializada y que es donde están las causas que más tarde se reflejarán en los acontecimientos de la vida ordinaria. Así, por ejemplo, el vocablo «ayahuasca» es de origen quichua y viene a significar «liana que lleva al lugar de los muertos»; entre los asháninca del Perú, la mixtura se llama *Kamarampi*, que proviene del verbo *kamarank*, «vomitar»; entre los shuar del Ecuador se denomina *natem*[a], que tiene relación semántica con «bejuco» y con «sueños nocturnos»; en Colombia se conoce como *yagé*, término tucano y kampsá que proviene de su mito de origen, y *caapi* entre los desana, de los que se tomó el nombre vernáculo para designar la liana en terminología botánica, *Banisteriopsis caapi*. *Honi* es el término en idioma de la etnia huni kunis, asentada en Perú y Brasil para referirse a la decocción (Bruce Lamb, pág. 194); y *honi zuma*, en idioma de los remos o inicuinis de las riberas del río Rapiche, Perú y Brasil. Cada uno de estos vocablos tiene una aventura etimológica propia y un sentido distinto, además de referirse a la mixtura visionaria.

Un indígena shuar de la Amazonía ecuatoriana o un tukano colombiano suponen que lo que han visto bajo el efecto de la ayahuasca les va a suceder *porque lo han visto bajo el efecto del enteógeno*. Es decir, en su idiosincrasia no conciben que haya un destino predeterminado que se pueda conocer a través de las visiones, como quien mira la bola de cristal o consulta un especialista en astrología o en estadística, sino que para estos pueblos humanos el futuro es una hoja casi en blanco sobre la que escriben el guion de su vida por medio de las visiones que tienen. Así pues, si en el transcurso de una sesión una persona tiene atisbos indeseables sobre su futuro, toma ayahuasca de nuevo para tratar de tener buenas visiones que se sobrepongan a las anteriores, y así configurarse un futuro deseable. Si lo intenta varias veces y siempre tiene malas visiones sobre su futuro, infiere –no solo cree– que algún chamán enemigo le ha prefigurado tal nefasto porvenir como venganza y que él no dispone de la fuerza personal necesaria para cambiarlo. ¿Qué puede hacer? Acudir a un chamán más poderoso y pagarle de alguna manera para que borre tal doloroso futuro y pueda escribir de nuevo el guion de su vida.

Aquí, el texto merece un pequeño alto para aclarar que *poderoso* es un adjetivo que hay que entender aplicado siempre a la propia persona que ejerce de chamán. En los pueblos animistas, *poder* no tiene un sentido económico, ni social ni material, ni de jerarquía dentro del esquema de funcionarios o de una doctrina: siempre es poder personal. Esto implica que el sujeto tiene una serie de virtudes tales como carisma, temple y especialmente autocontrol en todo sentido y en todo estado de consciencia, pulcritud en las acciones e intenciones, inteligencia, conocimientos avanzados y una actitud de servicio a los demás. Se podría incluso afirmar que el chamanismo es una forma de relación social basada en la ayuda y servicio a los demás, cuyo foco está puesto en la supervivencia.

Este juego de realidades construidas con el poder que deriva de la intención humana interactuando con las fuerzas de la naturaleza es la base de la cognición animista. Imagino que más de un lector pensará: «Vaya, es justo lo que están promulgando nuestros físicos: lo que uno piensa con intensidad se convierte en realidad». En efecto, es muy posible que no esté tan lejos una manera de concebir la realidad –la animista– de la otra –la cuántica–, pero sí lo están ambas de la manera de entender el mundo por parte del occidental medio que es el que piensa lo anterior. En algunos ambientes pseudocientíficos muy de moda hoy, se recurre frívolamente a la física cuántica en apoyo de fantasías psicológicas y de cierto esoterismo vacío y popular, sin tener una idea precisa de lo que han verificado y de lo que proponen algunos científicos cuánticos (físicos, biólogos, mecánicos e ingenieros, entre otros), ya que tampoco todos los físicos están de acuerdo. Sea como sea, en el mundo cuántico se habla del desdoblamiento del tiempo y de las aperturas temporales que nos permiten tener recuerdos del futuro y prefigurar el futuro (véase la obra del físico mencionado anteriormente, Garnier Malet, 2012 y 2012), pero todo ello está lejos de la fantasía propia de cierta inmadurez psíquica, la que lleva a suponer que lo que uno desea se hace realidad sin más.

No me extenderé sobre la manera de tomar ayahuasca y de entender sus efectos y finalidades en los pueblos indígenas amazónicos y andinos de donde es originaria. He escrito minuciosamente sobre ello en textos antropológicos ya publicados (por ejemplo: *Al trasluz de la ayahuasca*, 2004; o *Los jíbaros, cazadores de sueños*, 2016).

En todo caso, resumo en pocas palabras que la concepción animista y chamánica de los efectos de la mixtura no es asumible por el occidental medio, porque está excesivamente lejos de su estilo cognitivo. De ahí que, en términos generales, las ofertas de tomar ayahuasca *al estilo chamánico* que inundan el mercado occidental actual, en la mayor parte de los casos, son obras de teatro con decorado exótico, son ficción. Es como vender viajes a la Luna teniendo el carburante, pero sin disponer de nave espacial, de pista de despegue, ni de los conocimientos necesarios para pilotar. No obstante, estas ofertas siempre recuerdan que, como dicen los sufíes, si se vende oro falso, es porque existe el oro verdadero. De ahí la necesidad y la urgencia por desarrollar un modo genuinamente occidental y útil de tomar la mixtura extatogénica.

Estilo devocional

Utilizo aquí el término «devocional» en el sentido original. Por devoción se entiende la entrega total o la consagración de una persona a una experiencia, a una idea, una persona amada o a un dios, y es con precisión la manera de consumir ayahuasca por parte de las nuevas religiones devocionales consagradas a la mixtura.

Es correcto decir que, por ejemplo, un chamán o cualquier persona de un pueblo animista toman ayahuasca con respeto, interés y asombro ante la arrobadora y útil experiencia tenida bajo el efecto de la mixtura, pero no es correcto decir que sienta devoción hacia la pócima y hacia sus efectos. En general, no muestran devoción hacia nada, por eso son pueblos animistas: sienten que tal experiencia forma parte de su vida cotidiana, aunque se trate de la dimensión esotérica de la vida. No hay que consagrar nada ya que la propia Naturaleza y sus estratos, para estos pueblos, es lo sagrado.

El encuentro entre culturas siempre conlleva la difusión de algunos rasgos, conocimientos, técnicas, mitos, creencias, estética y símbolos. Y tal difusión cultural actúa siempre en ambas direcciones, aunque una cultura sea técnicamente superior e implacable con la otra y el encuentro se convierta en un etnocidio. A pesar de ello, toda cultura dominante adquiere y asume rasgos de la dominada.

Así fue como en diciembre de 1892, en un pueblecito brasileño llamado Sao Vicente Ferrer nació Raimundo Irineu Serra. Fue el fornido e iluminado primogénito de los seis hijos nacidos en una humilde familia de esclavos negros, que más tarde sería universalmente conocido como Mestre Irineu o Meste Juramidam y que transformaría el consumo chamánico de la ayahuasca, dando origen al consumo o camino devocional.

Su madre era una mujer cristiana muy devota y, de pequeño, R. Irineu Serra tenía comportamientos anómalos e irregulares que, con la aprobación materna, le eran corregidos por medio de visiones espontáneas. A veces, R. Irineu se autocastigaba arrodillándose sobre granos de arroz con cáscara y soportando el dolor que ello le causaba. Años después, el fundador del camino devocional del uso de la ayahuasca narró que había tenido una visión de Santa Clara, quien le explicó que había sido ella la que le provocaba aquellas visiones en su pubertad y adolescencia para ayudarlo a tener un alma limpia de cara al futuro que le esperaba.

Aquí ya se observa una diferencia radical con los pueblos chamánicos. Si un individuo animista tiene ciertos comportamientos especiales se los atribuye a sí mismo o, como máximo, a un chamán, que es otro ser humano, o a un poder de la selva, que interactúa con el humano. Nunca a un dios que existe más allá de lo humano.

Más tarde, en su juventud, durante el primer cuarto del siglo xx, R.I. Serra pasó largas temporadas como militar recorriendo la espesa selva amazónica, donde tuvo diversas experiencias con la ayahuasca y aprendió a preparar y consumir la mixtura al estilo tradicional de los pueblos indígenas que iba encontrando en su recorrido. Es decir, se inició en un consumo animista o chamánico.

Al salir de la selva, y dado que su cultura materna no era chamánica a pesar de la enorme proximidad geográfica, desarrolló el camino devocional. ¿Cuál y cómo fue el tránsito? R.I. Serra empezó a concebir la ayahuasca como un sacramento, al estilo cristiano, no como un recurso vegetal para vomitar o para ordenar la vida. La rebautizó con el nombre de *Santo Daime*, san Dame, ya que en la actitud devocional se toma la mixtura para pedir a Dios la satisfacción de las propias necesidades: se Le pide salud, bienestar, amor, integridad, conocimientos, éxtasis... Raimundo Irineu Serra desarrolló una doctrina muy próxima al cristianismo original y, en pocos años, la empezó a difundir por medio de salmos o cantos que los daimistas llaman *himnos* y que él mismo compuso. Por medio de oraciones, ritos, uniformización en el vestuario y ceremonias para tomar ayahuasca fue edificando un culto sincrético en el que, si bien se pueden observar algunos elementos indígenas amazónicos y hasta afroamericanos, predomina la cosmovisión cristiana católica con numerosos cantos y actividades devocionales a san Juan, a Dios, a Jesús Cristo, a la Virgen María y a la Virgen de la Concepción, entre otros.

En 1930, el Mestre Irineu fundó un centro donde se vivía de manera comunitaria con el fin de desarrollar el culto al santo Daime y vivir según tales principios doctrinarios. Con el paso de los años, el fundador de la nueva religión fue ganando en popularidad como maestro y guía espiritual. Empezó a realizar curaciones milagrosas a personas en las que había fracasado la medicina convencional, fue enriqueciendo con más himnos y charlas la doctrina que estaba creando y, por así decir, comprendió que la mixtura consumida dentro de un marco ritual y arropada por una doctrina teísta que diera sentido a los ojos de sus seguidores –una doctrina de sanación y de liberación– podría ayudar a muchas personas a alcanzar el amor verdadero e impersonal. El verdadero amor fue el foco que defendió Mestre Irineu, considerándolo como el gran regalo que esperaba a los devotos que se entregaban a la espiritualidad de la selva.

En los años 1960, el nombre de Raimundo Irineu Serra ya era una referencia en el estado brasileño de Acre, el estado amazónico donde fundó la sede de su religión, hasta el punto de que en unas elecciones de la época, uno de los candidatos a gobernador del Estado pidió al Maestro Irineu que lo acompañara en la campaña electoral para ganar votos con su apoyo.

R. Irineu Serra murió en 1972 rodeado de un gran reconocimiento social y con miles de devotos que le seguían. Resulta que, meses antes de su muerte, estaba gravemente enfermo y se le diagnosticó un final casi inmediato, pero, como se canta en alguno de los últimos himnos que compuso: «los pedidos –demandas– eran tantos» que tuvo una prórroga para ayudar y sanar a sus seguidores. Este hecho –pedir– es un aspecto clave del cambio de estilo o cambio cognitivo del mundo animista al mundo monoteísta cristiano. El sujeto animista no pide a ningún dios, se esfuerza para aumentar su poder personal y obtener lo que necesita por méritos propios y, para ello, usa la ayahuasca como recurso. El devoto pide a su dios la solución a sus necesidades, sigue unos pasos doctrinales y espera a que la satisfacción le venga de fuera.

Cuando R. Irineu Serra murió en 1972, ya era conocido con el apodo de Maestro Emperador. Tras su muerte, su hijo y algunos de sus discípulos más cercanos decidieron expandir la doctrina por el mundo, pero discreparon en algunos aspectos litúrgicos y del culto, dando lugar a varios estilos doctrinales o nuevos sincretismos religiosos.

Para algunos adeptos, el Maestro Irineu era –y es– tenido y deificado como el propio Daime encarnado. Para otros fue –y es– considerado como el propio Jesús Cristo que regresó a la Tierra para reimplantar la verdadera Doctrina del Amor impersonal, llegando a corregir oraciones como el Padre Nuestro que, según él, lo había enseñado Jesús Cristo en persona para el bien de la humanidad, pero que fue alterado por diversos grupos que se autoproclamaron propietarios de la palabra de Dios tras la crucifixión de Jesús.

Actualmente, hay varias ramas doctrinarias centradas en el consumo devocional de ayahuasca y nacidas del Mestre R. Irineu. La más conocida tal vez sea el Santo Daime, que tiene aproximadamente 30.000 seguidores afiliados a la doctrina (hay representaciones oficiales del santo Daime en Perú, Bolivia, los Estados Unidos y Canadá, Japón, México, Argentina, Chile, Uruguay, España, Venezuela, Ecuador, Colombia y Portugal) y un número incierto de simpatizantes que debe rondar entre los 3.000 y los 5.000 más.

Otra iglesia devocional, también nacida en el actual laboratorio de espiritualidades que es Brasil, es el Centro Espírita Beneficente União do Vegetal, más conocido por su acrónimo UdV. Fue fundada en 1961 por José Gabriel da Costa, o Mestre Gabriel, con el objetivo de promover la paz y la evolución espiritual del ser humano. Esta iglesia cuenta actualmente con unos 18.000 miembros. Están organizados en más de 200 iglesias, grupos devocionales o «unidades» en su terminología, distribuidos por todo el mundo, incluida Oceanía.

A pesar de formar parte del camino devocional de consumo de ayahuasca, el estilo de la UdV está más cerca del modo occidental o Tercera Vía de lo que lo está el santo Daime. Los daimistas centran la mayor parte de sus ceremonias en cantar salmos doctrinarios y bailar de forma hipnótica bajo los efectos de la ayahuasca buscando la entrega total a la experiencia extática y numinosa –siendo, para la antropología, celebraciones alegres de marcado carácter agrícola–, en tanto que los seguidores de la UdV buscan la concentración mental y el uso comedido de la palabra sagrada de acuerdo a una rígida estructura escolástica –siendo sus celebraciones de marcado carácter urbano.

Dentro del Santo Daime se anima a los correligionarios a tomar ayahuasca libremente y en privado, con sus amigos y familiares, para celebrar cualquier evento (cumpleaños, fechas señaladas…), dado que la presencia de Dios, evocada por el efecto del enteógeno y los salmos que se cantan, es suficiente para proteger a sus devotos de todo mal. En cambio, la UdV es estricta en cuanto al consumo, que no se permite si no es con la presencia de un maestro que dirija la ceremonia y administre el sacramento.

Estilo occidental o Tercera Vía

I

Hubo alguna difusión previa, pero fue a partir de la década 1980 cuando el consumo de ayahuasca empezó a extenderse definitivamente fuera de su región de origen hasta convertirse en el enteógeno panamazónico. Al principio lentamente y, a partir del cambio de milenio, a gran velocidad. Actualmente –finales de 2017– he contabilizado alrededor de 100 personas que, por libre, administran y conducen sesiones de ayahuasca en España, sin contar las que dirigen grupos organizados como el Santo Daime, la UdV o Hermanosis (para más información sobre este aspecto, remito a la conferencia que impartí en el

II Congreso mundial sobre ayahuasca, septiembre 2016 en Rio Branco, Brasil, incluida en la presente obra, Parte I, cap. 3).

Cien personas dirigiendo sesiones de ayahuasca en España son muchas. Y muchas de ellas, si no la mayoría, tratan de guiar las sesiones copiando el modelo chamánico, pero sin estar relacionadas con ninguna tradición chamánica indígena, ni tener el mínimo conocimiento chamánico real. Se suelen copiar las formas sin comprender la función. En otros casos, se trata de indígenas amerindios –o meros mestizos– que dirigen sesiones para consumidores occidentales, a cuyo gusto y expectativas han tenido que adaptar su mundo original para poder ser aceptados y vender sus sesiones. Narraré el caso de Juankª para compartir una historia ilustrativa.

Se trata de un humilde chamán shuar –o *wishín* en su idioma vernáculo–, heredero de una tradición amazónica en la que una persona debe seguir durante dos o tres años un aprendizaje o proceso de iniciación en que se combinan ayunos, sesiones de ayahuasca, consumo de la potente *Brugmansia* y periodos de alejamiento del mundo social con vistas a desarrollar la sensibilidad necesaria para chamanizar y moverse por los sutiles e inefables mundos de lo numinoso, restableciendo el orden cósmico cuando se desarmoniza, a causa de lo cual las personas enferman, los huertos no producen comida o los animales no se dejan cazar. Un buen día de 2012, Juankª recibió en su choza de palma a un joven occidental que había llegado hasta él gracias a una cadena de contactos personales. El joven le pidió ser iniciado en sus *secretos chamánicos*, a lo que Juankª, un tanto perplejo, accedió si el occidental aceptaba quedarse con él un año. El joven, sorprendido por el requerimiento, le dijo que solo disponía de tres o cuatro días, pero insistió en que le pagaría lo que pidiera a cambio de la iniciación chamánica.

Juankª desconoce con precisión el valor monetario de la mayor parte de bienes y servicios ya que ha pasado su vida en las profundidades de la selva, donde no empezaron a llegar los dólares hasta los años 1980, es analfabeto y no usa dinero, pero le pidió «1.000 dólares». Probablemente pidió esa cantidad sin saber lo que supone, tan solo para testar la situación, así como hubiera podido pedir un puñado de dólares o una escopeta. Mil dólares era una cantidad desmesurada en relación con el nivel de vida en el Ecuador de la época, donde un salario mensual en la capital era de unos 160 dólares. El occidental, con mucho mayor poder adquisitivo, accedió a pagar algo que ningún shuar hubiera aceptado y Juankª lo *inició* en el inadecuado e imposible tiempo que el joven le concedió. Es decir, una mera relación de consumo al gusto del occidental sin el menor contenido de lo que Juankª y su pueblo entienden por *utsúnkamu*, compactación o iniciación. Es un claro ejemplo de lo que anunció el sabio persa Shab-Parak: «La presunción de que cualquier persona de valía puede explicarse con plenitud y lucidez en el tiempo que le conceden quienes dicen querer aprender, o bien es una broma, o bien es una estupidez» (de *La sabiduría de los idiotas*, de Idries Shah).

Es probable que, a día de hoy, este joven dirija sesiones de ayahuasca en algún rincón de España usando como garantía de calidad y sabiduría su comprada y fraudulenta *iniciación chamánica*.

Para entrar ya en el tema –el necesario modo de consumo de la ayahuasca en Occidente–, cabe empezar aclarando que en el mundo postindustrializado no hay una única manera de tomar ayahuasca. En efecto, se observa una cierta diversidad de estilos formales y de fines, pero todos ellos pueden resumirse en los puntos que siguen más abajo. En cambio, lo que sí puede afirmarse sin la menor duda es que no se consume con fines seriamente animistas, como los pueblos descritos anteriormente, porque, repito, no somos una sociedad animista. Se toma la mixtura de forma devocional entre las minorías religiosas y con la devoción teísta descrita en el epígrafe anterior, el resto debe entenderse como psicoterapia existencial, método de toma de decisiones o búsqueda de una experiencia trascendente. ¿Se puede decir que existe algún factor concreto que actúe como núcleo del elemento diferencial entre cualquier forma occidental y la animista? Sí, el cristianismo. Entre otros muchos cambios que conllevó para el mundo, el cristianismo varió radicalmente nuestra forma de concebir el origen del bien, de la felicidad y del mal.

Con anterioridad a la expansión cristiana por Occidente –y simplifico aquí en extremo–, la gente consideraba que el cosmos estaba habitado por innumerables poderes o espíritus y que los humanos podíamos negociar con ellos, defendernos de sus acciones, proponerles alianzas, buscar su apoyo –los famosos espíritus aliados– o simplemente ignorarlos. Se concebía que la bondad, la salud, el poder personal, el temple, la calma o la violencia provenían de nosotros mismos, de los humanos. De nosotros dependía también lo que ocurriese después de la muerte. En cambio, el cristianismo –y los monoteísmos en general– pone el énfasis en el inalcanzable poder de la divinidad. La gracia divina, tan necesaria para alcanzar la paz, la salud y la calma interior, es un don que viene del cielo y nadie la puede obtener por puros méritos propios. La divinidad la otorga o no. Dios nos carga con la culpa de ser humanos y solo Dios nos puede librar de ella. Así pues, concebimos que la felicidad y la gracia vienen de fuera de nosotros; la fuerza para vivir hay que obtenerla de Dios; la salud hay que agradecérsela, y los hijos y el amor son un regalo del Creador… El occidental medio concibe que todo lo bueno y deseable es un don divino que viene de fuera de sí mismo y que solo se consigue pidiendo a Dios que se apiade de nosotros –de ahí el *Santo Daime*, San Dame–. En tanto que lo pecaminoso y ruin, en términos generales, es producto de la humanidad.

Con la cosmovisión cristiana dominando la vida psicológica y anímica de todo Occidente –incluso la de aquellos que se declaran ateos, o que nunca han recibido formación religiosa–, se ha interiorizado la idea fundamental de que la paz interior y la fuerza que derivan del consumo de ayahuasca vienen de fuera, de Dios o de la propia planta, y es así como se la denomina *planta maestra* o *medicina sagrada*. Se antropomorfiza la mixtura, a la que se atribuye la totalidad del conocimiento y la experiencia de lo inefable adquirida por los humanos bajo su efecto. Aunque mejor sería decir por «algunos» humanos que están preparados para lograr la experiencia de lo numinoso, ya que no a todos los consumidores les espera el mismo efecto.

En este mismo sentido, se usa la mixtura en psicoterapia –finalidad para la que es realmente útil–, pero se está dando un énfasis a la ayahuasca que en realidad no tiene. Parece como si el simple consumo de la preparación ya librara al consumidor de su trastorno psíquico. No es así. La ayahuasca sirve para tratar adicciones y compulsiones, estados depresivos y neurosis en general –hace años realicé una serie de investigaciones de campo y traté un número suficiente de personas para poderlo afirmar taxativamente–, pero no sucede de forma espontánea y milagrosa. La curación, cuando sucede, no es el simple resultado de la acción divina sobre el sujeto, ni de una gracia que baje del cielo sin que el humano deba hacer más que esperar pasiva y devocionalmente el resultado de la ingestión. Tal pasividad, a la espera de que lleguen los efectos benéficos de la *planta maestra*, es una de las características de la forma occidental de uso cristianizado y, en mi opinión, no es precisamente la manera más deseable de tomar si con ello se busca empujar el proceso de sanación y de individuación.

El occidental medio concibe la ayahuasca como una medicina del alma, como un remedio para la psique, y, repito, efectivamente lo es, pero hay que añadir que lo es desde una cierta manera occidental de concebir el trastorno mental como, por ejemplo, se refleja en la obra *Ayahuasca y salud* (Bouso y Labate, eds., 2013). La mayoría de las contribuciones en este libro hablan de la mixtura en relación con la salud mental, pero

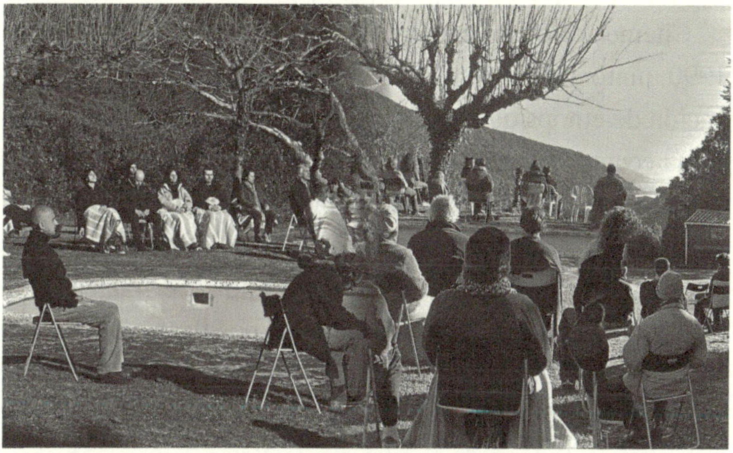

Diferentes momentos de un Trabajo o sesión de ayahuasca al estilo occidental o Tercera Vía de uso.

es un concepto este que ningún chamán amazónico defendería ya que, para empezar, su concepción de la mente humana, de la salud y de la enfermedad mental está a una distancia inconcebible de lo que ello supone para el hombre occidental.

Citemos otro ejemplo de campo. En la década de los años 1990, junto al psiquiatra Joan Obiols realizamos una investigación de etnopsiquiatría entre los indígenas de la Alta Amazonía ecuatoriana. Rellenamos una serie de test y pruebas de valoración de su estado de salud mental, y una de las pruebas consistía en un listado de preguntas a las que los indígenas informantes debían responder «sí» o «no». Se trataba de la escala para la evaluación de síntomas positivos, SAPS, y el SRQ. Buscamos un indígena bilingüe que supiera leer para pasar los cuestionarios oralmente a sus congéneres ágrafos y empezamos. Si los informantes respondían con un «sí» a dos o más preguntas del cuestionario, indicaba un probable trastorno de esquizofrenia en el sujeto. Una de las cuestiones preguntaba al informante si escuchaba voces dentro de su cabeza, a lo que la totalidad de indígenas respondieron cosas del tipo: «¡Claro! Naturalmente que oigo voces dentro de mi cabeza». Otra de las preguntas pedía al informante si tenía la sensación de recibir órdenes que llegaban directamente a su mente desde una fuente externa. Algunos no entendieron la pregunta por muchas vueltas que se dio a la forma de enunciarla, y los que parecía que la entendían respondían afirmativamente. Todos demenciados. ¿Todos? No. Simplemente, su concepción de lo inefable, de lo que para nosotros es la mente humana, de las fuerzas invisibles pero presentes del inconsciente y de la realidad, en general está lejos de la cosmovisión occidental, a menudo hasta casi lo irreconocible (Fericgla, 1997).

II

En mi opinión, el consumo de ayahuasca en Occidente debe contemplar ciertas características diferenciales y específicas para que sea útil, y estos factores deben estar de acuerdo con nuestros parámetros culturales. Como es de esperar, no siempre se cumplen tales condiciones, pero la tendencia debería caminar hacia la integración de la mixtura en la cosmovisión occidental. Si, por ejemplo, un chamán quichua de la alta Amazonía se viste con un ostentoso penacho de plumas de águila real para dirigir una ceremonia de ayahuasca y, además, propone hacer un *inipi* a un grupo de anglosajones como complemento necesario para la sesión en la que se evocan las cuatro sangres y las siete direcciones, cualquier observador realista descubre que no es un chamán quichua, ya que el *inipi* es una moda occidental importada de algunas tradiciones indígenas norteamericanas y los quichuas viven en la zona andina de Sudamérica; y que los penachos de plumas de águila tampoco forman parte del vestuario ceremonial quichua entre los que se usan humildes semillas de color rojo –básicamente de peonía o huayruro– y plumas de papagayo. El observador occidental probablemente pegunte qué son las cuatro sangres y las siete direcciones. Si la sesión de ayahuasca está centrada en evocar estas realidades simbólicas, es probable que los asistentes se sientan lejos de comprender el anhelado sentido trascendente.

Así pues, el primer paso consiste en desarrollar un sistema simbólico propio y comprensible para el occidental medio que permita entender conscientemente la experiencia de la ayahuasca –entenderla, naturalmente, hasta donde cada uno esté capacitado para ello– y vivirla desde un espacio cognitivo útil para el sujeto. Este deseable sistema de comprensión occidental probablemente deba situarse próximo a una verdadera psicoterapia existencial basada en la experiencia vital y transpersonal.

En la actualidad se habla de psicoterapia existencial en referencia a un enfoque de la psicología más próximo a la filosofía que a la aplicación médica –a un enfoque basado en la obra de Nietzsche, Kierkegaard, Husserl y Heidegger, entre otros–, pero es un error dogmático. La psicoterapia existencial debe estar basada en la elaboración evolutiva de toda experiencia transformadora, no en eruditos textos filosóficos.

Desde mi perspectiva y experiencia del uso y efectos de la ayahuasca, solo hay una manera de concebir el ser humano en su totalidad, y es contemplarlo como un ser en constante desarrollo, a veces evolutivo, a veces regresivo, pero, a la postre, en movimiento y cambio constante. Las personas nos encontramos en permanente relación con nuestro entorno y es justamente esta interacción la que nos exige respuestas, adaptaciones, aprendizaje y movimiento.

Algunas personas –y no son precisamente una minoría– prefieren no hacer voluntariamente ningún movimiento de adaptación consciente. En algún momento optaron por cerrar la mirada –o no pudieron ni abrirla– a sus dilemas internos, a las paradojas de la existencia humana y al vivir con sentido, y decidieron convertirse en mecanismos orgánicos que responden de forma automática a los estímulos que les llegan de fuera, sin la menor reflexión. Pero estas personas no suelen sentir el menor interés por los efectos psicointegradores de la ayahuasca, ni por nada que puede abrirles la consciencia a una realidad más profunda, libre, plena y humana. En todo caso, orientan su atención hacia la ayahuasca y hacia los enteógenos en general para demonizarlos desde la ignorancia, para cargarlos con la culpa de anomalías humanas que no tienen nada que ver con ellos, o para usarlos como meras drogas de abuso, tomando hasta caer inconscientes y huir así de la realidad. A pesar de todo, también hay que tener en cuenta a estas personas y facilitarles que, a su nivel, puedan entender los efectos beneficiosos de la mixtura.

En resumen y desde esta perspectiva, las crisis y dilemas que se pueden resolver con la ayahuasca son indicadores del estado de salud o del trastorno mental del sujeto. Es decir, el objetivo occidental del consumo de ayahuasca debe centrarse, para empezar, en clarificar y aumentar la comprensión de la propia existencia humana, en profundizar en el sentido de la vida y de la muerte, en aprender más y más a existir en libertad –entendida como elección y la consiguiente renuncia o contención–, y como herramienta para el autoconocimiento. La incertidumbre de la existencia, el riesgo y la soledad, la necesidad que tenemos los humanos de entender el sentido de lo que hacemos... todo ello son áreas que generan angustia en la mayoría de la gente y son aspectos de la potencial acción sanadora y ordenadora de la ayahuasca en Occidente.

En términos generales, pues, la mixtura debe ser entendida y usada como una herramienta importante para ayudar en el proceso del cultivo del mundo interno y en la evolución de las personas, sin perder de vista que se trata de la concepción occidental. Entre los indígenas amazónicos, ideas como la de *evolución personal*, *cultivo del mundo interno* o *mejora de la autoestima* son simplemente incomprensibles. ¿Alguien puede no quererse a sí mismo?

Por tanto, los caminos para el cultivo del mundo interno y la terapia existencial que usan la ayahuasca, en vez de intentar ayudar a sus pacientes a no sufrir más angustia a base de maquillarla con química farmacéutica, han de centrar su esfuerzo en ayudar a encontrar formas de utilizarla en beneficio del paciente, a entender la experiencia visionaria y extática de la mixtura como referencia interna para desarrollar una forma de vivir adecuada o correcta según su sentir natural y respetuoso, aunque de entrada tal consumo les genere puntualmente más angustia. El guía o terapeuta ha de proporcionar un sistema de valores que induzca a reflexionar y que ayude a las personas a formularse las preguntas adecuadas para incrementar su perspectiva existencial, la cual, y muy especialmente, incluye la experiencia de lo numinoso. Y ha de transmitir las orientaciones prácticas para que todo occidental pueda integrar esta dimensión trascendente en su vida cotidiana.

Estas premisas implican que las sesiones de ayahuasca, de acuerdo a la Tercera Vía o modo occidental de consumo, deben suceder, total o parcialmente, en silencio. El silencio es la vía para conectar con el ser interno, con el *Self* en terminología junguiana y humanista. Cuando se usa el sonido durante la sesión debe hacerse con un profundo conocimiento de la relación que existe entre la palabra, las músicas y el inconsciente; deben evitarse músicas estridentes, exóticas y ajenas a la propia sensibilidad del grupo. ¿Alguien se imagina a un chamán amazónico dirigiendo una sesión de ayahuasca al son de música pop sacada del programa de radio los *40 Principales* y vistiendo un traje de Emporio Armani?[6] A la vista del consumidor occidental, muy probablemente eso quitaría toda credibilidad al chamán indígena. ¿Por qué no sucede lo mismo cuando un guía occidental de sesiones usa música ajena de la que no se entiende la letra ni la melodía y, a menudo, ni la textura sonora resulta familiar?

En una sesión o trabajo de ayahuasca al modo occidental, hay que tratar de que, como mínimo, la persona viva conscientemente una revisión biográfica o parte de ella. En otros lugares he hablado extensamente sobre este aspecto del uso de enteógenos, pero valga aquí un breve comentario para situar la indicación. Todo viaje hacia el interior del ser humano, esté propulsado por técnicas de meditación, de respiración como

6. Los *40 Principales* es un programa de radio popular en España en el que se emite la música comercial de moda en cada momento, y Emporio Armani es una marca de moderna ropa de lujo.

la holorénica, o esté propulsado por substancias psicoactivas, danzas extáticas o deprivación sensorial, tiene seis estratos o niveles universales.

El primer estrato de la experiencia o viaje hacia dentro es el *nivel narcisista*, durante el cual el sujeto suele tener visiones o sensaciones agradables, maravillosas y hasta muy placenteras. En realidad, solo se trata de un mecanismo psíquico de defensa que activa el ego para no perder el control de la personalidad y, por así decir, mantener las reacciones automáticas del sujeto. Este placer es falso, no tiene profundidad existencial, repito: es solo una reacción psicológica defensiva casi infantil. La persona puede sentirse como un águila real volando majestuosa sobre el Gran Cañón del Colorado, o sentirse muy importante por creer que está en posesión de los más recónditos secretos del universo, pero nada de ello es consistente, ni tiene el menor valor evolutivo ni terapéutico. Es justo lo contrario, es una respuesta engañosa e inmadura para no afrontar la realidad psíquica que alberga dentro de sí; y si el sujeto toma estas visiones por *sólida realidad*, corre el serio riesgo de quedarse anclado en este nivel narcisista para el resto de su vida. Muchos occidentales que toman ayahuasca –si no la mayoría– se queda en este nivel durante toda la ceremonia y durante todas las ceremonias. En cambio, entre los indígenas amazónicos hay recursos culturales que impiden tal engaño narcisista.

Las personas que consiguen liberarse de estas visiones placenteras –que actúan exactamente como las sirenas de la *Odisea* que atraen a los navegantes incautos para que se estrellen contra las rocas, símbolo de la realidad– llegan al segundo estrato en su viaje hacia el interior.

En este segundo nivel se da una *revisión biográfica*, tomando paulatinamente consciencia de todo aquello que la persona alberga en su psique y que no puede o no quiere saber. La sombra, en sentido junguiano, aparece con claridad y es justo lo que quiere impedir el ego. El ego es esta parte de nuestra psique que busca esquivar el dolor que conlleva la toma de consciencia, pero la revisión biográfica implica esencialmente desvelar las partes dolorosas o vergonzosas de la vida del individuo. Este *des*-cubrimiento implica revivir y sentir el dolor del que se huía, y es justamente el proceso de revivir el dolor original –no solo de pensar en él– donde radica la sanación del trauma, como explica A. Janov en su inspirada obra (véase Janov, 2009). Por su lado, también lo dejó sentado C.G. Jung: no es posible despertar a la consciencia sin dolor. Aun así, la gente es capaz de cualquier cosa, por absurda que sea, para evitar enfrentarse a su propia alma. «Nadie se ilumina fantaseando figuras de luz –por mucha ayahuasca que tome–, sino haciendo consciente su oscuridad», como dijo Jung, y para ello se debe empezar por revisar la propia biografía con honestidad y método. La evolución psicológica y existencial pasa por vivir de nuevo aquellas situaciones dolorosas de las que el sujeto ha estado huyendo y negando, y aceptarlas como parte real de su vida.

Este segundo estrato es la estación a la que, como mínimo, hay que llegar en toda ceremonia de ayahuasca que se pretenda terapéutica. De ahí que las distracciones tipo música inadecuada, charlas, escenografías exóticas y demás parafernalia habitual en muchas sesiones occidentales actúan en contra de tener una experiencia útil.

Una vez atravesado el estrato de la revisión biográfica, que puede durar muchas sesiones, se llega al *impasse* o tercer nivel en el viaje del psiconauta hacia dentro de sí mismo. Al final de la revisión biográfica, el sujeto se encuentra inevitablemente con la presencia de la muerte, con la disolución del ego como final inexorable del camino por la Tierra. Muchas personas se paralizan ante esta percepción que les llena la psique y el cuerpo, no pueden seguir hacia delante, les da pánico. Y esta es una de las reacciones que se puede tener bajo el efecto de la ayahuasca: el terror de sentir, con todo su peso, la impermanencia del ser. La persona no puede continuar su camino hacia las profundidades de la psique, de ahí que lo denomine estrato del *impasse*. No se puede avanzar porque el pánico o la angustia lo impiden, pero tampoco se puede regresar hacia atrás porque la experiencia que el sujeto está teniendo es demasiado profunda para olvidarla. Lo más habitual es que necesite alguna ayuda externa para atravesar el *impasse* y salir por el otro lado de la puerta, donde se despierta alguno de los llamados sentidos internos.

Si la persona, en su viaje psiconáutico, logra atravesar la situación de *impasse*, puede experimentar el cuarto nivel o cuarto estrato del recorrido que es la *experiencia consciente de la nada,* la experiencia de la muerte. En este nivel ya se da una transformación del sujeto, y no solo a nivel psicológico. La persona está lista para renacer. Suelen cambiar sus valores básicos, su vida anímica, su moralidad, su forma de relacionarse con el mundo y hasta su postura corporal. Tras este cuarto estrato o experiencia de disolución se llega –cuando se llega, que realmente es en pocas ocasiones– al quinto nivel del viaje. Es el estrato donde se *perciben visual y emocionalmente los arquetipos inconscientes*, se ven y se comprende su función en nuestra vida, aparece una gran riqueza visionaria, y esta vez no son visiones narcisistas, de huida de uno mismo, sino que se trata de visiones cargadas de contenido existencial, generalmente con argumentos narrativos que resultan íntimamente familiares. Por ejemplo, una persona puede ver serpientes que la rodean, pero no le causan miedo, o puede verse y sentirse que forma parte de un grupo tribal primitivo, cantando y bailando descalza alrededor del fuego en el que la van a quemar para poder renacer.

Tras el quinto estrato hay un sexto nivel de viaje hacia las profundidades en el que la persona se reconstruye en sentido axiológico: los nuevos valores cristalizan, toman forma las decisiones que la persona aplicará en su vida cotidiana y hay un literal *proceso de reconstrucción de la personalidad* (recomiendo leer la autobiografía de R.S. Hartman, del que hablaré más adelante). Finalmente, se da la última fase, la del regreso y *reintegración* de la persona a su vida cotidiana.

Así pues, todo elemento contextual que impida, distraiga, o simplemente no acompañe este camino durante una sesión o ceremonia de ayahuasca al modo occidental, debería ser cuestionado, como las músicas escogidas al azar o que meramente responden a los gustos y criterios subjetivos del guía de la sesión.

Hay cierta música adecuada para las sesiones de ayahuasca en Occidente y es música compuesta en Occidente para acompañar las experiencias profundas e íntimas. Desde luego, no me refiero a la llamada música *new age* o nuevas músicas, la mayoría de las cuales no tienen la menor capacidad para inspirar ni para integrar lo inconsciente en la consciencia. Me refiero a músicas especiales, como en su caso lo son los icaros y los ánent, pequeñas composiciones que a manera de salmos cantan o silban los chamanes indígenas para acompañar y dar estructura y ritmo al efecto visionario de la mixtura. Son músicas especiales, a menudo pulidas con el paso de los siglos, cuya entrañable melodía y texto tienen un profundo sentido relacionado con la mitología de cada etnia, incluso con la personalidad de cada chamán. No voy a alargarme enumerando los aspectos técnicos que deben tener tales músicas, para ello remito al seminario que imparto bianualmente desde hace casi dos décadas bajo el nombre de *Músicas e Inconsciente* (más información en la web de la Fundación, www.josepmfericgla.org), y a la Parte II de esta obra.

Además de estar sumergidas en elementos culturales y simbólicos propios del mundo occidental, las sesiones de ayahuasca al modo de la Tercera Vía deben ir precedidas de una declaración explícita de intenciones. ¿Para qué una persona o un grupo van a tomar ayahuasca? ¿Qué pretende el guía con la sesión? ¿Hacia dónde y cómo conducirá la ceremonia? Los grupos devocionales tienen un interés y una intencionalidad clara, cosa que suele obviarse en la mayoría de los demás grupos ayahuasqueros occidentales. Cuando no se tienen los objetivos claros es fácil que la confusión llene la experiencia.

Por otro lado, los objetivos propuestos para orientar toda sesión han de estar en clara sintonía con los valores occidentales de las personas que buscan la experiencia. Hay grupos étnicos amazónicos que, por ejemplo, toman ayahuasca con el objetivo de acumular el valor necesario para ir a matar a sus enemigos, pero el consumo de la pócima para matar seres humanos no es un fin aceptable para un occidental.

Todo ello se podrá cumplir el día –espero que no lejano– en que Occidente prevea la existencia y capacitación de expertos que dirijan sesiones de ayahuasca. Han de ser individuos aceptados socialmente y reconocidos como personas maduras, emocionalmente equilibradas y capaces de llevar las sesiones con carisma e integridad moral, de manera equivalente a lo que acaece en los pueblos indígenas ayahuasqueros donde todo el mundo sabe cuál es el hombre o mujer sabios en quien se puede confiar, y quién es un oportunista que no merece confianza.

III

Y ello nos conduce a una de las condiciones más delicadas que falta organizar en Occidente, dado que se trata de una experiencia tan reciente en nuestra historia como imprescindible en nuestro panorama actual. ¿Quién puede decidir qué personas están preparadas para conducir tales encuentros con lo numinoso en bien de todos? Ni los psiquiatras o psicólogos ni los sacerdotes ni los antropólogos ni los neurólogos ni los jueces o abogados ni los conductores de autobús están capacitados para ello por el mero hecho de haber seguido una determinada carrera profesional.

Probablemente debería constituirse una especie de Comisión de Calidad formada por un número limitado de personas maduras, experimentadas y reconocidas en este campo. Tal vez reconocidas por sus publicaciones, por el tiempo de convivencia entre pueblos indígenas consumidores de ayahuasca, por su dedicación y edad o por otros elementos que habría que definir. Esta Comisión de Calidad debería dotarse de poder oficial para reconocer y titular a expertos o conductores de sesiones y hasta para diseñar una formación específica, sensata y completa con vistas a formar verdaderos *chamanes occidentales* o, como sería mejor denominarlos, terapeutas existenciales.

Imagino que a muchos les encantaría que se llamara Escuela occidental de chamanes o algo similar. Creo que personalmente no me prestaría a esta denominación esclava del consumismo barato, es más correcto un nombre completo del tipo Escuela de terapia existencial y estados de consciencia.

Además de las personas maduras y preparadas para llevar tales trabajos, es urgente la creación de espacios específicos, ubicados, construidos y decorados para favorecer experiencias constructivas de carácter extatogénico. Serán los santuarios del futuro. Así pues, otro tema que dejo aquí se refiere a la adecuación o construcción de tales espacios. En el último capítulo me centraré en ello con pormenores. Dada mi dedicación profesional, desde hace más de dos décadas, a diseñar, ofrecer y dirigir experiencias de encuentro con lo numinoso –o talleres, como se denominan popularmente– dirigidas a mejorar la adaptación personal al mundo, hace años me vi en la necesidad de construir un lugar especial donde alojar tales experiencias extáticas y de transformación propulsadas básicamente por la técnica de respiración holorénica. Este fue el origen del campus Can Benet Vives, en el corazón del parque natural del Montnegre, cerca de Barcelona, por donde actualmente pasan unas 4.000 personas al año. No todas buscan experiencias transformadoras –en el campus se ofrecen cursos de formación en psicoterapia humanista y transpersonal, yoga, retiros de meditación, biodecodificación, experiencias de preparación para la muerte y demás–, pero las personas que buscan una experiencia de armonía con la naturaleza, de integración entre la consciencia y el inconsciente, de comprensión y de trascendencia encuentran un lugar perfectamente acondicionado para ello.

Entre las obligaciones innegociables de los guías occidentales, está la de asumir una lista de principios éticos adecuados para nuestras sociedades, con penalización real a las personas que, llevando sesiones, no los cumplan. Actualmente se da lo que en antropología se denomina *cruce de culturas*, lo que significa que las normas de una sociedad no son aplicables en otra, pero que al darse un trasvase de prácticas resulta que tales prácticas pueden no estar sancionadas adecuadamente en ninguna de la culturas. El consumo de ayahuasca en Occidente es un ejemplo de ello (véase la mencionada conferencia que impartí en el II Congreso mundial sobre ayahuasca, en Brasil, donde se expone el caso de un psiquiatra español que mantiene relaciones sexuales con asistentes a las sesiones que dirige).

Dentro de las normas éticas que deben regular la sesiones en Occidente cabe incluir la prohibición de tener relaciones sexuales, así como hablar de ningún tema que no sea exclusivamente la experiencia: ni de política o ideologías, ni de temas económicos o de inversiones, ni de afiliaciones, ni tan solo de problemas familiares con la excepción de que se trate de una sesión de psicoterapia cuyo objetivo pactado previamente sea justo el desvelar trastornos o traumas relacionados con el sistema familiar.

Finalmente, ha de haber unos precios razonables y una transmisión de valores sociales adecuados y constructivos.

De forma resumida y en terminología occidental, la ayahuasca ayuda a desvelar recuerdos olvidados o censurados por la consciencia (de gran utilidad en psicoterapia convencional); a integrar elementos del inconsciente en la consciencia (función psicointegradora fundamental en el proceso de individuación y de evolución humana); a crear alma en el sentido que daba James Hillman a esta bonita expresión (la pérdida del alma es la verdadera enfermedad del mundo postindustrializado), y a sanar el angustioso sufrimiento de la neurosis (resultado de la pérdida del sentido de la existencia que, a su vez, es la consecuencia de la desconexión con el Ser interno). Los efectos de la ayahuasca ayudan a encontrar un sentido trascendente a la limitada vida individual y, con ello, sanar el cuerpo y la psique. Estos son los efectos computables –que no son pocos ni frívolos– por la mente occidental. Al margen de ello, el mundo indígena amazónico y andino concibe otras funciones esotéricas de los efectos de la mixtura que quedan lejos de la cosmovisión occidental: usan la mixtura para comunicarse con los muertos, para encontrar objetos, animales o personas perdidas, para configurar el futuro fenomenológico de las personas, para ver las saetas mágicas que causan las enfermedades y anomalías y que son invisibles a simple vista, y para reconstruir permanentemente la realidad desde el momento mítico originario en que todo existía en potencia. En este sentido, tenemos una tarea colosal y una gran responsabilidad ante nosotros: desarrollar la forma occidental para aprovechar plenamente el uso y los efectos de la mixtura milenaria. Y es una tarea que requiere de una madurez personal real y de conocimientos técnicos muy precisos.

La ayahuasca abre la compuerta que separa el jardín ordenado y bello, que es la consciencia –un jardín que los humanos hemos tardado milenios en construir y proteger–, de la espesura oceánica y llena de pulsiones, que es el inconsciente. Hay que ser muy sensato, experimentado y emocionalmente equilibrado para abrir esta compuerta sin que sean las tormentas del inconsciente las que inunden el jardín ordenado y limpio de la consciencia. A fin de cuentas, este es el objetivo de toda vida humana.

5. El riesgo de tomar ayahuasca con las personas no adecuadas[7]

I

En una esquina del viejo barrio hay un grupo de interesados en el fulgor de la ayahuasca. Desde el fondo de la misma calle llegan los cantos y reflexiones de los nuevos sincretismos religiosos. Nacieron en Brasil durante el siglo XX y tratan la mixtura vegetal como sacramento, envolviendo la experiencia en ritos, ceremonias y cánticos extáticos. Todo está correcto. Un poco a la izquierda de las relativamente nuevas religiones ayahuasqueras se ve un puñado de esforzados científicos trabajando desde 1990 para conocer el efecto y el secreto material de la ayahuasca. Por el rincón de la derecha, con un diente de oro y cada vez con más frecuencia, aparecen visionarios quijotescos que, entre estupideces y caradura, han tejido por internet una red para atrapar sanchopanzas a quienes venden –por cierto,

7. Texto escrito en Can Benet Vives el 14 de enero de 2016 y difundido por internet a través del blog del autor.

carísimas– sus sesiones de ayahuasca, anunciándolas como el remedio universal contra los molinos de viento. O sea, para tratar todo mal humano sin mayor esfuerzo.

Un poco más lejos, pero en la misma calle del viejo barrio, está la policía cumpliendo órdenes, empeñada en no dejar en paz a nadie que busque la experiencia extática importando el famoso jarabe amazónico, a pesar de que, según las leyes vigentes en España (y en Ecuador, Perú, Brasil, Colombia, Uruguay…), este líquido oscuro no atenta contra la salud pública. No obstante, han dado algún susto a desprevenidos importadores de la mixtura.

También hay quien, con preocupación y hasta con cierto mareo, trata de poner orden en el nuevo uso occidental de esta maravillosa y milenaria puerta a la divinidad que llevamos dentro. De la misma manera que puede ser –y es– una medicina para el alma de la que tanta necesidad tenemos en Occidente, puede ser –y es– un nuevo portal para la estafa y la pirotecnia espiritual, aunque en su origen sea algo sagrado, serio y hasta limpio de intención. Este bienintencionado grupo se preocupa por que la mixtura se use bien, y no se genere una imagen errónea de *droga mala y adictiva* referida a este enteógeno tradicional, ingerido desde hace siglos entre bejucos selváticos.

Y así es como se resume la situación actual. En España, hay un grupo de buscadores de la experiencia con ayahuasca casi en cada esquina. Esto tiene una parte buenísima y otra no tanto ya que, como es bien sabido, donde hay oro real en seguida aparecen las falsificaciones. Sobre la parte buena he escrito y hablado numerosas veces; sobre el mundo de las sanguijuelas asociadas a la ayahuasca nunca lo había hecho, y es igualmente necesario. Por ejemplo, pocas veces se valora con sensatez y conocimiento de causa quién es realmente la persona que lleva la experiencia y cómo se desenvuelve. Conducir una sesión grupal o una sesión de terapia con ayahuasca no es un tema de todo o nada, sino que se puede llevar de forma excelente, regular, mal y hasta peligrosa.

Sin pretender tener la verdad –¡ay, ese término tan traidor que todo el mundo quiere para sí!–, os invito a hacer un recorrido rápido por la historia reciente de la ayahuasca en Occidente y al final indicaré los factores que hay que tener en cuenta para evaluar la calidad y seguridad del guía de la sesión.

II

Mientras la ayahuasca, *yagé*, natem[a] o *caapi* –estas son algunas de las numerosas denominaciones vernáculas con que se conoce la mixtura vegetal– era cocinada y administrada por el chamán local de cada comunidad indígena amazónica, o por el líder espiritual del poblado de colonos, no había mayor problema. Entre los chamanes tradicionales y en los poblados de colonos, había y hay individuos preparados, responsables, con experiencia en restablecer la armonía del mundo y del alma desde un estado expandido de la consciencia; individuos cuya misión en la vida es estar al servicio de los demás ayudando a mantener un orden útil y armonioso. También hay, naturalmente, chamanes mentirosos, falsos, caraduras y hasta peligrosos, pero como suele suceder en las pequeñas comunidades, todo el mundo se conoce, no habiendo posibilidad de engañar a nadie que tenga un mínimo de sentido común. Y si uno se deja engañar, es que es zoquete y así se espabila.

Por otro lado, como entre los pueblos amazónicos no había ni hay acumulación de riqueza, no es posible *pagar el mejor chamán por caro que sea*, como sucede con un buen médico o un buen consejero personal. La persona que necesita ayuda del chamán de la comunidad simplemente se lo pide, y este se lo da –o no, depende–. Lo que define la dimensión social de los chamanismos es que se basan en una relación de ayuda, y si el chamán solicita algo a cambio de su servicio –una gallina, una tela o unos tablones de madera–, cualquiera lo tiene y puede dárselo a cambio del esfuerzo del brujo para recuperar la armonía y la salud perdidas. Los chamanes amazónicos –generalizando mucho– suelen pedir algo a cambio de su servicio, y el argumento para ello no es que sanen al paciente con sus conocimientos, sino que, como dicen: «Debo sufrir tomando ayahuasca, con el mal sabor que tiene, y vomitaré y estaré sin dormir una noche, dame algo a cambio». Parece justo.

Pero como resulta que todos se conocen, también el chamán conoce la vida de sus congéneres más o menos al dedillo y, en cada caso concreto, decide si hacer algo o no para ayudar a otra persona. No es una cuestión mercantil como entre nosotros.

Aquellas sociedades indígenas de la alta y baja Amazonía, aunque sufrían *vendettas* y peleas constantes entre ellas –nada de una vida romántica en el campo–, estaban razonablemente equilibradas por sus tradiciones milenarias: la gente vivía de manera sencilla y armoniosa con su entorno y con los recursos que sacaban de él, hasta que... ¡Zasca! Llegó el grandioso, expansivo, mentiroso, tecnócrata, codicioso y ruidoso hombre blanco, seguido, naturalmente, de la mujer blanca (por ahora, dejo de lado los adjetivos referidos a ella). En el plazo de unos pocos siglos, incluso de décadas, los blancos fueron robando y asimilando todo lo que pudieron extraer de los aborígenes: desde el oro hasta las tierras, desde la madera y el caucho hasta sus recursos extatogénicos y sus medicinas naturales, y entre ellas la ayahuasca. Hubo cosas que el hombre blanco también quitó a los indígenas y que –muy desgraciadamente– no nos han servido para nada. Me refiero a cosas como la verdadera libertad de acción y de movimiento, las visiones sagradas, la vida sin prisas, la conexión con la Unidad de todos los seres, la risa permanente, la espontaneidad y la fraternidad con la vida natural.

III

Desde finales del siglo XIX y durante la primera mitad del XX, la ayahuasca fue exclusivamente objeto de estudio de investigadores etnobotánicos y psiconautas pioneros de primera línea, personas que solían buscar, reconocer, respetar y valorar la sabiduría indígena (como R. Spruce, R. Evans-Schultes, W. Burroughs o A. Ginsberg). A lo largo de la segunda mitad del siglo XX se fueron sumando al estudio y experiencia de la ayahuasca otros investigadores (J. Ott, G. Reichel-Dolmatoff, L.E. Luna, o el mismo autor de este texto): la familia aumentaba y estaba cada día más contenta.

Por otro lado, lenta y prudentemente iba asomando en el escenario europeo la simpática nariz de los sincretismos religiosos de origen brasileño que toman la mixtura dentro de un marco claramente confesional, devocional y espiritual, como el Santo Daime y la UdV. Un poco más tarde empezaron a viajar a Occidente algunos chamanes, al principio tímidamente y siempre invitados por un audaz europeo o norteamericano que quería compartir la experiencia de la ayahuasca con los suyos, o que quería hacer un buen negocio vendiendo las sesiones de jarabe «dirigidas por… ¡un auténtico chamán amazónico!» a 300 euros o más, a la vez que al ingenuo indígena –que además corría con el riesgo de transportar la mixtura desde la Amazonía– le daba una mínima parte de la recaudación algo que dura hasta hoy.

En tres décadas, el temor inicial de los indígenas amazónicos a viajar a Occidente se fue convirtiendo en seguridad y hasta en moda, y el número de seguidores creció. A la vez, se organizaron y crearon las nuevas iglesias hasta agrupar miles de practicantes que consumen ayahuasca de forma definitivamente religiosa y respetuosa. Los chamanes más avispados –y algunos indígenas que no son chamanes, pero que también son avispados– fueron yendo más y más veces a la vieja Europa y a los Estados Unidos, ahora ya sin necesitar una invitación, hasta crear un mercado de buscadores de experiencias internas a quienes ofrecer sus sesiones de ayahuasca al estilo exótico. A veces, resulta un tanto extraño verlos con su atuendo de plumas de papagayo en la cabeza y sonajeros atados a los tobillos, cantando en sus lenguas vernáculas que nadie más entiende, medio escondidos en malolientes garajes de gran ciudad donde no es fácil mantener la enorme dignidad que ostentan en su tradicional medio selvático.

Por otro lado, unos pocos occidentales, muy pocos, a lo largo de la segunda mitad del siglo XX, viajaron hasta la Amazonía y, de la severa mano de la vieja tradición selvática, aprendieron a preparar y usar la ayahuasca, entendieron la función de cada uno de los ingredientes de la experiencia –desde la preparación de la mixtura hasta los cánticos–, regresaron a su cultura de origen y desarrollaron formas de usarla en Occidente, formas comprensibles para los occidentales, generando, literalmente, nuevos estilos de consumo y nuevas aplicaciones de la ayahuasca, entendida ahora como medicina para la neurosis, antidepresivo, recurso para encontrar sentido a la vida y tomar decisiones, cultivar el mundo interno de las personas, experimentar la trascendencia y tener más ganas de vivir. Palabra que no exagero.

Este es el panorama que ha surgido a raíz de la internacionalización de la ayahuasca. En él encontramos que la mixtura, respetada y tenida como recurso sagrado en su origen, ha sido convertida por nuestra cultura en un producto exótico más para ser consumido en el mercado de las experiencias; puntualizo que, en algunos casos, no en todos.

Bien, ahora llega la pregunta que me propongo responder en este escrito: al margen de los límites impuestos por la legalidad vigente y cambiante en cada país, ¿cuál sería la forma correcta de establecer en Occidente unos principios y una regulación sensata referida a plantas y mixturas enteógenas y sagradas como la ayahuasca? ¿Quién puede y debe otorgar la conformidad para que dicho enteógeno sea usado con sabiduría y respeto por el bien de todos? Teniendo en cuenta que estamos hablando del mundo de lo inefable, los títulos universitarios no cuentan mucho; entonces, ¿debemos tenerlos en cuenta? Y si es que no, ¿qué tipo de preparación debe tener una persona para dirigir experiencias grupales con la decocción amazónica sin que sea una amenaza para los asistentes? Incluso cabe preguntarse: ¿es necesario regularlo de alguna manera, o permitimos que los quijotes mentirosos y codiciosos puedan acceder a la distribución de la ayahuasca de la misma manera que el comprometido seguidor de una religión mistérica, un terapeuta sensato o un científico respetuoso? Los defensores del libre mercado optarían por la segunda opción, los sensatos creo, por la primera.

IV

En este escrito me propongo la poco recomendable y nada amistosa tarea de ofrecer un esbozo realista para encaminar esta situación. En el fondo, se trata del eterno problema humano: ¿quién juzga a los juzgadores? ¿Quién enseña a los enseñantes? ¿Quién guía a los guías?

No soy nadie para juzgar la manera de actuar de los otros, pero siento que la necesidad de hablar de ello está flotando dentro de mí y a mi alrededor y, como solemos decir, parece que nadie se atreve a poner el cascabel al gato. Así pues, a partir de mi larga experiencia me atrevo a ofrecer –lejos de tratar de imponer– mis criterios sobre quién puede o no dirigir una sesión grupal de ayahuasca.

Creo que casi todas las personas interesadas en el buen uso de la ayahuasca –repito, en el buen uso, no en el negocio sin escrúpulos– tenemos interés en aunarnos más allá de las diferencias, en sumar esfuerzos en lugar de pelearnos, en aprender unos de otros en lugar de criticar, y en ayudarnos en lugar de poner palos en la rueda del otro. Somos conscientes de que los enteógenos mal usados son abono para el narcisismo, más todo lo que de nefasto deriva de este mal de nuestro tiempo como lo llamó A. Lowen (algo interesante: los términos «narcótico» y «narcisismo» provienen de la misma raíz griega, *narké*). Somos conscientes de que hemos de esforzarnos por agruparnos, agregar y confraternizar. Bien, hasta aquí bien. Ahora veamos la otra asa del cántaro, la mala: ¿Qué hacer con las personas que, por decirlo con educación, han quedado atrapadas en su egocentrismo y en su codicia, que convierten las sesiones de la sagrada mixtura en su rentable negocio personal más allá de toda legitimidad, que explotan la situación de falta de regulación sin la menor ética, que son una amenaza para los pobres diablos que caen en sus redes y para los demás que tratan de hacer las cosas bien hechas? De nuevo, lo aclaro: no soy la espada de san Gabriel, el guardián que vigila la entrada al Edén, ni soy ningún santo. Es por propio interés por lo que me ocupo y me preocupo por mantener limpia una vía de acceso a lo inefable de donde surge el sentido de la vida y de donde brota la experiencia de la trascendencia que tantos anhelamos.

El primer factor que hay que tener en cuenta para decidir quién está capacitado para llevar trabajos de grupo con ayahuasca es la *calidad humana* de la persona. Nadie puede conducir a otros a través de la dimensión de lo inefable, de lo sagrado, de lo numinoso si no la conoce con seguridad. Y para eso, aunque pueda parecer un tanto naíf, es imprescindible ser una persona honesta, una buena persona, además de astuta e inteligente. El consumo de ayahuasca, por sí mismo, no hace a las personas buenas: esto es una idea infantil y demostradamente falsa, por mucho que algunos psicoterapeutas lo prediquen –supongo que para descargarse de su responsabilidad profesional–. La realidad actúa al revés y, como decía G. Gurdjieff: «muéstrale sus defectos a una persona honesta y se pondrá a trabajar para mejorar; muéstraselos a un individuo malo y al día siguiente los habrá doblado». Personalmente he sido testigo de tal dinámica en más de una ocasión.

Sí, sé que hablar de calidad humana como factor determinante es como querer ver el color del aire. *Calidad* es un concepto paradigmático e indefinible. Si buscáis en un diccionario general, dice algo así: «La "calidad" es lo que determina la naturaleza de una persona, objeto o tiempo». De acuerdo, pero si buscáis el revés –¿Qué es lo que determina la naturaleza de una persona o cosa?–, la respuesta es: «su calidad». Si buscáis en diccionarios de ética, de psicología (¡Dios me guarde!), en manuales de educación o hasta en textos del Fondo Monetario Internacional (no es broma), encontraréis otras definiciones que no aclaran nada.

Espero que lo entendáis en su justo sentido: tener calidad humana, en el sentido de ser una persona honesta, íntegra y honorable, es el primer factor que necesita tener un guía de sesiones de ayahuasca, además de los conocimientos técnicos propios del tema. Con ello, ya hay un considerable porcentaje de los actuales guías que queda descartado de un plumazo.

La siguiente pregunta se abre paso. De acuerdo, entonces, ¿quién decide o evalúa quién es una buena persona? Para los creyentes, tal vez sea el mandato o las leyes divinas, y respetarlas es indicador de bondad. Para los no creyentes, es la propia sociedad, según sus valores culturales, la que evalúa la bondad, honestidad e integridad de cada persona. ¿Es así? No. Esto es cierto y mentira a la vez. Sabemos que la sociedad, a menudo, se comporta como una masa descerebrada votando a políticos abiertamente corruptos e ineptos, o que apoya cosas que la conducen a su propio final o a la esclavitud, como es el consumismo compulsivo actual. Por tanto, la valoración indiscriminada de bondad o de maldad sobre alguien por parte de la masa social tampoco es una balanza ecuánime, especialmente si la valoración se esconde tras el anonimato. Esto cambia relativamente cuando se trata de pequeños grupos humanos donde todos se conocen, como es el caso de las comunidades étnicas de la Amazonía. Así, por ejemplo, hay numerosos escritos firmados con nombres y apellidos que defienden a los seguidores del sincretismo religioso conocido como Santo Daime, y a la UDV, hablando del bien social que hacen en la Amazonía y en sus poblados brasileños donde no se da la plaga del alcoholismo, de su actitud tranquila, no mercantil, discreta, correcta y no invasiva.

Volviendo al principio, no sería descabellado apoyar la existencia de un colectivo de personas expertas y honestas, sin intereses económicos y con el apoyo de la comunidad formada por los usuarios con inclinación hacia la ayahuasca. Este colectivo sería el responsable de dictaminar quién tiene calidad humana y conocimientos técnicos suficientes como para dirigir con excelencia sesiones grupales de ayahuasca. Es una buena idea, a pesar de que pueda sonar algo ingenua. Creedme, toda civilización se construye sobre la confianza, y está por ahí el inicio del camino.

Resulta que este colectivo ya existe en España y está organizado en forma de una asociación denominada Plantaforma para la defensa de la ayahuasca (www.plantaforma.org). Uno puede estar de acuerdo o no con su manera de navegar, pero se creó tras numerosas reuniones y el esfuerzo de diversos individuos y colectivos. Personalmente, no estoy del todo de acuerdo con su funcionamiento –sin desmerecer sus valores, me parece un tanto pasivo y con excesivos personalismos–, pero ahí está la Plantaforma, es lo que hay y no es malo. También cabe mencionar la Fundació J.Mª Fericgla, creada en 2011 y uno de cuyos objetivos es investigar, buscar aplicaciones constructivas y terapéuticas, y difundir las técnicas y métodos extatogénicos, entre ellos la ayahuasca (www.josepmfericgla.org). Así mismo, merece una mención la fundación ICEERS, de origen holandés con sede en Barcelona, cuyo objetivo se centra en estudiar y difundir legalmente el uso de plantas enteógenas.

Estas asociaciones son un botón de muestra de la sociedad de interesados en la ayahuasca, colectivo en el que casi todos los que llevamos tiempo nos conocemos y que podrían actuar como órgano consultivo de cara a las autoridades y personas cautivadas por el universo de la mixtura amazónica.

Más allá de esta plataforma, ¿cómo refrendar en nuestra sociedad a los guías de viajes por la Vía Láctea? ¿Por qué es tan complejo y delicado? Somos peces que vivimos dentro del agua, y el pez es el último en darse cuenta de ello. Nuestro patrón cultural es materialista hasta lo patológico. De ahí que nuestra vida material esté regulada y legislada hasta el milímetro, pero la dimensión espiritual no existe. La espiritualidad –no la religiosidad– flota dentro de una nube oscura, desconocida y no delimitada que a veces se llama inconsciente, a veces vida interior, misticismo, sensibilidad, altruismo, nueva era, esoterismo y, hasta a veces, ternura.

Los efectos de la ayahuasca –así como la verdadera naturaleza de los chamanismos tradicionales– escapan a toda definición realizada desde el campo del materialismo y sus leyes. Este es el problema. Una sociedad neuróticamente positivista como la nuestra, que hasta pretende cuantificar la psique, las emociones, el amor y el universo inefable que albergamos, lo tiene muy difícil para regular la dimensión esencialista del mundo. Los chamanes y la ayahuasca nos desvelan una realidad esencialista, no morfológica como busca el materialismo. En Occidente, no contemplamos la espiritualidad como una dimensión de la realidad humana, y así nos va: neuróticos, depresivos, autómatas o psicóticos. Y no se puede regular algo de lo cual no se acepta la existencia. No olvidemos que a los chamanes amazónicos, cuando no actúan por el bien de todos, con frecuencia se les rebana la cabeza. Palabra de antropólogo. Entre los shuar de la alta Amazonía ecuatoriana, por ejemplo, mueren más chamanes a manos de sus propios congéneres que de plácida muerte natural. Está claramente regulado lo que deben y pueden hacer en el mundo del imaginario, y lo que no; no quiero decir que también aquí debamos cortarles la cabeza a los estafadores que organizan sesiones de forma irresponsable, pero ciertas ganas no faltan.

Los pueblos en los que la mixtura extática forma parte de sus tradiciones ancestrales han desarrollado un método veraz para reconocer la autoridad intrínseca de un chamán, de un guía espiritual o de un piloto de sesiones grupales. Reconocen la autoridad del guía por medio del «conocimiento». La gente sabe reconocer quién es depositario de la sabiduría ancestral, quién la usa para bien de todos, quién es honesto, quién tiene poder, carisma y autocontrol personal, y quién es un pobre diablo que pretende parecer lo que no es ni tiene. El conocimiento era la clave entonces y lo es hoy, tanto allí como aquí, y no confundáis *conocimiento* con *información*. Actualmente hay mucha información pero poco conocimiento, y aún menos sabiduría derivada del conocimiento.

V

Bien, ya tenemos una clave fundamental para reconocer a un potencial buen guía de sesiones grupales de ayahuasca: su integridad, calidad humana y el conocimiento que maneja como salvoconducto para merecer nuestra confianza. La siguiente pregunta que probablemente os formularéis al visitar la vieja calle de los ayahuasqueros es esta: en una tribu amazónica donde todos se conocen no es fácil engañar, pero… en un océano de anonimato como el que vivimos en las ciudades, ¿cómo distinguir a una persona de conocimiento de un mero charlatán o de un mero a secas?

El conocimiento no surge por ciencia infusa en el cerebelo de los sabios, sino que es el resultado de mucho trabajo, paciencia y constancia, de sensibilidad y también de acumulación de información bien digerida. En este sentido, creo que las personas que se atreven a llevar trabajos de grupo deben estar, de entrada, legitimadas por alguna tradición reconocida, o por alguna religión ayahuasquera organizada, además de por su propia experiencia personal, dotes artísticas, intelectuales y, repito, por su integridad y calidad humana.

Desde aquí puedo escuchar algún comentario disconforme con lo que acabo de decir. Pues tenéis razón, no hay una sola calidad humana, pero todas las personas que la han conseguido se reconocen entre ellas como *personas de calidad*. Es hermoso. A un melómano puede no gustarle el estilo guitarrístico de blues de Eric Clapton, o puede no gustarle las sonatas de finales del siglo XVIII del austríaco Franz P. Schubert, pero si realmente es un melómano, no suele tener problemas en reconocer que Clapton es un guitarrista genial y el más sensible de los roqueros famosos de su época, y que la música de Schubert es de primera división.

Las personas de calidad se reconocen entre ellas, y lo mismo sucede entre los usuarios de ayahuasca. Los iguales se atraen y se encuentran. Las personas que hacen un uso correcto y honesto del enteógeno pueden no coincidir en las maneras preferidas de consumo, pero se reconocen en un camino honesto y confían entre ellas. Personalmente, no soy daimista, pero he participado en numeras sesiones –o trabajos, como lo llaman ellos– de Santo Daime y lo agradezco; conozco personalmente al Padrinho Alfredo de Melo, máximo guía espiritual de este sincretismo internacionalizado, y creo en su honestidad, así como en la honestidad de la cúpula de esta iglesia (al margen de que pueda haber algún forcejeo interno y de que haya algún nuevo seguidor que comercializa la sagrada mixtura amparado bajo la bandera bondadosa de la religión sin mayor escrúpulo moral y fuera de las redes daimistas. ¡Todos somos humanos!

VI

La ayahuasca, como cualquier otro enteógeno, no funciona con las burdas leyes mecánicas de la mayoría de nuestros medicamentos convencionales: «Hay que tomar tantos gramos de principio activo por kilo de peso del paciente, cada tantas horas». No. El efecto de los enteógenos está en relación con la sensibilidad farmacológica y psicológica de cada individuo. Así pues, si bien no es necesario que un médico haya sufrido úlceras en su pobre estómago para ser un buen especialista en el aparato digestivo, sí es imprescindible que un guía de sesiones grupales de ayahuasca tenga una larga experiencia personal. En el mundo de lo inefable, no todo vale y nadie puede acompañar a otros más allá del territorio que conoce por experiencia.

Para acabar, os haré un resumen de las mínimas condiciones que debe reunir una persona que se lance a jugar con su bendita locura y con la de los demás; es decir, que se atreva a dirigir sesiones grupales de ayahuasca. Debe pertenecer a una línea de iniciación reconocida y estar autorizado por esta línea iniciática, además de tener un camino personal claro y limpio, tener los conocimientos técnicos necesarios, gozar de una larga experiencia y de una salud mental e integridad ética a prueba de bombas.

Una condición para ser un buen guía es la de someterse a cierta supervisión de su labor por parte de otros especialistas, guías o chamanes.

Debe reconocer y aceptar un código ético, haciéndolo explícito a los asistentes. Uno de los logros de la Plantaforma mencionada en líneas anteriores es haber consensuado un código que acatan todas las personas serias que, en España, dirigen estos vuelos interiores (os recomiendo leerlo con detalle, fue aprobado el 23 de noviembre de 2009 y está disponible en su web; véase en Bibliografía citada).

Hay que explicar siempre los objetivos y la duración previsible de cada sesión antes de empezar, no mentir a los asistentes, ni obligarlos a realizar actividades que van contra las mínimas normas éticas. Por ejemplo, no es ético hacerles desnudar con el estúpido motivo de someterlos a una terapia sexual –al margen de que esto es confundir un problema psicológico relacionado con la sexualidad con lo que puede ser una simple inhibición cultural–. También es inaceptable que el guía aproveche su papel y el estado de apertura emocional que propulsa la ayahuasca para mantener relaciones sexuales con los participantes, para captar protagonismo –ya he hablado del estéril narcisismo que alimentan los enteógenos–, y que trate de influirlos hablando de temas ajenos a la propia sesión (económicos, políticos, doctrinales, familiares, etc.).

El guía debe prohibir participar en la sesión a personas con trastornos psiquiátricos u otros problemas de salud; debe recordar que la ayahuasca puede ser experimentada como medicina del alma, pero que no es un remedio universal –por la simple razón de que este remedio no existe– y que su uso requiere de ciertas precauciones, evitando en sí mismo el tan extendido como nefasto paternalismo.

Por tanto, también queda excluido de recibir la garantía de calidad e integridad todo individuo que especula mercantilmente con la ayahuasca cobrando precios exorbitados –aunque haya incautos o desesperados que lo paguen–, algunos seguidores de religiones ayahuasqueras que, amparados bajo la bandera de la religión, venden botellas de daime a cualquier solicitante que pague, y también queda excluido todo aquel que se atreve a ejercer de psicoterapeuta-chamán-gurú sin tener de ello más que su fantasía infantil y tal vez un puñado de sanchopanzas que hacen de coro.

Para acabar, os animo a denunciar públicamente las malas prácticas de las que podáis ser testigo, con nombres y fechas –aunque ojalá que no paséis por ello–. Así, antes de lanzaros a lo desconocido podéis visitar las webs que indico al final o similares.

Las personas que estáis interesadas en la experiencia de lo inefable a través de esta maravillosa herramienta que es la ayahuasca, buscad con tesón y esperanza. Debéis aceptar que todo lo bueno y permanente –como el amor, la paz interior y la calidad humana– exige esfuerzo y tiempo, mucho tiempo. No esperéis encontrar anuncios fiables de sesiones trascendentes por internet, con promesas fantasiosas como *transformarse en un fin de semana* o llamando tu atención con letras fosforescentes y diseños de aire psicodélico. Desconfiad de ellos. Cada realidad tiene su vía y estilo de difusión, y la calidad humana siempre es serena, segura de sí misma y discreta.

Hay una tradición milenaria en el Próximo Oriente que afirma que el conocimiento trascendente, al igual que los arquetipos del inconsciente junguiano, tiene vida y voluntad propias, que es él quien decide a quién, dónde, cómo y cuándo presentarse para mantenerse vivo e ir saltando de generación en generación. Si no sabes dónde buscar la experiencia con ayahuasca, no te lances a lo primero, simplemente pregunta con honestidad, con esfuerzo persistente, y no te dejes atrapar por los traidores brillos de los anuncios ni por fantasiosas promesas incumplibles. No te entregues a nadie que no te despierte total confianza. Ah, y no confundas la ayahuasca con un producto de consumo más. Es otra cosa, te lo aseguro.

También os animo a compartir vuestras buenas experiencias; por favor, que tengan algo más de valor que meras anécdotas personales: ¿Te has curado de algún trastorno diagnosticado y lo atribuyes a la decocción, o crees que te ha ayudado? ¿Puedes describir las mejoras en tu vida anímica?

No quiero animar a nadie a tomar nada, pero si buscas desde el corazón, encontrarás la manera, la persona, el lugar y el momento de calidad. Así que, sin más, te deseo suerte si este es tu anhelo y recuerda que, a fin de cuentas, *lo más importante no es quién toma ayahuasca, sino quién dirige el trabajo.*

6. Aclarando una mala experiencia con la mixtura[8]

Hace unos días recibí el escrito de un desconocido que había tomado ayahuasca, en el que me pedía que le ayudara a entender lo que le sucedió durante la sesión en la que había participado. Según comentaba, sufrió pánico y se sintió morir, en tanto la gente que dirigía la sesión tenía una actitud claramente sectaria, incluso desagradable, menospreciando su demanda de ayuda. Como suele ocurrir, el remitente no entendió lo que había acaecido y necesitaba comprenderlo, algo muy humano.

I

Responder a esta persona, a la que llamaré señor Desasistido en la Oscuridad, requiere tiempo y justo es de este sagrado bien del que ando más escaso, pero me tomaré el necesario para

8. Texto escrito en Can Benet Vives, 10 de diciembre 2016, y colgado en versión original en internet a través del blog del autor; el texto recibió unas 25.000 visitas en pocas semanas.

contestarle y, a la vez, ofrezco estas pequeñas indicaciones a todos aquellos que os encontréis en una situación similar.

Para contextualizar la respuesta, copio una parte literal del escrito del señor Desasistido en la Oscuridad: «De forma resumida, la vivencia que tuve fue la de una parálisis progresiva del cuerpo a la vez que una visión amenazadora de un algo bien feo que me invadía desde fuera el cerebro. Esta vivencia me resultaba dura de soportar y parecía inacabable. Estaba encuadrada en un ambiente intencionadamente desasosegador creado por los facilitadores. Tuve miedo real a morir, y no solo simbólicamente. Abriendo los ojos conseguía salir de la experiencia si bien me encontraba "ebrio" e inseguro. Haciendo un esfuerzo, me levantaba a pedir ayuda a los facilitadores y de todos obtuve una respuesta unánime: me sugerían que volviera a mi lugar a vivir mi experiencia. Ninguno de ellos se preocupó por saber cómo me sentía ni qué grado de angustia tenía. Era obvio que estaba angustiado, solo hacía falta fijarse en mi expresión facial. Finalmente recordé que nos habían dicho que en caso necesario se podría salir de la sala, y eso hice. A esto, además, puedo añadir que mi crítica a los facilitadores no fue bienvenida al día siguiente en la reunión. Ahí ratifiqué que mis temores eran ciertos. Estaba en una secta. Esto me ha mermado las ganas de volver a tomar ayahuasca».

Bien, vayamos por partes. El efecto de cualquier enteógeno, como lo es la sagrada mixtura amazónica, depende de tres factores y te aseguro, señor Desasistido en la Oscuridad, que cada uno de ellos tiene el mismo peso en cuanto a la vivencia final.

Un pie o factor que determina el efecto es la substancia misma: cantidad, calidad y tipo de enteógeno. El segundo de los tres pies que determinan el efecto es el contexto que envuelve la experiencia: calidad humana, símbolos ambientales, estilo de acompañamiento, música y entorno, sentido explícito de la experiencia, iluminación, muebles, postura corporal y distribución física de los participantes. Y el tercer factor que, en la misma proporción que los otros dos, determina la vivencia es el propio sujeto: cómo se siente emocionalmente, experiencia previa en estados expandidos de la consciencia, estructura de personalidad, creencias espirituales, sensibilidad, madurez y expectativas. Repito con firmeza: cada uno de estos tres factores influye por igual, y es un error habitual e infantil pensar que todo depende de la substancia.

En primer lugar, sobre la calidad de la substancia y la cantidad que ingeriste no puedo comentarte nada, ya que no me facilitas ninguna información. Vamos a suponer que estaba dentro de la normalidad.

En segundo lugar, vayamos a tu estado personal. La obligación de todo sujeto que va a someterse a una experiencia de este calibre, que va a *abrir las puertas de la percepción*, es estar bien consigo mismo, conocerse un mínimo, estar razonablemente equilibrado en su dimensión emocional, saber que los humanos albergamos, debajo de la consciencia, un ingente volcán inconsciente que está bullendo de pasiones, instintos, vivencias reprimidas y pulsiones naturales, a la vez que de dimensiones trascendentes; y que el hecho de abrir la puerta al inconsciente puede conllevar que nos llene la vida de sentido y de plenitud –lo que todos buscamos–, así como puede implicar lo contrario, que caigamos atrapados en la oscuridad de las pulsiones bajas, y que el inconsciente llene de confusión y miedo la pequeña parcela de luz y orden que es la consciencia, y que con tanto esfuerzo vamos cultivando desde el principio de la humanidad.

Si una persona no está psicológicamente firme y estable y no se conoce un mínimo por dentro –como imagino que fue tu caso en aquel momento–, le aparecen las propias pulsiones oscuras o proyecciones que se suelen experimentar como tú describes: «una visión amenazadora de un algo bien feo que me invadía desde fuera el cerebro». Es una experiencia que la humanidad ha descrito innumerables veces con metáforas de lo más inverosímiles: belcebú, satanás y el demonio, los diablos de los que habla el budismo, los malos espíritus que habitan la selva y que nos arrastran a la muerte, o la noche oscura del alma. Todo ello está dentro del propio sujeto. De ahí que las tradiciones mistéricas que facilitan el acceso a tales amplios espacios psíquicos tengan siempre previstos procesos de preparación previa, que a veces duran meses, para que las personas que buscan tales experiencias de lo numinoso, de lo sagrado, estén emocionalmente limpias y serenas. En el cristianismo se denomina *estar en estado de gracia* o *en gracia de Dios*, lo cual significa estar en paz con uno mismo y con el entorno, ya que la experiencia de lo trascendente es una experiencia de amor, de unión de opuestos y de comprensión de las verdades más profundas. Era un estado que venía precedido por ayunos y por una confesión pública como vía para estar en paz; naturalmente, me refiero a las prácticas cristianas cuando el cristianismo no era una religión desactivada como camino hacia la experiencia trascendente y basada en vacíos dogmas de fe, como lo es hoy.

Nada es del otro mundo, pero estar bien con uno mismo requiere preparación y esfuerzo para evitar –o para saber enfrentarse a– las experiencias aterrorizantes y dolorosas que pueden surgir del inconsciente cuando no hay amor. A partir de tu relato, señor Desasistido en la Oscuridad, imagino que no hiciste nada en el sentido de prepararte para abrir la caja de Pandora que es tu propio inconsciente profundo, y que tampoco los *facilitadores* te invitaron a hacerlo.

Lo mismo se puede decir en referencia a nuestra dimensión física, al cuerpo. También el cuerpo debe estar preparado para recibir la ayahuasca, lo que se traduce en haber comido poco desde horas antes, y nada de condimentos difíciles de digerir como ajo, cebolla, picantes y comidas grasas; haber evitado tomar café y estimulantes musculares que ensucian el delicado efecto espiritual y visionario de la mixtura; incluso es bueno haber hecho algo de ejercicio físico antes de la sesión para tener el cuerpo relajado. El miedo a morir que pasaste es bastante habitual, y no solo bajo el efecto de la ayahuasca. A veces, se experimenta con idéntica intensidad durante los sueños nocturnos, en sesiones de técnicas avanzadas de meditación, durante la práctica de danzas extáticas, o incluso en los talleres que dirijo desde hace más de dos décadas, en los que se experimentan estados expandidos de la consciencia animados por la técnica de respiración holorénica que creé por aquel entonces, inspirada en técnicas milenarias, que sigo usando con éxito, y por los que han pasado miles de personas. Me refiero al Taller para Despertar a la Vida a través de la Muerte.

La sensación de miedo ante la muerte inminente es una vivencia creada por el propio ego. Es la muerte de esta estructura psíquica que podemos denominar *pequeño yo*, que se resiste a perder el control del sujeto; y, si bien este control es útil para la vida cotidiana, no lo es tanto para evolucionar, para experimentar estados místicos, para amar y para gozar de la humana plenitud que nos es concedida si uno es capaz de soltarse y entregarse sin reservas a la experiencia del instante eterno, trascendiendo la pequeñez del ego. En otro ámbito y como ejemplo paralelo, muchas personas sienten que salir del territorio del clan familiar constituye una deslealtad imperdonable, y esta sensación les despierta un miedo aterrorizante y ancestral a no ser ya readmitidos nunca más en la seguridad del clan. A la vez y paradójicamente, estas personas suelen tener la sensación de que ya no encajan en la familia estrecha en la que han crecido, que son unos extraños y que algo en ellos funciona con unos términos de referencia distintos a los del resto de clan. A veces, y a pesar del miedo, estas personas se atreven a salir de este territorio pequeño pero acogedor. Otras veces, en cambio, abandonan su anhelo por conocer y expandirse, y sobreviven como sonámbulos durante el resto de su existencia en un espacio miserablemente minúsculo en relación con los potenciales que nos ofrece la naturaleza por el hecho de *ser humanos*. Los que se atreven a salir, como has hecho tú, señor Desasistido en la Oscuridad, suelen enfrentarse al paralizante miedo a morir y, si son capaces de mantenerse en su empeño y tienen un buen guía, llega un momento en que, inevitablemente, atraviesan esta estrecha puerta del pequeño yo o ego, y su vida se abre a territorios inmensos, de gloria y grandiosidad. No hay que temer la soledad inicial del camino ni la posibilidad de morir. Uno muere, efectivamente, y a veces eso produce pánico, como es tu caso, pero se muere a lo que uno ha sido hasta el momento para, si es capaz de ello, renacer en un espacio mayor, más amplio, estable y seguro. Este es el objetivo de todos los ritos iniciáticos o ritos de paso que estudiamos los antropólogos, cuando son ritos que mantienen su potencial regenerador de la vida humana.

Entonces, la persona puede regresar al espacio familiar y descubre que, en lugar de no ser readmitido como temía, lo es y con honores, como un Ulises que regresa a Ítaca, siendo capaz de entender muchas cosas que antes le resultaban amenazantes.

II

¿Qué hace falta para no perderse por el camino y que, en vez de acabar en un espacio interior más estable, consciente y grandioso, uno acabe en una experiencia de terror, de emociones negativas y más recluido si cabe en el minúsculo y familiar espacio del pequeño yo? ¿Qué hacer para no acabar embarrado en un mal viaje, como se suele decir y como ha sido tu caso? El primer requisito y fundamental es un buen guía, por lo menos al inicio. Y este es uno de los problemas actuales con la ayahuasca: hay pocos, muy pocos, guías confiables o *facilitadores* como se les llama ahora, aunque, desde mi punto de vista, es un eufemismo con el que la gente ordinaria intenta evadir la responsabilidad real que implica guiar una sesión de ayahuasca.

Por un lado, la ayahuasca se ha puesto de moda y Occidente se ha llenado de oportunistas que pretenden abrir las puertas del cielo a los demás sin tener, ellos mismos, la menor idea de dónde está tal camino, qué exige y qué supone el hecho de abrir tales puertas. De modo que, en lugar de abrir las puertas del cielo, se abren las puertas del infierno, como te sucedió a ti. Doy gracias a Dios por haber podido experimentar con la ayahuasca con calma y antes de que llegara la actual ola de estupidez, ignorancia y sensacionalismo. Te animo y os animo a todos, a que leas de nuevo a Aldous Huxley, hace mucha falta. Por ejemplo, *Cielo e infierno*, *La isla* y *Las puertas de la percepción*.

Por otro lado, hay una necesidad urgente y comprensible de experimentar lo numinoso o sagrado por parte de muchos occidentales que andan desorientados y vacíos, y esta ecuación, repito, da lugar a que numerosísimos oportunistas hagan su agosto. Por lo que narras, no tengo la menor duda de que has caído en manos de una de estas redes que están llenando sus arcas de dinero fácil a base de ofrecer sesiones de ayahuasca sin tener los conocimientos reales para guiar a otros por el estrecho sendero de la anhelada plenitud. Se trata de un ciego –ni tan solo un tuerto– guiando a otros ciegos.

No me das más datos e ignoro si se trata de la misma horda de ignorantes, pero me han hablado varias veces de una red internacional que ofrece sesiones en varios lugares y que se anuncia por internet como escuela de ayahuasca. Es un grupo liderado por un individuo fanático que ofrece sesiones de la milenaria mixtura panamazónica sin que él mismo tome, según parece. ¿Cómo se puede conducir un autobús sin estar el conductor sentado en el vehículo, y sin tener carné de conducir? Parece que, como me comentó uno de sus acólitos arrepentido, a veces ni tan solo suministra ayahuasca a aquellos que han caído en su red porque no tiene dónde conseguirla. Es una organización que probablemente use este mismo escrito que estás leyendo para sus fines, como están utilizando otros escritos míos para justificar sus acciones. En el caso que te comento, incluso ha habido denuncias de varios grupos indígenas amazónicos en contra de este individuo y su organización por mentir al afirmar que ellos le habían iniciado en la conducción de los trabajos de ayahuasca y autorizado a llevarlos sin ser cierto. Si tienes interés, dispongo de una copia de la denuncia de tales representantes de los indígenas que han visto violada su identidad.

Así pues, por lo poco que me comentas del factor contexto, del que depende en un tercio el efecto final de los enteógenos, es probable que no se trate de un ambiente ni de una calidad humana adecuadas para facilitar una buena experiencia.

A menudo hay que recordar a los consumidores de la sagrada mixtura que no se debe buscar nada, que hay que mantener la mente y el corazón abiertos y limpios de anhelos a la vez que llenos de amor y respeto que la propia naturaleza con sus múltiples e inimaginables dimensiones aporta en cada sesión aquello que uno es capaz de soportar. Te copio un fragmento de la carta que el mencionado y admirado A. Huxley escribió el 14 de octubre de 1955 a Humphry Osmond, otro de los pioneros de la investigación con enteógenos, hoy casi olvidado a pesar de haber acuñado el término «psicodélico»: «... No se produjo absolutamente ningún recuerdo. En lugar de ello sucedió algo de una importancia incomparablemente mayor [...] fue la consciencia –no el conocimiento, ya que no se trataba de algo verbal o abstracto, sino de ser consciente de forma total y directa, desde el interior, por así decir–, del Amor como la realidad cósmica primordial y fundamental. Las palabras, por supuesto, tienen algo de impúdico y necesariamente suenan a falso, parecen bobadas, pero el hecho sigue estando ahí».

Amor, esta es la clave para evitar sentirse desamparado en la oscuridad; amor y confianza en uno mismo y en las Fuerzas Superiores, se las llame como se las llame. En otros escritos que puedes consultar en mi blog hablo de cómo ha de ser un entorno o *setting* adecuado.

De todas maneras, y regresando a lo anterior, la ayahuasca no suele dejar secuelas negativas ya que nuestra naturaleza tiene una válvula de seguridad y, cuando una persona no puede sostener lo que se le está desvelando, o lo que está experimentando bajo el efecto del enteógeno, simplemente su mente se desconecta por algún tiempo. Incluso, según he observado numerosas veces, la mixtura actúa de amoroso psicointegrador de materiales inconscientes opuestos, y la persona, aunque haya tenido una experiencia infernal, como explicas en tu escrito, pasados unos días se siente bien, animada e incluso renovada y contenta de la experiencia, por lo que no es extraño que algunas personas vivan la experiencia como algo positivo a pesar de estar en un contexto inadecuado. Sería una diferencia equivalente a tomar un buen vino tinto reserva de la Ribera del Duero en una copa balón, con el vino a temperatura adecuada, cómodamente sentado y sin prisas para paladear el sabor, a la vez que estás acompañado de buenos amigos con quien compartir el estado de ligera ebriedad y fraterna locuacidad que genera un buen vino, a estar bebiendo el mismo vino acabado de sacar de la nevera en una lata de atún vacía, de pie, con prisas en una calle llena de ruidos y ajetreo y en compañía desagradable. El vino es el mismo y hasta puedes llegar a disfrutarlo, pero...

No puedo animarte públicamente a que tomes ayahuasca de nuevo porque podría crearme problemas, así que no te animo. Pero si sientes el anhelo de experimentar la plenitud del Ser, aunque sea en forma de pequeño atisbo, no permitas que el desánimo te gane la partida por haber caído en malas manos. La desesperanza es uno de nuestros peores enemigos. Y, en todo caso, vigila la agencia de vuelo en la que compras el pasaje y no temas denunciar públicamente el nombre de la red en la que has caído, ayudaría a que otros no piquen el mismo anzuelo.

P.D. Nota para ti que estás leyendo estas indicaciones y no eres el señor Desasistido en la Oscuridad. Al día siguiente de haber redactado las líneas que preceden, me escribió de nuevo. Copio lo que me dijo en su segundo mensaje: «Me he atrevido a utilizar ese término [secta], pero no soy un experto. Tan solo diré que para mí lo son y tú los conoces, ya has escrito denunciándolos en alguna ocasión previa, pero no hice caso. [Tampoco hice caso] a la primera impresión que tuve cuando vi vídeos. Me dejé llevar por las ganas de probarla. [Se trata de] Ayahuasca internacional e Inner mastery».

Me gustan las personas valientes. Así que queda todo dicho, gracias.

7. Noche chamánica y el fecundo y poético no hacer[9]

Domingo, 31 de enero de 2016.

El jueves fuimos hasta Uyuntsa, centro shuar donde vive Juank[a] –el chamán shuar con quien estuve varios años aprendiendo y tratando de comprender su mundo– y su esposa Ishpinku, que significa «canela» y que han castellanizado como Clara. De todos modos, ambos nombres son inspiradores y delicados para una mujer como ella. Es menudísima, no llega al metro y medio de altura, y tiene una figura muy fina a pesar de los nueve hijos que ha parido. Juank[a] está envejecido y enfermo, pero al poco de estar en su cabaña de madera ya nos sentíamos próximos, como en los viejos tiempos. Hablamos, le doy la comida y los regalos que traemos para ellos y, como suelen hacer los shuar, los coge y los deja en un rincón en medio de bromas y burlas, excepto un ejemplar que le traigo de

9. El presente capítulo es la cuarta entrega del diario de viaje del autor por Ecuador, en enero 2016. Escrito en Macas. El resto de notas del diario de este viaje puede leerse en el blog.

mi último libro, *Los jíbaros, cazadores de sueños*. Lo observan sorprendidos porque es un pueblo no alfabetizado: «¿para qué has traído esto, para qué sirve?». Lo abro por las páginas con fotografías de ellos y de otros amigos indígenas, y en seguida quedan atrapados por las imágenes. No saben leer, pero las fotos son universales, y más aún si aparecen personas conocidas. Juankª ve una foto de él, duda, se reconoce y haciendo un esfuerzo me dice en castellano: «¡Este, es yo!». Al cabo de pocos minutos nos rodea la habitual nubecita de niños y jóvenes que también quieren ver las fotos.

Algunas imágenes del libro son de hace dos décadas o más. Un adolescente, al saber que una mujer anciana que aparece en una foto era la difunta primera esposa de Juankª, se queda mirando fijamente la foto y me dice reflexivo que era su abuela a la que nunca había conocido, que es la primera vez que ve una imagen de ella.

Este mismo muchacho andaba jugueteando con un pájaro al que acababa de atrapar. No recuerdo el nombre del ave, pero debe de tratarse de una especie de pájaro grande ya que, siendo pichón aún sin las plumas de las alas, su tamaño ya es como el de una paloma adulta.

Ahí se da una situación de las que para ellos son cotidianas y para mí completamente inhabitual: no hacer nada en compañía de otros. Estábamos esperando a que anocheciera para comenzar la sesión chamánica, faltaba una hora o más y no había nada que hacer. Estábamos un grupo de unas diez o doce personas, algunas mirando las imágenes del libro, otras ya las habían visto, en silencio, con ganas de estar juntas y sin nada que hacer. Nada. Myriam estaba sentada, mi amigo Xevi haciendo alguna foto y filmando imágenes de recurso para el documental que estamos produciendo sobre la ayahuasca, y yo mirando a los púberes, sin más. Juank[a] estaba en su habitual postura, sentado sobre una piedra con las piernas cruzadas y completamente relajado mirando el cielo. Nadie improvisaba temas de conversación para romper el silencio, no había la mínima tensión entre nosotros, el tiempo transcurría al melancólico y sosegado ritmo del anochecer. Todo estaba hecho por hoy. Nada más por hacer, excepto respirar y esperar con calma sabiendo que lo que tiene que llegar, inevitablemente, llegará. La noche.

Pasé este rato de mucha paz interna, de conexión con la selva y con los sonidos de los animales nocturnos que van desperezándose a la vez que los diurnos se van acurrucando para dormitar. Me resulta extraño estar así, sin hacer nada y sin querer hacer nada, solo esperando sin el menor anhelo a que llegue lo inevitable. Esta actitud me llena de paz. Los anhelantes y neuróticos occidentales debemos aprender a estar sin hacer nada para vivir mejor, hacer nada sin aburrirnos. Es en esta actitud como se capta lo inefable, se perciben los innumerables matices que dotan a cada instante de una calidad intemporal, se descubre el sentido de la expresión *un instante eterno*. Las personas no buscan la mirada de otro, pero si por azar los ojos de dos presentes se encuentran en su volar por el mundo, las miradas se quedan ahí atrapadas, largas, tranquilas, sin juicios.

A través de la mirada calma, los corazones se reconocen y se hablan sin necesidad de palabras.

Me viene el recuerdo de un poema de Rumi que aproximadamente dice así:

Cuando corro, después de lo que creo que quiero,
mis días son un horno de estrés y ansiedad.
Si me siento en mi propio lugar de paciencia,
lo que yo necesito fluye a mí, y sin dolor.
De esto entiendo que lo que quiero también me quiere,
me está buscando y me atrae.
Hay un gran secreto aquí
para cualquiera que pueda comprenderlo.

Llegado el momento oportuno, ya oscuro, entramos a la cabaña de Juank[a] y de su esposa, y sin demasiada ceremonia pero con mucho respeto empezó la sesión. Había tres indígenas que estaban ahí para que Juank[a] los sanara. Cantó sobre el recipiente de cada una de las personas. Por orden, fueron bebiendo el contenido que el chamán había vertido para cada una de ellas. Me sorprendió la poca cantidad de líquido que ponía. A ojo, no creo que llegara a 10 ml y, en mi experiencia, lo normal es servir unos 40 a 50 ml por dosis. Pensé que sería una ayahuasca muy concentrada, y así resultó ser.

Como suele pasar entre los shuar, la sesión duró un par de horas durante las que hubo personas que entraron y salieron de la cabaña de madera. Juank[a] también salió un buen rato. Su esposa, que no toma nunca pero que siempre lo acompaña en las sesiones, rondaba por ahí hasta que se tumbó en una manta sobre el suelo de madera y, sin más lujos, se dispuso a dormir. Es su cama, es su mundo.

Yo pasé la noche tomando consciencia de lo mal que me voy sintiendo con mi cuerpo y de que debo corregir esta sensación. Desde hace unos años estoy ganando peso y no porque coma más que antes, sino porque devoro la comida con prisas y, con frecuencia, más para disolver la ansiedad que me produce la pirámide de cosas que *tengo por hacer* que por hambre. Hay que comer con calma, con consciencia del cuerpo, de los alimentos, de los sabores… así uno ingiere lo justo, se nutre y no engorda. La idea occidental que se resume en la expresión *mi cuerpo y yo* es un tremendo error de concepción, es el resultado de la desconexión colectiva en la que navegamos. Yo SOY mi cuerpo, no es *mi cuerpo y yo* como si se tratara de dos realidades distintas. Si cultivo mi alma, soy alma además de cuerpo, pero en caso contrario soy simplemente el cuerpo y todo lo que va almacenando; y gracias a que soy cuerpo con dedos puedo teclear en mi MacBook esta entrega para ti; y gracias a que eres cuerpo con ojos puedes leerla; y gracias a que soy un sistema nervioso con funciones cognitivas puedo entender; y gracias a que soy oídos puedo escucharte. Creo que esta concepción de mi cuerpo y yo es resultado de la cosmovisión cristiana en la que todo lo que sea corporalidad es pecado o casi. Parece que solo cuenta el espíritu, y esto no es verdad ni es posible.

También pasé la noche percibiendo con intensidad el inmenso amor que siento por mi hija mayor. Es una pasada lo que la llego a amar. Traté de entender a su madre por haber secuestrado a nuestra hija, por tratar constantemente de impedir la comunicación entre nosotros, por impedirme ejercer la patria potestad a pesar de mi esfuerzo por estar presente, por haber organizado un circo mediático con falsas acusaciones para obtener la custodia de nuestra hija cuando vivía felizmente conmigo… A pesar de todo ello, intenté comprenderla por amor a nuestra hija, pero no lo conseguí. No tengo el alma tan limpia. Pasé parte de la noche buscando cómo hacer para disolver el agudo dolor que me causa el alejamiento de mi hija a la que tanto amo y por la que tan amado me siento; cómo mejorar la expresión del amor que me despierta sin generar dependencia ni culpas en ella. Por otro lado, me llenó de bienestar sentir con intensidad el amor que me despiertan ella, mi hija menor y mi esposa. Estoy seguro de que en el momento de morir solo cuenta el tiempo que hemos amado y que hemos sido amados.

Poco a poco fue pasando el efecto de la ayahuasca y, sin necesidad de decirlo, fue acabando la sesión. Los presentes empezaron a romper el silencio nocturno, solo interrumpido durante las últimas dos horas por los cantos o *ánent* chamánicos que Juank[a] entonaba con energía repitiendo que «yo soy fuerte, soy poderoso, pido a los espíritus que son mis ayudantes que vengan y los voy a enumerar…».

A medida que cambiaba la atmósfera y se disipaba la densidad de la ayahuasca, Clara (o Ishpinku), la esposa de Juank[a], empezó a burlarse de mí y de ella misma, y a revolcarse por el suelo –literalmente– riendo con todo su ser. Es una burla sana, sin la menor acritud. De nuevo tiende sobre el suelo de la cabaña la manta que les sirve de cama a ella y a Juank[a], la dispone con un esmero exagerado al lado mismo del grupito que formamos en este pequeño cuadrado de unos veinte metros cuadrados de un solo espacio, y se ríe: «Mira José María, esta es mi camita. Ven a acostarte conmigo, ven –y se revuelca de risa–, ven para que veas lo dura que es. La próxima vez que vengas te acordarás de traer un colchoncito de esos que tenéis los blancos…», y diciendo esto se retuerce de risa de nuevo rodando por el suelo. Todos reímos con ella sin poder evitarlo, es un humor tan puro que se nos contagia. No tienen nada. Su única propiedad es la desgastada ropa y las chanclas que visten, un par de machetes, la choza en la que estamos –«me costó 200 dólares», comenta Juank[a], que la compró a otro indígena shuar, obviamente sin papeles– y un par de cacerolas ennegrecidas de tanto uso. Y ahora el ejemplar de *Los jíbaros* que les he traído.

Para mí son un ejemplo encarnado de personas que viven el presente más absoluto, no poseen nada más que lo que necesitan para vivir de una forma tan humilde y desinteresada que es inimaginable para un europeo. Comen lo que les da la madre Naturaleza y, cuando no les da nada, pasan hambre. Juank[a] me dijo sin el menor resentimiento que estaba mal de salud porque no tenía nada que comer y hacía días que solo ingería un poco de yuca, de mandioca.

Él debe tener alrededor de 75 años y Clara, la misma edad. No tiene el mínimo color el intento de comparar a este par de gnomos ágiles, risueños, fibrosos y felices en su no-tener-nada, presentes e íntegros en cada instante de su vida, con las personas de edad similar que conozco en mi sociedad, la mayoría dormidas, absurdamente atascadas en tonterías y llevando una vida vacía con la nariz pegada a un dispositivo estupidizante –el televisor y el móvil– y el cerebro apagado. También Juank[a] y Clara sufren, pero su sufrimiento es real y, como verdadero que es, les hace fuertes.

Sobre las once de la noche abandonamos la cabaña de esta pareja de almas de la selva y regresamos a Macas. Al tenderme sobre el confortable colchón de nuestra habitación del hostal Casa Blanca recuerdo las palabras y las bromas de Clara que ya debe estar durmiendo sobre un duro suelo de madera, y contenta de que esta noche haya madera debajo de la vieja manta sobre la que se acuesta. Cuando están en la choza de caña de la selva, debajo de la manta solo hay un estera y tierra húmeda.

Mañana viernes pasaremos el día en Macas, visitando de nuevo a Picham[a]. Por hoy acabo aquí la entrega. Buenas noches.

Parte II

Ayahuasca y psicoterapia

Investigaciones, resultados,
formas de uso y… ¡a por ello!

8. Ayahuasca y neurología humana

Como un hombre que ha dedicado toda su vida al estudio de la materia, puedo decirles lo siguiente: ¡No existe la materia como tal! Toda la materia se origina y existe solamente en virtud de una fuerza que hace vibrar las partículas de un átomo y mantiene unido este minúsculo sistema solar del átomo […] Debemos asumir tras esta fuerza la existencia de una Mente consciente e inteligente. Esta Mente es la matriz de toda la materia.

MAX PLANCK (abril 1858-octubre 1947)
Premio Nobel de Física 1918.
Conferencia en Florencia (Italia), 1944.

Ayahuasca y cerebro

Mi especialidad científica es la antropología cognitiva, la etnopsicología y, en un sentido más amplio, el estudio del alma humana. No obstante, una obra como la presente requiere actualizar los conocimientos que aparecen constantemente desde diversas ramas de la ciencia. Los farmacólogos, bioquímicos, neuropsicólogos y médicos tienen cosas importantes que decir sobre la ayahuasca, tanto como los etnobotánicos y los antropólogos. Así pues, a pesar de no tratarse de mis especialidades voy a atreverme a dar voz a tales recientes investigaciones, y a hacerlo en tono divulgativo sin pretensión de erudición de vanguardia.

La concepción neurológica convencional según la cual el cerebro, una vez alcanzada la madurez biológica, es un órgano que no aumenta ni cambia fue abandonada a finales del siglo XX a raíz de haberse observado y verificado que el sistema nervioso central de los seres humanos experimenta cambios funcionales y estructurales a lo largo de la vida adulta, y no solo en el sentido decadente que imprime la seniliscencia. Me refiero a la denominada plasticidad neuronal. Esta noticia, no por sabida intuitivamente –siempre ha habido personas maduras capaces de seguir aprendiendo y desarrollando habilidades–, deja de ser esperanzadora al haberse observado de forma incuestionable de la mano de las neurociencias (por ejemplo, véase Ansermet y Magistretti, 2006).

En este sentido, los estudios experimentales en animales han demostrado que, como mínimo, en dos regiones cerebrales están naciendo constantemente nuevas células nerviosas que se integran en los circuitos neuronales existentes. Es el proceso conocido como neurogénesis (Frankland y Miller, 2008).

Complementando lo anterior, por parte de nuestros neurólogos se ha verificado que los enteógenos, y la ayahuasca en particular, son sustancias con un formidable potencial adaptógeno

–que generan procesos de adaptación–[10] al tener la capacidad para cambiar patrones de pensamiento y de comportamiento. Esta capacidad se traduce en que la ayahuasca puede ayudar a la transformación de mecanismos psicológicos patológicos en conductas positivas y patrones de pensamiento constructivos. Así por ejemplo, se ha observado que los estados de depresión y las adicciones tratadas en terapias en las que se usa ayahuasca, sin ser la solución definitiva, han tenido un índice de éxito por encima de los tratamientos convencionales (Dos Santos *et al.*, 2016).

Tales efectos terapéuticos observados a los 21 días de la ingesta (véase Bouso y Riba, 2011) permiten inferir que la ayahuasca tiene incluso la capacidad para modular la función cerebral más allá del tiempo de duración de los efectos extatógenos y visionarios de la mixtura. Los trabajos del doctor Jordi Riba y su equipo del Grupo de Investigación de Neuropsicofarmacología Humana, en el Hospital Sant Pau de Barcelona, van en esta dirección (entre otros estudios, véase Riba, Anderer, *et al.*, 2002). Los datos de su investigación en seres humanos usando técnicas de neuroimagen, complementados con los estudios de biología celular en animales, son un puente que per-

10. En medicina sistémica, «adaptógeno» no es un concepto aceptado y hasta está mal considerado por la mayoría de médicos. Tras buscar el motivo objetivo de ello, he descubierto que simplemente se debe a la falta de investigación experimental que certifique el efecto adaptógeno de algunos medicamentos naturales, tales como el ginseng, el eleuterococo o el ginkgo biloba. Parece ser que en realidad no hay otros motivos, y dado que aquí no lo utilizo en sentido médico y que no pertenezco a este colectivo, puedo tomarme la libertad de usar el concepto *adaptógeno* y defenderlo.

mite comprender, desde una óptica biológica, la experiencia visionaria y su relación con las mejoras a largo plazo de los pacientes que han sido tratados con ayahuasca.

En las investigaciones del equipo del Hospital de Sant Pau se ha observado que la conectividad neurometabólica y funcional del cerebro en usuarios de ayahuasca se modifica tras la ingesta,[11] con lo que surge la pregunta consiguiente: ¿Cómo se modifica la dinámica biológica cerebral por efecto de la pócima amazónica? Resulta que los cambios en los metabolitos del cerebro y la conectividad neuronal mejoran tras la ingesta del enteógeno. Como consecuencia, mejora la capacidad para mantener la atención plena, y mejoran también una serie de dimensiones cognitivas que influyen en el resultado positivo de las intervenciones psicoterapéuticas sobre los pacientes.

Por otro lado, las investigaciones realizadas en animales han puesto de relieve que las denominadas *células progenitoras neurales,* las neuronas de las que nacen nuevas células nerviosas, aumentan y se multiplican gracias a la acción de los alcaloides presentes en la ayahuasca. Así y entre otras zonas, la ayahuasca estimula la multiplicación de las células precursoras de una pequeña zona del cerebro conocida como hipocampo y, además de ello, empuja a las nuevas neuronas a madurar y a distribuirse por el cerebro.[12]

11. https://www.ncbi.nlm.nih.gov/pubmed/28525587, https://www.ncbi.nlm.nih.gov/pubmed/25693169, https://www.ncbi.nlm.nih.gov/pubmed/21922603
12. https://www.ncbi.nlm.nih.gov/pubmed/27957390

El hecho de que los alcaloides de la ayahuasca afecten especial, pero no únicamente, a esta pequeña zona del cerebro es, a su vez, de la mayor importancia dado que el hipocampo desempeña un papel clave en casi todos los procesos cognitivos relacionados con la memoria, incluyendo los procesos de aprendizaje. En otras palabras, la ayahuasca es un enteógeno que ayuda a ejercitar y recuperar la memoria, y a gestionar mejor los recuerdos, una función clave en toda psicoterapia y en la vida humana general, dado que el recuerdo es la base del aprendizaje y de la propia identidad.

La función del hipocampo para la vida psicológica del ser humano va disminuyendo a medida que avanza el proceso normal de envejecimiento, y de forma vertiginosa al sufrir la enfermedad de Alzheimer u otros desórdenes neurodegenerativos como las demencias seniles. En este sentido, los descubrimientos de la farmacología permiten afirmar que la ayahuasca actúa a múltiples niveles de complejidad neural y en diferentes escalas de tiempo, todo lo cual contribuye de diversa manera a mejorar la eficacia de los procesos psicoterapéuticos en los que se usa la mixtura amazónica.

Por otro lado, los resultados obtenidos a partir de estudios en animales han puesto de manifiesto que algunos principios activos presentes en la mixtura protegen las células del cerebro de la hipoxia o falta de oxígeno y, como he comentado, estimulan el nacimiento de nuevas células de cultivo.[13] Estos

13. https://www.ncbi.nlm.nih.gov/pubmed/27683542

sorprendentes resultados abren las puertas a potenciales aplicaciones terapéuticas de los principios activos de la ayahuasca, que van desde el tratamiento de la depresión hasta los trastornos neurodegenerativos, pasando por la psicoterapia. Desde el punto de vista de la antropología, las mismas virtudes son conocidas desde hace siglos por los pueblos donde el consumo de ayahuasca es tradicional.

Sabemos también que los alcaloides de la ayahuasca afectan, además de al hipocampo, al resto de estructuras cerebrales del sistema límbico, actualmente denominado cerebro emocional, que incluye también áreas subcorticales y algunas áreas corticales (Riba, Romero, *et al.*, 2006). Es una especie de cerebro dentro del cerebro que regula nuestras emociones, lo que equivale a decir que gestiona prácticamente nuestra vida. La mayor parte de nuestro sentir y de las creencias están modulados por la red emocional, y nuestra conducta está determinada por las reacciones emocionales, a pesar de que nos definamos vanidosamente como seres racionales.

De forma esquemática y para concretar hasta donde sabemos –sabiendo que no sabemos casi nada de los procesos bioquímicos y biofísicos relacionados con los enteógenos–, la mixtura amazónica afecta también a la corteza cingulada anterior, una zona del cerebro encargada de integrar la información emocional y cognitiva que llega al cerebro, y de gestionar los recuerdos lejanos de la biografía del sujeto. Y afecta a la ínsula, otra estructura cerebral que forma parte del sistema límbico.

La ínsula está situada en la confluencia de los tres grandes lóbulos del cerebro, el temporal, el parietal y el frontal, actuando de verdadero eje de conexión entre el sistema límbico (cerebro emocional) y la neocorteza (cerebro analítico, responsable del lenguaje y de la visión), y su función consiste en procesar la información interna, participando de nuevo de maneras muy diversas y fundamentales en la vida del sujeto.

En las dos décadas iniciales del siglo XXI, nuestros neurocientíficos han explorado la relación que hay entre la ínsula y el sistema de recompensa cerebral, descubriendo que esta estructura interviene también en los procesos adictivos, al contribuir al mantenimiento de ciertas conductas ansiosas en relación con determinadas drogas. Se podría decir que tanto la empatía como el *deseo intenso de algo* derivan del funcionamiento de la ínsula. Al tener importantes conexiones, por un lado, con el cerebro emocional y, por el otro, con la neocorteza o cerebro pensante y visual, la ínsula desempeña un papel crucial en el proceso de reflexión, en el reconocimiento de las emociones y, como acabo de apuntar, en la sensación empática, entendiendo la empatía como la capacidad para comprender y experimentar los sentimientos y emociones de otros. De ahí, pues, la enorme importancia de la ínsula en la vida emocional del ser humano, y, por inferencia, la formidable influencia de los alcaloides de la ayahuasca en la vida psíquica de los consumidores al afectar directamente al funcionamiento de esta pequeña estructura cerebral.

La empatía empuja a que las personas nos ayudemos mutuamente. Es la base biológica del altruismo, del amor, de la preocupación por los demás y de la disposición a ayudar. Y se pueden extender las consecuencias del sentir –o no sentir– empatía hasta los propios mecanismos que usamos para tomar decisiones. Así pues, todos los consumidores sanos de ayahuasca conocen la intensidad del compadrazgo, del amor impersonal que se genera entre el grupo de participantes que comparten la experiencia, así como las renovadas ganas de vivir y la claridad mental que se disfruta al día siguiente, lo que ayuda a tomar decisiones con mayor objetividad. Personalmente, puedo afirmar que los días posteriores al consumo de ayahuasca suelen ser días de gran claridad y orden mental que, si me es posible, dedico a escribir con gran rendimiento intelectual.

En sentido contrario, se ha observado que los individuos sin ínsula tienen una capacidad para reconocer las emociones mucho menor que las personas sanas, especialmente en lo que respecta a la experiencia de la alegría, la sorpresa y el dolor. A su vez, se ha observado también que los déficits en el funcionamiento de la ínsula, en algunos casos, tienen cierta similitud con trastornos como el autismo, el caotizante trastorno límite de personalidad (TLP) y otras anomalías conductuales que, probablemente, podrían ser tratadas con ayahuasca; o ya lo son en los pueblos en cuyas tradiciones se observa este consumo.

Cualquier médico, neurólogo o psiquiatra puede aducir que las áreas cerebrales desde donde se ejerce la toma de decisiones suelen ubicarse principalmente en la neocorteza frontal, y así es hasta donde nuestros actuales conocimientos lo permiten afirmar. Pues bien, también los alcaloides de la ayahuasca afectan a esta zona de nuestro cerebro donde residen las llamadas funciones superiores: capacidad de reflexión, de razonamiento, las funciones ejecutivas, visuales y la consciencia del yo.

Dicho en otras palabas, se podría decir que los diversos efectos de la ayahuasca cuando actúa de amplificador emocional centran la atención del sujeto en las emociones. A su vez, ello implica estar con la atención puesta en el presente, en el ahora y aquí, ya sea reviviendo experiencias del pasado con la intensidad de un total presente, ya sea viviendo el presente con un inusual y elevado nivel de consciencia. A veces se critica a cierta psicoterapia que va a buscar los problemas o traumas del pasado para analizarlos desde el presente, pero esta crítica adolece de cierta simplicidad y falta de perspectiva, ya que si una persona padece un trastorno y busca liberarse de él para recuperar un plus de felicidad, da casi igual dónde y cuándo se originó el trauma, porque sigue presente en la vida psíquica del sujeto y, por tanto, puede hablarse de él en presente. La ayahuasca amplifica la memoria y expande la dimensión emocional de la persona, y cuando el sujeto, bajo el efecto del enteógeno, revive algún dolor anímico es porque está presente en él. La mixtura no genera fantasmas ni fantasías biográficas en el imaginario, con excepción de las fantasías narcisistas que alejan al sujeto del encuentro consigo mismo, como he descrito en otro capítulo de esta misma obra.

Repito, los alcaloides de la ayahuasca afectan a la ínsula estimulando su funcionamiento, de lo que deriva que la ayahuasca favorece la interacción entre el cerebro emocional y el cerebro racional y reflexivo, o zona frontal de la neocorteza. Con ello, la mixtura contribuye a formar una imagen mental más precisa y completa de la realidad, favoreciendo un análisis profundo y una reflexión detallada de la información endógena, y, como resultado, aumenta la capacidad para tomar decisiones y para gestionar las respuestas y conductas del sujeto y sus expresiones emocionales, *inhibiendo conductas destructivas* y grabando en la memoria nuevos patrones de comportamiento, e incluso incorporando valores éticos a la cosmovisión de la persona (en el *Addenda* final se incorpora el resultado de un estudio sobre este punto específico).

De ahí, pues, su enorme potencial terapéutico al actuar como verdadero psicointegrador. Psicointegrador del material consciente e inconsciente, de las emociones y el pensamiento racional, del pasado y del presente, de los valores individuales y de los comunitarios.

Ayahuasca y bioquímica

I

Una vez ubicados los efectos de la mixtura amazónica en las diferentes zonas operacionales del cerebro –insisto, hasta donde se sabe a día de hoy–, acerquemos más el microscopio y veamos cómo actúa a nivel molecular. Toda una interesante novela de persecuciones microscópicas.

Partiendo de la realidad etnográfica, cabe afirmar que hay numerosas recetas, plantas para condimentar, cantidades y potencias de mixtura visionaria. No hay una fórmula única para las decocciones. La ciencia está estandarizando la ayahuasca por necesidad práctica, por ejemplo, para poder comparar efectos entre diferentes sujetos, pero no debería negar la existencia de una importante diversidad de preparados, como se empeña algún tecnocientífico, empobreciendo con ello la rica realidad etnobotánica. A pesar de todo ello, establezcamos que la composición química media de la mixtura cocinada es la siguiente:

a) 0,16% harmina
b) 0,11% tetrahidroarmina
c) 0,05% dimetiltriptamina o DMT. La DMT ha sido considerada convencionalmente como el único principio visionario de la ayahuasca, pero no necesariamente es así, como han puesto de relieve algunas investigaciones recientes.[14]

Vayamos ahora por partes, recorriendo los vericuetos químicos de la ayahuasca. Como se ha descrito en numerosos textos, la ayahuasca como mixtura visionaria básicamente es la mezcla de dos elementos químicamente complementarios, aportados a la decocción por dos plantas distintas. Ambos son

14. https://www.ncbi.nlm.nih.gov/pubmed/16149328, https://www.ncbi.nlm.nih.gov/pubmed/16149327

necesarios para que ocurra el esperado efecto extático y de expansión de la consciencia: un vegetal aporta DMT y otro aporta varios inhibidores de la monoaminooxidasa (IMAO) a la mixtura final.

La DMT (N, N-dimetiltriptamina) es una sustancia enteógena de la familia de las triptaminas que se halla en la naturaleza en cantidades notablemente abundantes, hasta el punto de que numerosas culturas indígenas –y modernas– ingieren DMT en forma de extracto en sus diversos rituales sagrados como agente visionario o extatogénico y no les resulta difícil hallarla.

El cuerpo de los humanos también sintetiza la DMT de forma natural y, según parece, está relacionada, entre otras muchas cosas, con los sueños nocturnos. Según las investigaciones del farmacólogo doctor J. Callaway sobre el efecto de la DMT, realizadas en la Universidad de Kuopio, Finlandia, resulta que durante todo el día nuestras glándulas probablemente segregan la misma cantidad de DMT (Callaway, 1988, 1994, 1996 y 1999). La pregunta lógica que sigue es: «En tal caso, ¿por qué no soñamos todo el día? ¿Por qué solo soñamos durante ciertas fases del dormir, conocidas como fases REM, en lugar de soñar durante todo el tiempo que permanecemos dormidos?». Por qué, por qué, por qué… En primer lugar, según las investigaciones de Jim van Os, psiquiatra experto en psicosis colectiva, el 25% de la gente oye voces y tiene visiones tan solo con cerrar los ojos, factores que podrían ser tomados como sintomatología psicótica, pero no lo es. También pueden tomados como efectos de la DMT endógena, ya que, según salta a la vista, el 25% de la población mundial no sufre delirios psicóticos (¿o tal vez sí, y de tan común lo hemos normalizado?).

Aunque las visiones son inicialmente un resultado de la acción de la DMT, el proceso que parece explicar las idas y venidas de los atisbos del imaginario, desde la perspectiva bioquímica, se debe a otra familia de substancias, las conocidas como MAO (monoaminooxidasas). Las MAO cumplen una función enzimática: degradan o descomponen ciertos neurotransmisores para que, por así decir, el cuerpo pueda reutilizar de nuevo los ingredientes moleculares básicos y, principalmente, para hacer desaparecer los neurotransmisores una vez estos han cumplido con su función, evitando que se acumulen como deshechos. Y a pesar de que tenemos MAO en el cerebro, la acción de la MAO como destructor de la DMT que contiene la ayahuasca se da sobre todo a nivel intestinal. Recordemos que la ayahuasca se ingiere oralmente.

Por otro lado, los neurotransmisores que son degradados por las MAO son la serotonina, de la que hablaré en seguida, la dopamina, la adrenalina y la noradrenalina.

La serotonina (5-hidroxitriptamina o 5HT) es un neurotransmisor endógeno que tiene una gran afinidad con la DMT. Química y funcionalmente hablando son primos hermanos. Y el receptor natural para recoger la serotonina, en el mercadeo de sustancias que hay entre las neuronas, es el receptor conocido como 5-HT_{2A} y se halla en mayor abundancia en la neocorteza prefrontal y en otras zonas relacionadas con la consciencia de las emociones y del mundo interno del sujeto. Exacto, allí donde actúa con mayor impronta la DMT de la ayahuasca, con lo que la mirada científica y la mirada tradicional encajan en lo que ven.

Es decir, cuando nuestro propio cuerpo segrega DMT no alcanzamos a notar el efecto visionario y extático porque las MAO se ocupan de descomponer la mayor parte de las moléculas de DMT antes de que actúen. Entonces, surge otra pregunta: ¿Por qué hay periodos en que sí notamos el efecto de la DMT y tenemos sueños, y otros periodos en que no? ¿Acaso no están trabajando las MAO todo el tiempo? No, y esta es la clave del proceso. Nuestro cuerpo segrega casi por igual y todo el tiempo MAO y DMT.[15] Resultado: las MAO se *comen* la DMT y esta no puede actuar porque deja de existir como tal molécula. ¿Entonces? Entonces entra en acción otro personaje del sofisticado proceso farmacológico: los IMAO (inhibidores de las MAO).

Los IMAO son moléculas que inhiben la acción de las MAO, y entonces el proceso queda así: la DMT está en la base de las visiones de la ayahuasca y de los sueños. Las MAO

15. En realidad y aunque se acepta en la comunidad científica, no se puede afirmar de forma indiscutible que nuestro cuerpo segregue DMT. Es posible que esté en forma de aminas en trazas, es decir, que lo segregue en forma de aminas en pequeñísimas cantidades. No obstante, es cierto que se ha encontrado DMT en el líquido cefalorraquídeo de humanos [https://www.ncbi.nlm.nih.gov/pubmed/22371425], e incluso en la glándula pineal de ratas [https://www.cottonwoodresearch.org/wp-content/uploads/2013/11/Pineal-DMT.pdf], y también se han encontrado otras triptaminas endógenas. Dado que la serotonina es una triptamina, no se tiene una idea precisa de la función de la DMT endógena en el caso de que la segreguemos en cantidades suficientes como para producir efecto visual. Comunicación personal del Dr. J.C. Bouso al autor.

descomponen la DMT, con lo que mientras esté flotando por el cuerpo una cantidad suficiente de MAO la DMT no actúa. De pronto, entran en acción los IMAO que detienen la acción de las MAO, y cuando esto sucede florece el maravilloso y buscado efecto visionario y antidepresivo de la DMT. Es decir, notamos el efecto de la DMT cuando actúa el IMAO deteniendo la acción de las MAO. Dado que la secreción interna del IMAO es, por así decir, intermitente, tenemos sueños de forma también intermitente.

De ahí también que los primeros fármacos antidepresivos que hubo en el mercado, y que siguen en venta, eran y son inhibidores de la monoaminooxidasa.

¿Relación con la ayahuasca? Íntima. Como se ha comentado anteriormente, la decocción extatogénica y visionaria por norma general debe incluir dos ingredientes vegetales básicos. Uno de ellos aporta DMT a la mixtura final y el otro, los IMAO, que en la ayahuasca son la harmina y la tetrahidroharmina. En el equilibrio entre ambos ingredientes está la calidad visionaria. Si la ayahuasca tiene mucha DMT pero poco IMAO, las MAO del cuerpo de la persona actuarán con esmero, ya que nadie inhibirá su labor enzimática, y descompondrán la molécula de DMT ingerida con lo que no llegará a producir un efecto reconocible. Si en la mixtura hay mucho IMAO y poca DMT, es posible que la persona tenga una ligera sensación visionaria pero sin llegar a cristalizar, y también es probable que le sobrevenga una nube de sueño difícil de sostener o cierta migraña, todo ello resultado de un exceso de IMAO. En el equilibrio está el éxito.

La harmina, inhibidor de las MAO –o IMAO–, se encuentra de forma natural en varias plantas que son usadas en la preparación de ayahuasca, especialmente en la conocida como ruda siria (*Peganum harmala*), denominada *harmel* en Marruecos y Próximo Oriente, y de donde proviene el término científico de harmalina y sus derivados. También hay abundante harmina en la liana amazónica *Banisteriopsis caapi*, popularmente ayahuasca. De igual manera se encuentra en la *Zygophyllum fabago* y en otras diversas especies vegetales que dejo de lado por el momento. Casi lo mismo se puede decir del otro IMAO que contiene la ayahuasca, la tetrahidroharmina, presente en las semillas de ruda siria y en la liana *Banisteriopsis*. Además de estos dos alcaloides, las fuentes de IMAO de la ayahuasca también suelen aportar otros IMAO, como la harmalina y hamalol, alcaloides que en el siglo XIX e inicios del XX fueron bautizados por los químicos de la época con el término de telepatina, por la observada capacidad que tiene la ayahuasca para despertar esta discutida capacidad humana.

Personalmente, puedo confirmar que durante las investigaciones de campo que realicé en la alta Amazonía ecuatoriana entre 1991 y 1996, conviviendo a temporadas con el pueblo shuar, en más de una ocasión, animado por mis anfitriones, tomé ayahuasca con la intención de tratar de verificar la capacidad telepática que, dicen, despierta la mixtura. El experimento era simple: tomaba ayahuasca; cuando sentía el efecto, visualizaba a alguna persona conocida que estuviera en Barcelona o en otro lugar lejano de la selva, y al día siguiente le escribía una carta (aún no existía el correo electrónico generalizado) explicándole al destinatario dónde, con quién lo había visualizado, cómo iba vestido y alguna otra cosa que yo pudiera haber imaginado bajo el efecto del enteógeno. Esperaba con ansia la respuesta que llegaba, en el mejor de los casos, dos o tres semanas más tarde. A veces llamaba por teléfono. No guardo un registro meticuloso de las cartas que mandé y de las respuestas que recibí, pero, ciertamente, acertaba en un porcentaje de veces que no se puede explicar por azar estadístico. Con cierta frecuencia acertaba algunas variables (por ejemplo, en compañía de quién estaba paseando la persona visualizada, o cómo iba vestida), y lo que resultaba erróneo con más frecuencia era la temporalidad. Tal vez visualizaba o imaginaba a la persona a quien dirigía mi atención en un lugar concreto y vestida de determinada manera y, efectivamente, había estado en aquel lugar y atildada de aquella forma, pero no el día en que yo había tomado ayahuasca para hacer el experimento. A veces, había estado días antes, a veces en días posteriores.

Desvelados los amores y persecuciones de la DMT, las MAO y el IMAO, demos un paso más, pero antes quisiera añadir un comentario de precaución. Si una persona ingiere suficiente cantidad de IMAO sin añadir DMT, puede llegar a experimentar un estado visionario ya que el IMAO ingerido oralmente o inyectado inhibe las MAO endógenas, estas dejan de trabajar descomponiendo la DMT del propio cuerpo, la persona nota la acción de la DMT y sueña o tiene visiones de naturaleza similar al mundo onírico. Lo mismo en sentido contrario: si se ingiere suficiente cantidad de DMT, el sistema biológico de la persona no puede descomponerlo totalmente y el sujeto se sumerge en un ligero estado visionario. Hay prácticas en este sentido en Brasil, donde en alguna tradición local se deja la corteza de la raíz de *jurema preta* –nombre vernáculo de la *Mimosa hostilis*– en maceración un día entero, tras lo cual se bebe el agua cargada con la DMT que ha soltado la *jurema*. Ello suele ser suficiente para experimentar un estado similar al de la ayahuasca, si bien mucho más ligero que si se mezcla la DMT con un IMAO en el preparado que se va a ingerir. No obstante, y a falta de estudios químicos, también es posible que suceda lo contrario: que la *jurema* contenga algún IMAO que al ser consumido en la maceración facilite la experiencia visionaria de la DMT endógena. A veces se usa para este mismo fin la *Mimosa tenuiflora*.

A pesar de esto, el cuerpo necesita permanentemente que haya ciertas cantidad de MAO en el sistema nervioso. En caso contrario, el colapso puede ser muy rápido, es cuestión de minutos. De ahí que no es nada prudente tomar los IMAO sintéticos para probar la potencia de una ayahuasca.

La DMT, el principio visionario de la ayahuasca y probable base química de nuestro mundo onírico, es una molécula muy parecida a la serotonina (5-HT). En general, los enteógenos tienen mucha afinidad química con el receptor 5-HT_{2A}, una variedad o especie de subserotonina, lo que viene a significar que la cerradura química que de forma natural abre y cierra la serotonina en nuestro sistema nervioso, también la abren y cierran los enteógenos, en especial la ayahuasca. Y el receptor 5-HT_{2A} al que se conecta la serotonina, se concentra especialmente en la neocorteza prefrontal y en otras zonas del cerebro relacionadas con la consciencia de las emociones y del mundo interno del sujeto. Todo va cobrando sentido, y el hecho de que nuestro complejísimo sistema biológico tenga receptores para los enteógenos es como decir que tenemos las cerraduras preparadas para que las abran estas llaves, y ello es la prueba de la función y utilidad biológica de los enteógenos en el ser humano.

II

Giremos ahora la mirada hacia la serotonina. Se trata de una sustancia fundamental para la neurología humana que, asombrosamente, en la sangre se comporta como hormona y en el cerebro actúa como neurotransmisor. Actúa como mensajero químico a la vez activo y pasivo, mensajero que las neuronas captan o emiten, según la necesidad del momento, para influirse las unas en las otras, activando y modulando así el funcionamiento cerebral, y generando efectos en cadena que se distribuyen por todo el encéfalo. Desempeñando este papel de neurotransmisor es como la serotonina favorece y modula la difusión de cierta información entre las neuronas del cerebro. Y, más allá del encéfalo, también sirve a otros fines. De hecho, las mayores concentraciones de serotonina no están en el cerebro, aunque este sea su origen, sino en el tracto gastrointestinal; y es en los intestinos donde descubrimos una de las funciones más relevantes de la serotonina: la regulación de la digestión. Niveles muy altos de serotonina están ligados a la aparición de diarreas –efecto secundario habitual de la ayahuasca–, mientras que un déficit excesivo puede ocasionar estreñimiento. También influye en la aparición o ausencia del apetito, algo ligado a los efectos del enteógeno amazónico. Es extraño tener hambre después de una sesión de ayahuasca, por muchas horas que hayan pasado desde el último ágape.

Por otro lado, la serotonina tiene como nombre químico completo 5-hidroxitriptamina (5-HT), tecnicismo cuya misma sonoridad ya indica a cualquier lego que es un miembro de la misma familia que la dimetiltriptamina. Ambas son triptaminas, familia de substancias enteógenas relacionadas con el triptófano, de ahí el nombre, que, además de la serotonina y la DMT, agrupa a otros conocidos psicótropos como la bufotenina (presente en el veneno de algunos sapos y en la mítica seta *Amanita muscaria*), la melatonina, 5-MeO-DMT (presente en las semillas de yopo o cebil: *Anadenanthera peregrina* y *Anadenanthera colubrina* que, pulverizadas, son inhaladas en forma de rapé o fumadas en diversas tradiciones andinas), NMT, psilocina y psilocibina, etcétera.

La serotonina, repito, influye en una gran variedad de funciones corporales y psicológicas, de la misma manera que también actúa sobre ellas su prima hermana química, la DMT de la ayahuasca. En este sentido, se ha observado que la serotonina está relacionada con la producción de leche materna, con la regeneración hepática y con la división celular, además de afectar al peristaltismo intestinal, y de regular y reducir el apetito. De acuerdo con el flujo de serotonina que salta entre las neuronas se altera el estado de ánimo, la ansiedad y la felicidad, y se estimula el centro del vómito en el cerebro causando náuseas, de ahí los famosos vómitos que, a veces, siguen al consumo de ayahuasca. Desde hace años se sabe que la serotonina está asociada al estado depresivo: las personas con este trastorno anímico acostumbran a tener un nivel bajo dc 5-HT en la sangre. Sin embargo, no se sabe hasta qué punto es el déficit de serotonina el que produce la depresión, o viceversa.[16]

En este sentido, es muy conocido el efecto antidepresivo de la ayahuasca, probablemente el mejor antidepresivo del mundo, hasta el punto de que a finales del siglo XX, la Internacional Plant Medicine Corporation, modelo de empresa nortcamericana sin ética ni escrúpulos, patentó la ayahuasca como antidepresivo. Como era de esperar hubo reacciones, y en 1995 la coordinadora de las 400 etnias que habitan la cuenca amazónica, la COICA, se lanzó al ataque promoviendo una protesta mundial contra esta insultante patente de Estados Unidos, acusando al director del laboratorio de actos de biopiratería y exigiendo la no aceptación de la patente de la ayahuasca por parte de la Oficina de Patentes de los Estados Unidos. «Los

16. El mundo de los antidepresivos está en constante cambio y revisión de teorías. Actualmente se baraja la hipótesis de que el efecto de los antidepresivos se deba a la acción de los fármacos sobre los neurotransmisores 5-HT_{1A} y esto genere neurogénesis. Véase: https://www.ncbi.nlm.nih.gov/pubmed/22788968, y http://www.sciencedirect.com/science/article/pii/0166432896000812

pueblos indígenas representados por la COICA creen que la comercialización de un ingrediente de nuestras ceremonias religiosas y curativas es un profundo insulto [...]. La ayahuasca les da a los chamanes el poder para curar a nuestros enfermos, hablar con los espíritus y adivinar el futuro. Pertenece a todas las comunidades que la usan. Es imposible que sea propiedad de un solo hombre» (extraído de la declaración de Jesús Veliz, Huancayo, Lima, 25 de junio de 2000). La patente norteamericana de la ayahuasca expiró el 17 de junio de 2003 y no se renovó a causa de las enérgicas protestas que llegaron de muchas organizaciones y personas de todo el mundo.

Se sospecha que hay un aumento de serotonina relacionada con la osteoporosis, por lo que es desaconsejable tomar ayahuasca para las personas que sufren esta dolencia ósea, y se ha verificado que las personas que toman serotonina como medicamento sufren una clara reducción de su deseo sexual, algo que también conocen algunos consumidores de ayahuasca aunque en menor grado. Respecto a este punto es necesaria una aclaración: se ha verificado que existe una correlación directa entre los niveles altos de serotonina en la sangre y el bajo deseo sexual; y lo contrario, a los niveles bajos del neurotransmisor en la sangre se asocian conductas inequívocamente orientadas a la satisfacción sexual. Pero no todo acaba aquí, ya que, a su vez, la serotonina parece estimular la capacidad de enamorarse, despierta cierta atracción espiritual hacia otras personas (Fisher, 2004), por lo que en medios periodísticos a veces se la denomina como *el neurotransmisor del amor*. Con frecuencia, sucede que los consumidores de la mixtura amazónica confunden ambas sensaciones, convirtiendo la elevada atracción amorosa en mera sexualidad.

En este mismo sentido y relacionado con lo anterior, la serotonina y la DMT, ante situaciones de tensión, estabilizan el estado emocional del ser humano, inhibiendo la agresividad y las conductas violentas generadas por la adrenalina y la testosterona, la hormona de la virilidad, cuya acción insensibiliza las neuronas al efecto de la serotonina y la DMT. Así pues, las personas impulsivas y violentas suelen tener un bajo nivel de serotonina en el cerebro, al contrario que aquellas que son de naturaleza pacífica, con lo que la ayahuasca actúa como pacificador y propulsor de experiencias espirituales y de confraternización entre humanos, algo que saben todos los consumidores. No es extraño que hayan surgido varias religiones alrededor del efecto extatogénico de la ayahuasca. A partir de substancias como los opiáceos, el *cannabis*, las benzodiacepinas o la cocaína no puede surgir ninguna religión, pero a partir del efecto de ciertos psicótropos, como la ayahuasca, la LSD o ciertas metanfetaminas, es fácil que se sienten las bases de movimientos religiosos y de una nueva –o de la eterna– espiritualidad práctica.

De hecho, hay hipótesis especulativas a partir de textos bíblicos del Antiguo Testamento, según las cuales la base de la experiencia mística en los tiempos de Moisés procedía del consumo de enteógenos de la familia de la ayahuasca (Shanon, 2008), y también se identifica con un análogo de la ayahuasca, el famoso *Haoma* de los indoeuropeos que más tarde pasó al mundo persa y a las prácticas herméticas musulmanas. Hacia el cuarto milenio antes de Cristo, los primeros indoeuropeos procedentes de la riberas del Volga penetraron en el actual Irán, y con ellos se expandió la ceremonia del *Haoma* o *Yasna* según figura en el Avesta.[17] Se trataba de una celebración sagrada y vivificante cuyo núcleo consistía en la elaboración y consumo de la bebida extraída de una planta identificada con una divinidad, cuya eficacia ayudaba en la fertilidad y la procreación, en el mantenimiento de la salud, y producía un tipo de conocimiento y de valor distintos a los cotidianos. Saltan a la vista los paralelismos históricos con el Santo Daime y con el resto de religiones ayahuasqueras actuales.

La serotonina también es corresponsable de la temperatura corporal, tal como sucede con la ayahuasca, cuyo efecto psicoactivo aumenta de intensidad si la persona pasa algo de frío. Es costumbre de algunas etnias amazónicas, como los quichuas y los shuar, desnudarse parcialmente durante las sesiones de la mixtura buscando la frescor nocturna para gozar de un efecto más intenso. La regulación térmica del cuerpo es un factor vital primordial que implica un equilibrio muy delicado. La temperatura corporal de un cuerpo humano sano se sitúa en torno a los 36’8 °C y la diferencia de unos pocos grados de tempera-

17. Se conoce por Avesta una colección de textos sagrados de la antigua Persia pertenecientes a la religión zoroastriana. Han llegado hasta nosotros dos de los veintiún libros de los que se componía el Avesta original.

tura puede suponer la muerte irreversible de tejidos celulares, siendo las neuronas especialmente sensibles a la temperatura. De ahí que, en caso de sufrir fiebre, es muy peligroso llegar a los 40 °C, temperatura en la que, además de sofocos, la persona suele experimentar estados alterados y pérdida de la consciencia. La función termorreguladora de la serotonina, por sí misma, indica la capital importancia de este neurotransmisor para todo el cuerpo, de lo que deriva el amplio espectro de efectos de la ayahuasca.

Otra función de la serotonina, fundamental para la vida humana y que se ve afectada por su prima hermana química, la DMT de la ayahuasca, es la regulación del sueño. A lo largo del día, los niveles de serotonina suben y bajan en nuestro sistema nervioso marcando el llamado ritmo circadiano –el horario natural que sigue nuestro cuerpo y que indica cuándo toca dormir y cuándo no, regulando así el sueño y la vigilia–. Los niveles de 5-HT alcanzan el máximo en los momentos más soleados del día, mientras que durante el sueño profundo bajan al mínimo.

Suele ser de noche cuando se consume la ayahuasca, aunque no debe ser en este horario por fuerza; personalmente gozo del efecto de la ayahuasca ingerida de determinada manera a plena luz del día. A pesar de que la sesión o trabajo pueda acabar a altas horas de la madrugada, es un hecho general que al día siguiente no se sufre de sueño atrasado. Tras ingerir la mixtura, es suficiente con dormir de 4 a 6 horas, en lugar de las 7 o 8 habituales. En cierto sentido literal, las horas pasadas de forma consciente bajo el efecto visionario de la ayahuasca substituyen las horas de descanso nocturno. Se podría decir que si el dormir es la manera natural que tenemos de regenerarnos física y psicológicamente –tras un accidente o una intervención quirúrgica, la persona duerme muchas horas–, los efectos de la ayahuasca operan en el mismo sentido. De ahí que la haya bautizado como *adaptógeno inespecífico*.

El pueblo shuar y sus vecinos achuara, entre otras numerosas etnias amazónicas y andinas, aglutinan las visiones producidas por la ayahuasca y su mundo onírico en un mismo paquete de realidad mágica. No hacen distinción entre unas imágenes y otras, y utilizan la misma terminología para referirse a ambos mundos inmateriales. Por ejemplo, *Mesékar* es un vocablo shuar que se refiere a un buen sueño natural; *Mesékranam tsuámarma* significa literalmente «el sueño a través del cual me he sanado», y tanto se aplica a sueños nocturnos como a visiones tenidas bajo el efecto de la ayahuasca o debidas al consumo de savia de *Brugmansia*; *Nekámu* significa soñar o tomar ayahuasca con el objetivo de ver alguna cosa que está lejos –los shuar toman ayahuasca con la finalidad de ver familiares lejanos, encontrar objetos o animales domésticos perdidos o ver su propio futuro–; o *Nekátin* se refiere a la cosa conocida en sueños o gracias al efecto visionario de la mixtura. En este sentido, se pueden a analizar las visiones producidas por la ayahuasca –cuando no es simple imaginería narcisista– exactamente como si fueran sueños nocturnos.

Las visiones de la DMT tienen la misma sintaxis abierta y el mismo contenido simbólico que los sueños, y así se pueden interpretar siguiendo las pautas fijadas por la psicología analítica, no por otras tendencias desprovistas de la profunda capacidad de comprensión de la psicología analítica o de los arquetipos. La psicología analítica fundada y desarrollada por C.G. Jung y sus seguidores, a pesar de la marginación que sufre hoy por parte del mundo académico europeo –lo cual dice muy poco a favor de la psicología académica–, es la herramienta adecuada para entender la simbología del inconsciente que emerge con la ayahuasca, incluso a nivel transcultural y transpersonal –neologismos estos que acuñó el mismo C.G. Jung para referirse a la necesidad de que la psicología, para entender el alma humana, debía ir más allá de la experiencia individual como propugnaba S. Freud.

En este sentido, de la misma manera que Jung habló de sueños individuales y sueños arquetípicos, numerosos pueblos amazónicos consumidores de ayahuasca distinguen entre lo que, en traducción libre, denominan *grandes sueños* y *pequeños sueños*, tanto referidos al mundo onírico como a las visiones de ayahuasca o de *Brugmansia*. Los grandes sueños afectan al individuo que los ha tenido o atrapado, y su influencia se extiende al destino de toda su gente, familia y clan; por eso son considerados grandes hombres. En cambio, los pequeños sueños solo se refieren a la vida y circunstancias del sujeto, a nivel personal. En términos de psicología analítica los llamaríamos sueños arquetípicos y sueños individuales. La actual obra del físico J.P. Garnier Malet revela la importancia de ambas calidades de sueño en la construcción de la vida individual y colectiva dado que abren las puertas a un desdoblamiento temporal que determina nuestra existencia consciente (véase Garnier Malet, 2012 y 2012).

Para acabar esta mención a los sueños, será ilustrativa una anécdota. Hace años, estando en la Amazonía ecuatoriana pregunté a un amigo indígena, de edad madura y con sólidos criterios sobre las cosas, qué pensaba de los *apachi*, de los blancos, y de su (nuestra) forma de vida que estaba invadiendo el mundo indígena. Entre otras observaciones y opiniones, me respondió que no es extraño que los blancos estén perdidos y angustiados, que él no podía entender cómo alguien puede dar su voto a otro para que mande sin saber qué ha soñado la persona a la que se da el voto. «¿Cómo se puede permitir que otro mande sobre ti sin saber si ha tenido grandes sueños? ¿Cuáles son esos sueños? Veo cómo se comportan y lo que dicen esos a los que les dejáis mandar y parecen pobres diablos. Creo que solo han tenido pequeños sueños que no valen para mandar. Claro, así os va la vida». Cabe añadir que, en efecto y en términos generales, el actual Occidente no solo es el reino de la más acérrima mediocridad instalada en el poder, sino que hace décadas que olvidamos lo que significan *los grandes hombres*.

9. Uso de la ayahuasca en psicoterapia

Se cuenta que, cierta vez y en una noche oscura, pasaba un derviche por delante de un pozo seco en que accidentalmente había caído un académico. El hombre daba gritos pidiendo ayuda. El derviche llamó a otros hombres del lugar y les pidió que trajeran una cuerda y una escalera para rescatar al hombre que había caído en el pozo. Mientras esperaba, el académico le gritó desde el fondo del pozo que, según las normas de la gramática, primero debía decir la palabra «escalera» y después la palabra «cuerda». Al oír esto, el derviche respondió: «ah, bien, pues quédate donde estás, yo voy a aprender a hablar como es debido y luego ya regresaré».

Idries Shah
Los cien cuentos de la sabiduría sufí

Ayahuasca, soledad y depresión

I

En la actualidad se observa una corriente planetaria caminando con decisión hacia un individualismo exacerbado y hacia la consecuente soledad. No creo que sea necesario citar muchos ejemplos. Todo occidental, en un día normal, puede observarlo con solo caminar por las calles de cualquier ciudad. No obstante, quisiera ilustrar el hecho mostrando algunas grandes cifras.

En la ciudad de Barcelona (datos oficiales de Idescat 2016), hay censadas 684.000 viviendas, de las que unas 200.000 están habitadas por una sola persona y otras 37.000 son viviendas ocupadas por más de una persona, pero que no forman familia de ningún tipo. Esto implica que, además de las 200.000 viviendas unipersonales, en Barcelona hay otras 37.000 viviendas compartidas entre varias personas que, generalmente, alquilan una habitación cada una por falta de otra posibilidad de residencia, pero que no las une otro vínculo que el mero compartir los gastos de la vivienda a final de mes. De estas cifras se infiere que más de un tercio de los barceloneses viven solos, con lo que es probable que sufran cierto o grave déficit en sus relaciones personales íntimas. Es decir, son personas que, probablemente, están emocional y físicamente solas a pesar de pasarse el día entre gente (en los transportes públicos, en el trabajo, en las colas del banco y del supermercado y en las calles).

A estos datos cuantitativos, se puede sumar el deterioro de la calidad en la comunicación interpersonal que se ha visto substituida por la plaga de los llamados *teléfonos inteligentes* y de aplicaciones de internet que la gente usa para comunicarse *con* –o más bien para tratar de llamar la atención *de*– otros seres humanos. Casi cada nuevo recurso o aparato que se lanza al mercado y que realiza algo que pueden hacer los humanos, significa un *quantum* de inteligencia y de habilidad que pierden las personas, y no precisamente para dedicarse a actividades más elevadas. La comunicación humana real –no solo la mera transferencia de información– incluye tacto corporal, entonación en la voz, expresiones faciales, miradas significativas y todo lo demás, riqueza que se está reduciendo a cuatro docenas de hieráticos y simples emoticones substitutos de la verdadera y enriquecedora relación interpersonal, ya que hasta el tesoro del lenguaje bien escrito se está deteriorando a marchas forzadas. La imagen de un puñado de amigos o de una pareja, sentados uno al lado del otro, pero cada uno pendiente de lo que aparece a cada momento en la pantallita de su teléfono, sin hacer el menor caso de la persona de carne y hueso que tiene sentada al lado, es una imagen elocuente por sí misma y, desde finales de 1980, cada día más cotidiana.

Por otro lado, el movimiento planetario hacia el individualismo camina de la traidora mano de conceptos que aparecen como avances humanistas deseables, pero que si se analizan con detenimiento, se descubre que solo son apariencias que toma el consumismo y la alienación actual. Me refiero a conceptos como individualidad, autonomía, libertad, independencia, desarrollo personal, incluso democracia, ser uno mismo... En efecto, suenan deseables para todos, pero solo una persona psíquica y espiritualmente madura tiene la capacidad mental, el temple y la disposición interna adecuados para desarrollar su individualidad sin caer en el egoísmo y el aislamiento narcisista. No nos engañemos con psicomaquillajes de moda y sin salida. En la mayoría de los casos, este movimiento planetario que se puede resumir en la máxima *sé tú mismo, dite que eres el mejor y cuánto te amas*, conduce a la soledad, al ensimismamiento y a la incomunicación, a sufrir trastornos mentales, pérdida del sentido de la vida y, cada día con más frecuencia, al suicidio, la primera causa de muerte no natural en Occidente, por encima de las guerras.

La OMS (Organización Mundial de la Salud) en su *Nota Descriptiva* de febrero de 2017 da unas cifras que reflejan el presente estado de la situación. Se calcula que la depresión afecta a más de trescientos millones de personas en el mundo —no es el contexto, éste, para detallar que hay varios tipos de depresión y que habría que analizar minuciosamente las formas de diagnóstico que se han usado para llegar a estos datos, no obstante y en términos generales démoslos por buenos. A partir de tal cifra, se puede afirmar que la depresión es la principal discapacidad mundial que afecta globalmente alrededor del 5% de los adultos, porcentaje que sube al 7% en los países postindustrializados, lo que implica que, en los llamados países en vías de industrialización, la depresión puede afectar al 3% de la población adulta. Son datos clarificadores de lo que conlleva la digitalización y la robotización de la vida. La misma OMS, en una resolución de la Asamblea Mundial de la Salud de mayo de 2013, insistió en que se busque una respuesta integral y coordinada de todos los países para afrontar el problema de los trastornos mentales, y en especial la depresión.

Como dato objetivo, cada año se suicidan unas 800.000 personas en el mundo: es la segunda causa de muerte entre los jóvenes de 15 a 19 años y está muy por encima, repito, de las muertes causadas por todas las guerras del planeta. En el año 2002 hubo 57 millones de muertes, de las que solo 172.000 se debieron a las guerras, en tanto que 569.000 muertes se debieron a crímenes y violencia no bélica. Es decir, que hubo 741.000 víctimas directas de la violencia humana. En contraste con ello, en este mismo 2002 se contabilizaron 873.000 suicidios (Harari, 2013, pág. 403).

En España, el suicidio es la primera causa de muerte no natural: hay el doble de suicidios –10 cada día– que de muertes por accidente de tráfico. Y la tasa española es baja en comparación con la de otros países del centro y norte de la Unión Europea, y más baja aún si la comparamos con datos como los de los Estados Unidos, Japón o China. En general, en los países mediterráneos el suicidio está muy mal considerado a raíz del fuerte componente cultural católico que hay, y a la prohibición que impone esta religión de suicidarse. La vida es posesión de Dios y solo Él tiene la potestad para darla y quitarla.

El 5% de promedio de población adulta mundial afectada por depresión en la década de los años 2010-20, subirá previsiblemente hasta el 8 a 10% en la década 2030 —también según datos de la OMS, que suelen ser conservadores ¡casi la décima parte de la población mundial con trastorno depresivo!* Al margen de los inhumanos intereses de los laboratorios farmacéuticos que fuerzan a los colectivos de psiquiatras para que diagnostiquen trastornos inexistentes y receten medicamentos a menudo innecesarios, la depresión es la verdadera epidemia psiquiátrica actual. Es obvio que algo no anda nada bien en nuestro mundo. En este sentido y resumiéndolo, se puede afirmar que los principales factores padres de la depresión son la soledad y la creciente presión social combinados, situaciones ambas que van a más y sobre las que la terapia grupal con ayahuasca tendría mucho a aportar.

Se ha escrito poco o nada sobre el uso práctico de la ayahuasca en psicoterapia, en cambio, y paradójicamente, se han realizado numerosos estudios de los efectos curativos de la ayahuasca a corto plazo, a largo plazo y en consumidores habituales (véanse especialmente los diversos trabajos de José Carlos Bouso y su equipo, y de Jordi Riba y su equipo, citados en la bibliografía). Tal vez, la única obra en este sentido es *Ayahuasca y salud*, coordinada por Bia Labate y José Carlos

* Estos datos se refieren a la situación mundial previa a la pandemia de Covid-19. No obstante, un estudio publicado en la revista *The Lancet* a principios de 2022 arroja otros datos. El número de personas que declararon tener trastornos depresivos y de ansiedad graves aumentó en más de una cuarta parte en 2020 y a principios de 2021, durante la pandemia, registrándose 76 millones más de trastornos de ansiedad y 53 millones más de casos de trastorno depresivo mayor.

Bouso (2013) que recoge numerosos artículos sobre el tema, pero la mayoría tratan de hechos consabidos o de abstracciones de limitado interés. Pocos hablan de la forma de aplicación de la ayahuasca en procesos de psicoterapia, de ahí la importancia de añadir este capítulo al presente volumen.

Tanto en el chamanismo indígena como en la medicina occidental, el uso de la ayahuasca busca un mismo objetivo: curar, pero el procedimiento es completamente distinto. Los *médicos* indígenas –los chamanes, payés, mamos o taitas– toman el medicamento para tener visiones sobre el origen de la anomalía y acceder al mundo de las energías para resolverla. En tanto que los médicos y psicólogos académicos tienen prohibido tomarla y han de conformarse con interpretar lo que les cuenta el paciente (sobre este punto recomiendo el texto de Ott, 2013). Salta a la vista la urgente necesidad de crear una Tercera Vía o Vía Occidental de consumo de ayahuasca, puesto que no somos una cultura animista-chamánica y el hecho de copiar las formas chamánicas –muy en boga desde finales del siglo xx– es como pretender copiar una obra de teatro simplemente disfrazándose, pero desconociendo el argumento y el idioma en que se representa.

Se puede aceptar que la finalidad universal de toda terapia es conseguir que el paciente sea capaz de vivir según su manera real de ser y dentro de los límites naturales y condicionamientos culturales que le impone su entorno social y ecológico. Es decir, que sea lo más sí mismo posible, integrando razonablemente sus dimensiones consciente e inconsciente; el pasado, el presente y el futuro; su individualidad y su dimensión familiar y social; su cuerpo y su alma; sus ilusiones y su realidad. El problema de la mayoría de las terapias actuales es que se dirigen solo al individuo sin contemplar verdaderamente el medio social en que está sumergido. En más de una ocasión ha venido a mi consulta –cito un ejemplo tipo– un hombre de 30 años, aquejado de depresión, desánimo, abulia, insomnio y con ocasionales reacciones violentas de las que más tarde se arrepiente. Al margen del trastorno psicológico que presenta, su vida se resume en que aún reside en el hogar paterno porque no ha encontrado una ocupación laboral estable que le permita fundar su propio hogar; tuvo una pareja, pero acabó por dejar la relación por el problema de falta de espacio íntimo y de recursos; no ha podido seguir ningún estudio medio ni superior porque proviene de una familia humilde con pocos recursos económicos y no vislumbra ninguna solución razonable a su situación. Los trabajos a los que accede son de bajo interés humano y peor remunerados, sin la menor previsión de continuidad, no le dejan tiempo para formarse profesionalmente y tampoco sabe hacia dónde encaminarse. No tiene una red de amigos que le puedan ayudar a encontrar un espacio en un mundo mejor que el que ocupa, y no practica ninguna religión, ni tiene valores ni creencias espirituales que le puedan satisfacer en su dimensión anímica y darle una imagen de futuro. Tampoco tiene un coeficiente intelectual excesivamente dotado, digamos que se mueve en la normalidad, y sus padres le ayudan pero, de vez en cuando, hay malestar en la familia y le recuerdan que es hora de que busque un hogar propio y abandone el nido. No sigo detallando el resto del cuadro porque el lector puede imaginárselo. ¿Qué hacer con un paciente de estas características biográficas? Puedo tratar de animarlo a base de psicoterapia al uso, con antidepresivos, ansiolíticos y barbitúricos para dormir –típico cóctel que suelen dar la mayoría de psiquiatras dejando al paciente más caduco que antes, solo que ahora no se queja–, pero no sería honesto hacerlo.

A pesar de todo ello debo actuar, a sabiendas de que no es un problema de origen psíquico, sino que es un problema del sistema social, de la educación y del patrón cognitivo y emocional derivado de él. La depresión es el espíritu de la época. Por tanto, la solución debe venir del sistema y de su idiosincrasia, de un cambio de valores que ayuden a las personas a construir su propio destino. El actual modelo cultural solo anima a consumir, nunca a iniciarse en una vida coherente para el sujeto.

La solución apunta a un cambio profundo en el sistema de socialización, no a la psicología al uso que con mucho esfuerzo entiende algo real de los procesos psicológicos individuales; ni menciono la llamada psicología social, la Gestalt ni el conductismo ya que, en mi opinión, no merecen ser denominados como psicología, la *ciencia del alma*. Tales modas del pensamiento actual niegan la existencia de algo como el alma, el inconsciente profundo, el Ser o Sí mismo, o como quiera denominarse la dimensión inefable y espiritual del ser humano (conductismo y psicología social), o bien lo consideran algo así como una especie de experiencia de consumo fácil (Gestalt). En ello, la ayahuasca puede desempeñar un papel brillante y útil, como lo tiene en las sociedades cuyo consumo es tradicional y como comentaré más adelante.

En efecto, pocas veces acuden a la consulta pacientes buscando un espacio o un método de realización de sus potenciales en un sentido espiritual o existencial, a pesar de que este es el núcleo del problema. La mayoría acuden empujados por un malestar anímico concreto, por una compulsión conductual o por algún doloroso desasosiego, pero si el terapeuta les abre la posibilidad de ir más allá del trastorno concreto, no son pocos los pacientes que se maravillan al descubrir la posibilidad de «crear su propia alma» en la bella expresión de James Hillman (Hillman, 2000; Johnson, 2016). Pero esta oferta del terapeuta para ayudar al paciente a que intervenga activamente en su propia evolución es algo que él o ella misma, el terapeuta, debe haber recorrido antes. Y, hasta donde sé, son muy pocos los casos de profesionales que lo hayan hecho.

Para ser lo más *uno mismo posible* –es decir, para estar lo menos dividido entre lo que se piensa, lo que se siente y lo que uno acaba haciendo–, antes uno debe tener algún indicio de quién es, de qué significa el ser interno y, más complicado aún, de cómo conectar con esta dimensión profunda del sujeto, una dimensión propiamente espiritual –aunque no siempre religiosa–, sin quedar atrapado por los embelecos de las sirenas cantando desde la rocas. Estas trampas existen y son muy peligrosas, son las que técnicamente denominamos narcisismo, soledad, autoengaño y autocomplacencia, delirio esquizoide, rigidez dogmática, orgullo compensatorio y miedo, entre otros. Una persona sola extrañamente puede conseguir evolucionar en el sentido que damos aquí al término. Incluso el héroe cultural por excelencia, Ulises, necesitó de sus hombres para que lo ataran al palo central de la nave y evitar así que saltara al agua atraído por el hipnótico canto de las sirenas para acabar destrozado contra las rocas de la costa, símbolo de la vieja realidad.

Antaño, cuando una persona sentía la necesidad de cultivar su dimensión espiritual, su mundo interno, acudía a un monasterio y pedía entrar. En los monasterios y lamasterios había métodos largamente comprobados, había una comunidad con la que compartir el camino, un colectivo que devolvía la imagen a los neófitos si era necesario, que los cuidaba cuando se perdían en su espiritualidad fantasiosa y que guardaba celosamente conocimientos técnicos a menudo milenarios..., eran profesionales de la espiritualidad. A pesar de ello, con cierta frecuencia se extraviaba toda la comunidad y acababan alejándose del desarrollo espiritual –es decir, de la integración del material inconsciente en la consciencia–, ejerciendo un poder mundanal sobre los campesinos a los que debían guiar hacia la experiencia divina, practicando una sexualidad perversa y hasta luchando por acumular riquezas materiales más allá de un punto razonable, algo propio de la gente enferma de codicia y de lujuria. Todo ello forma parte de la realidad humana.

Si nos referimos a culturas animistas, la persona que sentía la llamada interior acudía a un chamán experimentado y se ponía a sus órdenes en un largo proceso iniciático, que a menudo duraba años. Para eso han existido las escuelas de espiritualidad desde los tiempos más lejanos de la historia humana. Solo en la actualidad se acepta por buena la idea falsa de que una persona sola, cargando una colección de libros de autoayuda, pueda cultivarse por dentro.

II

Como han puesto de relieve la antropología social y cultural, la arqueología, la prehistoria, la historia y la psicología junguiana, la experiencia de lo numinoso es lo más anhelado por la humanidad. Es a lo que hemos dedicado más recursos materiales, interés y tiempo desde que hay rastro de nuestro paso por la Tierra. Es la experiencia más unificadora que pueda imaginarse y, por ello, la más sanadora. Uno de los orígenes del actual *malestar de la cultura* es justamente la pérdida de contacto con la experiencia numinosa, con lo sagrado e inefable que rige y da sentido a nuestra existencia. Por todo ello, es imprescindible un cambio de paradigma en casi toda la psicoterapia actual, desde el acartonado psicoanálisis freudiano o el incomprensible análisis lacaniano, hasta la actual Gestalt, con su errático y trastornado intento de llevar la atención del paciente –al que denominan «cliente» explicitando el mercantilismo de base de la Gestalt– al ahora y aquí y a una experiencia del sutil ser interno mal copiando formas y conceptos orientales, sufíes o del Cuarto Camino. El resultado de todo ello es que, en lugar de conseguir que las personas sean *lo más sí mismo posible* y vivan teniendo consciencia del Ser que albergamos, con fluidez, integridad y felicidad, los «clientes» acaban por cargar el patrón neurótico occidental que les aleja de su verdadero ser –la personalidad simbólica en terminología de A. Janov–, y sobre él añaden una segunda máscara de pretendida frescura y fluidez que los convierte en doblemente neuróticos, más alejados del Ser y con frecuencia pedantes que no respetan los límites que permiten llevar una vida razonablemente ordenada. Así pues, para comprender los efectos de la ayahuasca desde una óptica occidental, puede ayudar la psicología junguiana y la psicología humanista en general. Incluyo en ellas a G. Bateson, A. Lowen, W. Reich, C. Rogers, A. Maslow, E. Fromm, E. Erickson y A. Janov, entre otros, muchos de los cuales no eran psicólogos de formación.

Es imprescindible y vital un cambio de valores en el mundo occidental. Sé que no soy la primera ni la segunda persona en anunciarlo, en reclamarlo y en reflexionar sobre ello, pero tal vez sí en proponer un cambio concreto en el área del pensamiento psicológico y humanista a partir del efecto de la ayahuasca, sabiendo que la mixtura no es la panacea universal para todos los males de la humanidad pero que puede ayudar a sanar parte de la actual neurosis.

¿Qué tiene la ayahuasca que tanto nos puede ayudar en el ámbito de la psicoterapia? La ayahuasca *abre*, como repiten numerosos indígenas amazónicos, *solo abre*. No arregla, corrige ni cura nada. Eso depende de la persona, de su capacidad y de su entorno, lo que pone nuevamente de relieve que lo importante no son las experiencias de cada uno, sino lo que cada persona hace con sus experiencias. ¿Qué puerta atraviesa la ayahuasca? ¿Qué abre? La ventana hacia las fuerzas inefables de la naturaleza, abre la puerta que da acceso a hechos olvidados de la propia biografía, abre la compuerta de las emociones bloqueadas, levanta la valla que separa el jardín cultivado de la consciencia de los bosques espesos que lo rodean, el inconsciente; abre las puertas de la percepción permitiendo la experiencia de lo intemporal, del Absoluto, expande la consciencia y abre la capacidad para experimentar en primera persona la armonía de la Creación... pero el resultado final depende siempre del sujeto. Por tanto, un individuo poco dotado abrirá esta ventana y tal vez sienta la conexión con lo numinoso, pero será incapaz de sacar nada de ahí, la cerrará y seguirá como estaba o peor. Una persona sensible y consciente abrirá esta ventana a lo inefable y quedará marcada de por vida, descubrirá por propia experiencia el sentido real de términos como plenitud y arrobamiento, su vida florecerá y los años dejarán de pasarle sin mayor sentido.

Al experimentar el efecto de la mixtura, las personas conscientes dejan de ser egoístas, entendiendo que el egoísmo se debe al hecho de que el implicado no ama a su verdadero sí mismo o Ser. Como dice E. Fromm en su famosa obra, *el egoísmo consiste en no poderse sufrir a sí mismo* (Fromm, 1998, pág. 285). El ser humano egocéntrico o narcisista en realidad no se ama, por eso está ávido de amor. Pero, más que amarse poco, en realidad se odia, y suele intelectualizar el odio hacia sí mismo en forma de sacrificio o altruismo, pero el narcisista –la enfermedad de nuestro tiempo, como afirma A. Lowen con tanta razón (Lowen, 2000)– al no saber lo que siente de verdad se cubre con máscaras de santidad, amabilidad, modestia, servicio a los demás y hasta de amor, pero no es más que una manera de negar su narcisismo. El narcisista es un ser humano extremadamente inseguro, dado que ni sus sentimientos ni ninguna otra cosa de él tienen su fundamento en la realidad. Por eso, el narcisista encarna lo que al ser humano medio le gustaría ser, pero que él solo aparenta: seguro de sí mismo, sin conocer el dolor de la duda y estando a la altura de toda situación.

Pero el tema de fondo es que el narcisista invierte mucha energía en ayudar a los demás, incluso se sacrifica por ellos, con el único objetivo de negar su narcisismo. Por ello, el narcisismo está en la base de todas las enfermedades mentales graves. El único remedio contra este mal es el amor verdadero, usar el amor como energía unitiva para resolver los problemas, y quien está decidido a resolver un problema con amor antes necesita creer en su propia fortaleza. Ahí es donde se pone de relieve la potencial importancia de la ayahuasca en la moderna psicoterapia existencial, pero previamente se impone la necesidad de un cambio de valores que incluyan la dimensión y la experiencia consciente del Ser en el proceso de individuación.

Cambio de valores y la obra de Robert S. Hartman

Inmensos han sido los preparativos para mí…
Las estrellas me hicieron sitio en sus órbitas mismas…
Antes de nacer de mi madre generaciones me guiaron,
mi embrión nunca estuvo en letargo,
nada se le superpuso.
Para él la nebulosa se tornó un orbe,
(…) Todas las fuerzas han trabajado sin
cesar para completarme y deleitarme,
Ahora, aquí me encuentro con mi alma robusta.

WALT WHITMAN
Canto a Mí Mismo

El uso de la ayahuasca como recurso psicoterapéutico exige un nuevo paradigma en la concepción convencional del ser humano. Debe ser un paradigma más próximo a la filosofía y a la espiritualidad prácticas que a la psicología académica. En realidad, no se trata de edificar una nueva cosmovisión, sino de acercar a una formulación actual el paradigma más longevo de todos, el que nos abre una ventana a la eternidad, a la experiencia de lo Absoluto. Se trata de incluir la búsqueda consciente y útil del Ser entre los objetivos terapéuticos de la mixtura panamazónica.

Este paradigma, en mi opinión, lo ofrece la tan sorprendentemente desconocida como genial obra de Robert S. Hartman (Berlín 1910-México 1973). Sería excesivo en este texto profundizar en la axiología formal desarrollada por Hartman, una de las ramas más fructíferas de la filosofía del siglo xx; no obstante, para re-enmarcar el efecto de la mixtura es imprescindible ofrecer un esbozo de las propuestas que realizó este lúcido alemán emigrado a los Estados Unidos huyendo del nazismo.

Robert S. Hartman fue juez en la Alemania de los años 1930 hasta la llegada del nazismo al poder. También fue filósofo, matemático y comprometido activista por la paz. En el área de la filosofía desarrolló la axiología formal resolviendo rompecabezas que permanecían herméticos desde Platón hasta George E. Moore –primera mitad del siglo xx–, sobre la indefinibilidad del bien. En todo caso, remito al lector a su autobiografía, uno de los textos más frescos e inspiradores que he leído, *Libertad para vivir. La historia de Robert S. Hartman* (Hartman y Ellis, 2015). Por otro lado, si algún lector desea profundizar en la axiología formal, puede dirigirse al más conocido de sus ensayos sobre el tema, *La estructura del valor* (Hartman, 1959),[18] así como a las obras de John William Davis (1972) y de Rem B. Edwards (2010) sobre el propio R.S. Hartman y su aportación a la ciencia.

Robert S. Hartman fue juez en la Alemania prenazi y, a partir de sus públicas críticas al horror que se avecinaba, fue

18. Esta obra de R.S. Hartman, *La estructura del valor. Fundamentos de la axiología científica*, fue editada en castellano en 1959 por el Fondo de Cultura Económica con el auspicio de Publicaciones Diánoia, del Centro de estudios filosóficos de la Universidad Nacional Autónoma de México. Es motivo de tristeza intelectual que desde hace años esté descatalogada y no se haya vuelto a publicar.

perseguido por la policía secreta de Hitler durante años, dentro y fuera de Alemania. De ahí que en 1933, y a raíz de un azar, decidiera cambiar su nombre de pila –Robert Schirokauer– por el de Robert S. Hartman para poder huir de Alemania. A pesar de ello, siempre mantuvo la «S.» en recuerdo de su original «Schirokauer». Entre 1968 y 1973, fue profesor de Metodología de Investigación en la Universidad de Ténesis, Estados Unidos, de ahí que dejara su obra en herencia a esta universidad donde existe el departamento Robert S. Hartman. Durante este periodo de su vida, alternó medio año como docente en la Universidad de Ténesis y la otra mitad lo pasaba en la Universidad Nacional Autónoma de México, donde también ejercía de profesor de Investigación y Metodología de la Ciencia.

Actualmente, sus restos mortales descansan en una humilde y casi abandonada tumba en el cementerio de Cuernavaca, México, donde se lee la bella inscripción: «Caminante, si preguntares ¿qué es la bondad? Alégrate, aquí yace Robert S. Hartman creador de la Axiología formal, la ciencia del bien». Sus alumnos le consideraban un genio de la filosofía, alguien de quien aprendían temas fundamentales para la disciplina, así como para la vida y, en diversos sentidos, el pensamiento axiológico ha estado más influenciado por la obra de Hartman después de su muerte de lo que lo estuvo durante su vida.

Cuando Hartman llegó a ocupar la judicatura, con frecuencia se preguntaba qué ocurría en la mente de algunos malhechores, de los que se probaba sin la menor duda que habían cometido algún delito, incluso delitos de sangre, y a los que les daba igual la vida de la víctima y la condena a que se les sometía. Hartman reparó en que había que buscar el motivo en los valores con los que tales individuos construían su mundo, no en algo psicológico ni psiquiátrico. Eran personas mentalmente sanas, tan solo que los valores con los que construían su realidad –de los que derivaban su conducta, reacciones emocionales, moralidad, relaciones íntimas, compromisos y demás– eran diferentes a los valores que la sociedad aceptaba por moralmente buenos o legalmente aceptables. A esta observación como juez, se sumó el rápido avance del nazismo que acabó por ganar las elecciones alemanas de 1933, ocupó el poder político, abolió el sistema democrático y fundó el Tercer Reich. A la vez que avanzaba el movimiento nazi, Hartman, horrorizado, iba dándose cuenta de lo que implicaría que aquellos individuos, cuyo sistema de valores estaba centrado en el mal, en la destrucción y en alejarse del ser interno, llegaran a dominar el mundo. A raíz de todo ello, decidió centrar su vida en la axiología formal y en desarrollar una estructura científica que permitiera entender los valores humanos, estructura que él ofrecería al bien para que se organizara con la misma eficacia con que se estaba estableciendo el mal, o aún mejor.

Hubo dos preguntas que focalizaron la vida de R.S. Hartman: «¿Qué es el bien? ¿Cómo estudiar los valores humanos desde una óptica objetiva? y ¿cómo crear una verdadera ciencia de los valores?». En este sentido, decía R.S. Hartman: «cuando se habla de un buen yo, ¿a qué nos estamos refiriendo?», ya que la expresión no se refiere a bondad y maldad en el sentido moral convencional.

Tras mucho esfuerzo y audacia de pensamiento dio con la clave: las tres dimensiones que tiene todo lo que existe en el universo, incluyendo la personalidad humana. Denominó a las tres dimensiones con los términos de «valor o dimensión intrínseca», «valor o dimensión extrínseca» y «valor o dimensión sistémica». Hartman puso de manifiesto que vivimos en tres mundos de valores sincrónicos porque la realidad se divide en estas tres dimensiones, pudiendo valorar cualquier cosa del mundo de manera sistémica, extrínseca e intrínseca. Resumiendo mucho podemos decir que la dimensión intrínseca corresponde al SER de cada cosa, la extrínseca al HACER y la sistémica al DEBER.

En este sentido, la *dimensión intrínseca* es lo que las cosas *son en sí mismas*, su esencia. Esta dimensión viene fijada por la propia definición de cada cosa, y la definición, por su función en el universo. La dimensión intrínseca de una jarra, por ejemplo, es lo que dice su definición: objeto para contener agua u otros líquidos para beber los humanos. Y, por definición, una jarra es una vasija con una o dos asas, cuello y boca anchos y con un pico que se usa para servir el contenido. Así, una jarra también puede contener líquidos tóxicos, puede tener numerosas formas y tamaños –aunque no suelen pasar de 35 cm–, puede haber sido fabricada con muchísimas materias primas o manufacturada en terracota, lucir miles de colores, puede ser usada para decorar o coleccionar, pero su dimensión intrínseca no cambia, incluso aunque haya otros objetos con un mismo o parecido objetivo –un cántaro, una botella, un botijo, un odre–. El ser de una jarra, lo que justifica su existencia, repito, viene determinado por su definición, y así es como se puede valorar una jarra, desde su dimensión intrínseca. Desde el punto de vista axiológico, una jarra *es buena* si cumple con su definición.

Repito, la dimensión intrínseca es aquello que cada persona u objeto es en esencia, aquello que lo hace singular y único. Todos los humanos somos diferentes y tenemos infinitas potencialidades. Por ello, esta dimensión tiene el mayor valor de las tres porque es la vida misma, es la experiencia vital interior, única e individual, no puede haber dos personas iguales. La dimensión intrínseca en el ser humano responde a la pregunta «¿Qué soy yo?». El mundo completo puede valorarse de modo intrínseco y, en este caso, es valorado en la totalidad de su ser-de-la-manera-que-es y con la total implicación del que valora. Dado que estoy enfocando la ayahuasca en Occidente vista desde la filosofía, podría decirse que el punto de vista intrínseco sería el de un místico de la naturaleza como W. Goethe.

En segundo lugar está la *dimensión extrínseca*. Este factor resume el hacer, la acción, la forma que adopta el ser hacia el exterior para cumplir con su cometido. Lo extrínseco de la jarra de agua es la forma que tiene en concreto cada jarra: su tamaño, el material con que ha sido fabricada –que no puede ser poroso ni tóxico–, el diámetro del agujero superior o boca de la jarra, la colocación del asa, y todo aquello que le permite cumplir con su función, con su intrínseco, sin lo cual sería un objeto distinto a una jarra (tal vez una botella, un vaso...).

En este sentido, la dimensión extrínseca del ser humano es el conjunto de papeles que ejercemos en la cultura y en la sociedad en que vivimos para ser lo que somos. Está relacionada con el grupo del que formamos parte en un sentido funcional. La dimensión extrínseca en el caso de los humanos responde a las preguntas «¿Cómo me relaciono con los demás? ¿Qué hago en la vida?».

Valorado de *manera extrínseca*, el mundo es la totalidad de propiedades naturales y funcionales. R.S. Hartman afirmó que otros mundos son imaginables, pero si no son la totalidad de propiedades naturales, si carecen de alguna propiedad, según la definición axiológica no son tan buenos como el mundo constituido por la totalidad de propiedades. Una jarra que carezca de asa puede tener el cuello ancho y un pico adecuado para servir el líquido sin desparramarlo, pero no será tan buena como una jarra con asa. Visto desde lo extrínseco, el mundo es el mundo de las cosas empíricas, de los hechos, y la valoración extrínseca es su valoración adecuada. Esta era la visión filosófica de G. Leibniz. En nuestro caso, responderá a la siguiente pregunta: «¿Cómo debe ser una sesión de ayahuasca para que tenga el efecto buscado?».

Finalmente, la *dimensión sistémica* está relacionada con las leyes y normas que regulan y ordenan la vida de cada persona y de cada objeto. La jarra de agua tiene un motivo de ser, su intrínseco, y para cumplir con ello ha sido fabricada de determinada manera y tamaño y no de otra, su extrínseco. Pero la forma y el aspecto que tiene para poder cumplir con su función están reguladas por normas externas, por leyes que impone los sistemas cultural, económico, moral, estético y demás normas que rigen en el momento histórico en que es manufacturada. Es decir, una jarra puede cumplir perfectamente con su función tanto si se ha hecho de cerámica como si se ha fabricado a partir de una calavera humana o de oro puro fundido, y tanto si tiene una hechura esférica en su base como si tiene la forma de cruz gamada redondeada en el cuello de la jarra para facilitar la salida del líquido por el pico. Pero como las normas externas limitan el hacer, como la dimensión sistémica regula la extrínseca, no se puede hacer una jarra de cualquier manera, sino que su manufactura está regulada por las normas de cada época y lugar. Así por ejemplo, en según qué contexto social y época histórica, se consideraría inmoral fabricar una jarra de agua de oro puro habiendo tanta necesidad de bienes básicos en la sociedad humana, pero en otras épocas y lugares sería visto como algo modélico. Lo mismo con el uso de una calavera humana como cuerpo de la jarra: la legislación vigente en la Europa actual –dimensión sistémica– prohíbe usar una calavera humana fresca para este fin, pero en la Escandinavia del siglo XVI era muestra de valentía y admiración ya que la calavera procedía de una victoria del guerrero que poseía la jarra sobre la víctima a la que había vencido y decapitado.

La dimensión sistémica consiste en el conjunto o sistema de creencias, normas morales, legislación, modas y todo aquello de teórico o abstracto que rigen nuestra existencia y que, en el caso de los humanos, responde a la siguiente pregunta: «¿Qué creo que debo ser, qué debo hacer para respetar las normas?». Hartman afirmó que «valorándolo en forma sistémica, todo es consistente en el mundo y con lo demás, todo debe ocurrir así como es y el mal es una mera ilusión. El mundo es perfecto» (Hartman, 2015, pág. 93). Acogiéndonos al pensamiento filosófico, esta era la visión del mundo de B. Spinoza.

Según la axiología formal –y, repito, es un paradigma adecuado para comprender el efecto de la ayahuasca desde la idiosincrasia occidental y desarrollar su aplicación–, la personalidad humana puede contemplarse compuesta por estas tres dimensiones y el conjunto de todo ello conforma el patrón de valores de cada individuo y, especialmente, *el valor que cada individuo da a sus valores*. Es decir, a partir de este patrón cada individuo construye su mundo. Así pues, no solo el mundo entero, sino que cualquier cosa dentro y fuera de él puede valorarse en cada una de estas dimensiones, sea una jarra, Dios, mi esposa o yo mismo. En este sentido, la axiología formal de R.S. Hartman se convierte también en un inspirado y útil marco teórico para la antropología y el estudio de las culturas, marco teórico aún por aplicar a este campo del pensamiento científico.

En un orden ideal, por lo menos para los seres humanos, la dimensión intrínseca *–lo que soy en esencia, como individuo único–* debe estar en el centro de la vida individual y social, es la dimensión más importante porque es la vida misma. La dimensión extrínseca *–lo que hago para ser lo que soy–* debe estar al servicio de la intrínseca: uno debe hacer aquello que le ayude en su realización como ser vivo. Y la dimensión sistémica *–las leyes que regulan mi acción–* debe estar al servicio de la extrínseca *–lo que hago–* para mantener una sociedad armoniosa. Lo más importante es lo que soy porque eso es mi vida, no lo que hago, lo que tengo o lo que pienso. El Ser, mi ser interno, se manifiesta a través de mi hacer que debe estar al servicio de mi ser, y lo que hago está regulado por las leyes sociales y normas morales para poder vivir constructivamente en sociedad. A veces me gustaría aporrear a más de una persona –y, dado mi carácter, este hacer estaría en consonancia con mi Ser–, pero las leyes me lo impiden; es de suponer que para bien de todos. Hasta aquí, bien. Pero cuando las leyes me imponen hacer algo que está en contra de mi ser –y a veces en contra del ser de la mayoría–, y esta dinámica es constante, lo sistémico se convierte en enemigo de mi Ser, en antagonista de lo intrínseco.

En la actualidad, y para tragedia del occidental medio, la dimensión sistémica –que debería estar al servicio de las demás dimensiones– es la que rige, y ese orden patológico impone una vida humana cada día menos realizada ni realizable: millones de vidas alienadas y sin sentido en medio de un océano de soledad y sin la menor consciencia de individualidad e infinitud. Es aquí donde la ayahuasca puede desempeñar un papel importante en la vida espiritual de Occidente.

Pongo algún ejemplo más para dejar el tema enraizado, extrayéndolo de R.S. Hartman: un botón es valorado en su dimensión sistémica como un producto que sale de una fábrica de botones; en su aspecto extrínseco es una parte útil de una camisa, e intrínsecamente un botón puede ser objeto de devoción de un fetichista o de un fanático. Dios es valorado de forma sistémica en teología, de forma extrínseca en religión comparada, e intrínsecamente por una persona que hace de Dios su problema o su camino hacia la salvación personal. En este sentido, las personas que toman ayahuasca de forma devocional buscan la identificación con Dios a través de la experiencia de lo numinoso que estimula la mixtura, anhelan la experiencia misma de su ser fundido con el Ser. Dios es el valor supremo, el valor de los valores, no es imaginable nada más valioso, lo valoran desde su intrínseco.

Mi esposa es valorada de manera sistémica en su función de ama de casa o de cocinera (en lo sistémico es una especie de electrodoméstico orgánico); de manera extrínseca se la valora cuando se la compara con otras mujeres (hace mejor o peor de ama de casa) e intrínsecamente es valorada en su propia singularidad y en mi amor.

Finalmente, mi ser es valorado de forma sistémica en la medida en que me ajusto a la noción preconcebida –y probablemente falsa– de mi ser (con *s* minúscula) como parte de un sistema de valores según el cual se supone que debo actuar de determinada manera. De modo extrínseco mi ser es valorado si se compara con otros individuos que desempeñan funciones y representan papeles en la sociedad. Intrínsecamente me valoro al tener consciencia de mi Ser (con *S* mayúscula), como persona singular y en la medida en que encarno mi Ser de forma natural, genuina, verdadera, sincera y honesta.

Permítaseme aún un último ejemplo de valoración según la tres dimensiones. Cito un caso que, con cierta probabilidad, cada uno ha experimentado a su manera. Pongamos que soy un joven que entro en un banco a pedir un crédito y me atiende una empleada. Tras los saludos estereotipados, le digo:

–Quiero pedir un crédito de tal cantidad para hacer reparaciones en mi hogar.

A lo que ella responde:

–Aquí tiene los papeles, debe rellenarlos y traer un aval.

–¿Cuánto tiempo tardaré en recibir el dinero del préstamo una vez entregue estos documentos?

–Como es una cantidad pequeña, si cumple las condiciones que le pedimos, una semana.

Recojo los impresos, le doy las gracias y salgo. ¿Qué clase de relación es esa? Simplemente sistémica, un contrato legal de información bancaria. La chica que me atendió podría haber sido una máquina y actuar con la misma eficacia.

Al día siguiente entro de nuevo en la sucursal bancaria. Ahí está la misma chica, la miro y pienso: «Caramba, es una chica joven, ayer no me di cuenta». Vuelvo a mirarla y pienso: «Vaya... y es bastante guapa y atractiva». Entonces me animo y le digo:

–¿Cuánto hace que trabajas aquí?

–¡Uf! –responde ella–, ya va para dos años, pero no sé lo que duraré. En este banco nos trasladan de una sucursal a otra sin previo aviso y sin que cuente nuestra opinión para nada.

De repente y sin poner mucha atención estamos hablando

del tiempo, de las últimas noticias, de nuestros lugares de procedencia, del absoluto desinterés que tienen los bancos hacia sus empleados y hacia la gente, etcétera. Hay una relación social: me he movido del nivel sistémico, con sus limitadas propiedades y baja calidad de relación, al nivel extrínseco, con sus propiedades infinitas. Nos pasamos una hora conversando en su despacho del banco y me gustó.

Poco después me telefoneó para informarme que la directiva me había concedido el crédito. Hubiera podido mandarme un frío correo electrónico con la resolución, pero prefirió decírmelo de viva voz. Entre tanto, yo había recibido cierta cantidad de dinero y ya no necesitaba el crédito, así que en lugar de gastar el dinero en reparar mi casa lo cogí y la invité a cenar. La chica se sorprendió y dudó, pero al final aceptó y lo pasamos en grande. Habíamos sumado otra dimensión a nuestra relación, se enriqueció con lo que tiene más valor. A esta cita le siguieron otras y nuestra amistad fue creciendo hasta que acabó por envolver nuestro ser por entero.

La relación había ido mucho más allá del contrato sistémico de pedir información sobre créditos bancarios. Somos amigos personales desde entonces, de ello hace ya varias décadas, una verdadera relación de amistad y amor fraterno que no tiene nada que ver con una relación social ni con un contrato sistémico. Es una relación de núcleo interno a núcleo interno, de dimensión intrínseca a dimensión intrínseca. Esta historia real en mi vida probablemente resuene en numerosos lectores por haber vivido acontecimientos parecidos.

Volviendo a nuestro tema, en el uso occidental de la ayahuasca como recurso terapéutico de amplio espectro, se puede afirmar que el objetivo legítimo y último ha de ser ayudar a conectar con el Ser de cada persona. Cuando la gente coloca la experiencia del Ser en el centro de su vida y se compromete con ello, su *hacer* acaba por ponerse al servicio del Ser, convirtiéndose en una herramienta para la realización de la persona, en lugar de ser un horno de alienación.

Teniendo este punto claro –insisto en que el efecto de la ayahuasca está *al servicio del Ser,* no del hacer–, ahora se puede plantear con eficiencia y objetividad cómo organizar una sesión, *cómo hacer*, algo que trataré en el siguiente capítulo.

Llegados a este punto, cualquiera puede plantearse una pregunta lógica: «Hasta aquí bien, y ahora, en la práctica, ¿cómo actúa el Ser interno?». Voy a dar algunos ejemplos más del Ser interno en acción y para ello voy a contar cómo conocí a mi esposa.

Tenía 58 años, dirigía el campus Can Benet Vives y, a pesar de que mantuve numerosos noviazgos, nunca llegué a casarme. Un viernes por la noche estaba leyendo en mi casa, situada dentro del gran recinto del campus, y sentí la necesidad de bajar a la entrada principal, a unos cien metros de mi hogar. No solía hacerlo, ya que había empleados que se ocupaban con eficiencia de las diversas tareas, pero esa noche dejé la lectura, me levanté, fui y entré en el gran edificio principal. Era tarde, pasadas las once de la noche, hacía frío a pesar de estar la chimenea prendida con un hermoso y vivaracho fuego, y había una chica sola sentada en los sofás del amplio recibidor. Era una muchacha joven, flaca y de mirada y aspecto cansados. Simplemente le pregunté qué hacía y me respondió con timidez que venía para el taller de respiración holorénica que empezaba la mañana siguiente temprano, que vivía en Asturias, a 800 km, y que para llegar puntual había tenido que viajar aquel día y dormiría en el campus. Cuando la vi, me dije: «Ahí está mi esposa». Le preparé y le serví una cena compuesta por caldo de verduras, una tortilla y de postre naranja con canela, algo que creo que no olvidaré mientras viva. Nunca había hecho algo así y nunca he vuelto a cocinar para ninguna de las más de 40.000 personas que han pasado por Can Benet Vives en estos años.

Creo que aquel fin de semana no la volví a saludar. Yo estaba ocupado en otras actividades y no coincidimos en el comedor comunal, pero no importaba. A continuación me pregunté: «Bueno, Josep Maria, y ¿cómo sabes que esta chica va a ser tu esposa si ni tan solo es del tipo de mujeres que te atraen?». y mi respuesta fue algo así: «No, no lo sé. No sé cómo lo sé, pero lo será dentro de no mucho tiempo». No volvimos a vernos en dos meses, hasta que acudió a otro taller de desarrollo humano. Al verla pensé lo mismo, pero no hablamos de nada en especial ni intimamos. Dos meses más tarde, a los cuatro de conocernos en aquella noche fría de otoño y faltando solo un día para el fin de año, sucedió que pasaba por delante del teléfono general del campus y empezó a sonar. Respondí a la llamada –algo que tampoco suelo hacer, hay personas encargadas de ello– y una vocecita que me sonó tan tímida como dulce me preguntó si, al día siguiente, haríamos alguna celebración de fin de año. Respondí que sí, pero que era una fiesta privada, que el campus estaba cerrado por aquellas fechas navideñas. La voz insistió para venir y se identificó con su nombre. No recordé que era el nombre de la chica que iba a ser mi esposa, a pesar de ello algo me impulsó a ceder y le dije que... ¡adelante!, que viniera a pasar el fin de año al campus. Resultó que esta vez venía desde Madrid, donde estaba trabajando y residiendo, y no podría llegar hasta el día 31 de diciembre a las 10 de la noche. Celebramos el cambio de año en grupo y con alegría, y sentí con más intensidad que antes que «sí, esa chica será mi esposa», pero no le dije nada. Se marchó el mismo día 1 de enero al mediodía, es decir, que había viajado desde 600 km de distancia para estar solamente unas 14 horas en el campus.

Al cabo de dos meses, y sin ninguna otra ocasión de hablar cara a cara, aquella chica me dijo: «¿Sabes? Me he fijado en que tú cuidas a mucha gente, pero a ti nadie te cuida, así que vendré a cuidarte yo. No te preocupes por mí, buscaré una casita de alquiler cerca del campus y así podré cuidarte». Me quedé atónito, era la misma voz tímida, pero esta vez tenía la fuerza que solo dan las decisiones tomadas desde un espacio muy interno y firme. Ella había tenido la misma sensación que yo: el Ser de cada uno había resonado más allá de la dimensión intelectual, de la acción y, por supuesto, del orden sistémico; nos llevamos tres décadas de diferencia de edad, pertenecemos a culturas distintas y nos separan otros factores sistémicos. Tres meses más tarde vino a vivir al campus y no llegaba a los tres años de convivencia cuando nos casamos. Es significativo que, al principio de nuestra relación, algunos conocidos nos mirasen con aire escéptico, aunque nunca nadie se atrevió a comentar nada sobre nuestra enorme diferencia de edad, y los psicólogos, por su lado, nos analizaban con una mirada que gritaba sin palabras: «Ah, ella anda buscando a su padre». Pero poco después, nos comentaban con convencimiento que hacíamos una buena pareja, que parecía que algo nos unía más allá de lo que se ve.

Yo estaba –y ahí sigo– trabajando sobre mí mismo, tratando de definirme según la experiencia y la lógica del valor intrínseco, del Ser, y entonces descubrí que lo que cuenta es *quién*, no *qué*. Al ir ganando consciencia de mi Ser, descubrí que nuestro amor era incluso mejor que la perfección buscada infructuosamente durante décadas *haciendo cosas* para mejorar la vida en pareja. Con el tiempo me he ido convirtiendo en una persona diferente y, dice mi esposa, mucho mejor con la que vivir, más calmada y con mejor carácter.

Esta consciencia del Ser es distinta del conocimiento y de almacenar información en la mente. Algunas personas pueden saber mucho, pero no son conscientes, como era mi caso hace años. Otras personas pueden ser conscientes de todo, pero no saben casi nada, como mi esposa cuando decidió venir a cuidarme sin más pretextos ni reflexión intelectual. Se puede decir que los primeros son tontos informados; los segundos son sabios desinformados. Los primeros son intelectuales sin una verdadera introspección moral propia, algo así como asnos cargados de libros; los segundos son personas sencillas con una introspección moral intuitiva, pero que si no casa con el exterior, puede ser una variedad de locura.

Dos años más tarde, sin haber estudiado dirección ni administración de empresas, mi esposa está llevando la riendas del campus Can Benet Vives y acierta en casi todas sus decisiones: coordina un equipo numeroso de personas de todo el mundo, atiende a los alumnos y profesores del campus y se ocupa de nuestro hogar a medias conmigo. En cuanto entra por la verja grande que cierra el recinto, todo parece estar bien, el ambiente se pacifica y se serena, los empleados le sonríen, los estudiantes se calman aunque haya alguna reclamación, y esos días yo prefiero trabajar en casa a ir hasta mi confortable despacho situado a unos pocos kilómetros de distancia del campus. A pesar de no ser el centro neurálgico, casi todo el mundo tiene tendencia a preguntar por ella ante cualquier problema o necesidad, y ella sabe orientar a cada cual hacia aquello que necesita.

Sabiendo técnicamente poco, mi esposa tiene plena consciencia interna y *vive* con plenitud. Está viva en su ser interno, en su dimensión del Ser y puede conectar con la realidad esencial. Todo lo que tiene que hacer es *ser* con plenitud y a su alrededor las cosas se calman y se ponen en su lugar. En ella hay un resplandor y un espíritu que hacen verdadero y real todo lo que la rodea. Cuando se ausenta del campus, parece que el mundo no vaya tal y como debe ir, y algunos miembros del equipo casi se entristecen. Mi esposa me recuerda la historia del hacedor de lluvia que C.G. Jung solía contar para comenzar sus conferencias.[19]

19. Se trata de una historia que vivió en primera persona el sinólogo Richard Wilhelm, traductor e introductor del *I Ching* en Occidente, así como de otros libros herméticos orientales. La historia es esta: en cierta ocasión había una gran sequía en un lejano territorio de China donde vivía R. Wilhelm. Desde hacía varios meses, no caía una gota de lluvia y la situación se hizo catastrófica. Los católicos que había allí hicieron procesiones, los protestantes elevaron sus plegarias y cantaron, y los chinos quemaron incienso y dispararon sus fusiles para espantar a los demonios de la sequía. Nada de todo esto mejoraba la situación.

Finalmente, los chinos se dijeron: «Debemos buscar al hacedor de lluvia», y fueron a buscarlo. El hombre vino desde una de las antiguas provincias de China en una carreta cubierta. Era un hombre pequeñito, anciano, sabio y muy delgado. Llegó oliendo el aire con un disgusto evidente. Al bajar de la carreta dijo que la única cosa que necesitaba era que pusieran a su disposición una casa, un lugar pequeño y tranquilo, sobre todo en las afueras del pueblo. Y pidió que hasta las comidas le fueran depositadas en el exterior de la casa. El anciano se encerró en la casita, y nada más se supo de él durante los tres días siguientes.

Al cuarto día, las nubes se arremolinaron sobre el lugar y no solo llovió, sino que se produjo una tormenta tremenda. Hasta cayó algo de nieve. Fue inaudito, estaban en una época del año donde nunca se había visto algo así, y ni tan solo era previsible que lloviera tanto. Fue todo bastante impresionante. Richard Wilhelm –el sinólogo que presenció la historia–, más intrigado que nunca, fue en busca del hacedor de lluvia y le preguntó cómo lo había hecho, cómo hacía para conseguir que lloviera y hasta que nevara en aquella época del año.

El anciano y enjuto chino le respondió: «No, yo no hice la nieve, no soy responsable de ello». Wilhelm insistió, le dijo que había habido un sequía terrible hasta su llegada y que después de tres días no solo había caído una lluvia torrencial, sino que hasta había nevado.

–¿Qué ha hecho usted durante estos tres días?

–Ah sí, eso sí puedo explicárselo. Es simple. Verá, vengo de un país donde las cosas son lo que ellas deben ser, donde la gente está en armonía, está en Tao. Por tanto, también el clima refleja esta armonía. Pero en cuanto llegué me di cuenta de que, aquí, las cosas no están bien. No son como deben ser según el orden celeste. Aquí, la gente está en desarmonía y me contaminaron. Todo el país está fuera de Tao. Por lo que la única cosa que hice fue permanecer solo hasta volver a estar en Tao. Entonces, naturalmente, el Tao hizo la nieve.

Esta misma presencia del Ser la observo en muchas de las personas que conozco en el mundo indígena amazónico. *Son* lo que hacen, ríen con todo su ser, viven con plenitud cada momento de su presente sin más problemas ni intelectualización. Al tener consciencia de su Ser, las bromas que hacen tienen que ver con ello y sus discusiones, también. No es la primera vez que explico que los ancianos de estos pueblos (véase Fericgla, 2016) son totalmente ancianos, arrugados y sin maquillaje, hablan y se comportan con la dignidad de la senectud, no pretenden aparentar nada: son lo que son, ancianos íntegros. Y lo mismo ocurre con los niños, son completamente niños, con ojos brillantes de niño al que todo interesa y entusiasma, juegan libres a lo que les viene en gana, saltan al agua de los anchos ríos desde los árboles sin importarles el planchazo que reciben al chocar con el agua; pesa más la diversión que el golpe. Son niños y ancianos conscientes de su Ser y de lo que les pide a cada instante. Son lo que son.

En sentido opuesto, tanto los ancianos como los niños occidentales, en términos generales, parecen figuras de cera, medio vacíos de vida. Los ancianos, corrigiendo las arrugas de la cara, tiñéndose el cabello para tapar las canas y tratando de comportarse como jóvenes. Los niños, constantemente conte-

---

Esta maravillosa historia muestra la esencia del pensamiento y la práctica taoísta, la conexión con el Ser. Los chinos lo llaman *Wu Wei*, el «No hacer que sí hace». Para desarrollar la consciencia que emana del Ser, para escuchar el inconsciente, es necesario entrenarse en mantener un estado de atención suspendida, un estado de «no hacer que sí hace».

nidos por las normas sociales, por la dimensión sistémica, sin casi poder sentir y menos expresar su Ser interno. La mayoría parecen adultos a medio construir y aburridos, no niños plenos con una presencia alegre y vivaz. Pocas veces recuerdo haber escuchado a un adulto preguntar a un niño cosas del tipo «¿Cómo te sientes?», a menos que no fuera en relación con alguna enfermedad.

Si una persona no es consciente de su Ser, solo vive un poco, y este es un peligro siempre presente en las sociedades muy organizadas donde es excesivamente fácil dejarse llevar. Como solía decir C.G. Jung: «uno puede morir de la vida no vivida», en referencia literal a la existencia que anhela nuestro Ser interno, nuestra dimensión intrínseca. Y este afán del Ser debe exteriorizarse para vivir como personas felices aunque, con frecuencia, lo sistémico lo impide y –mucho más grave– lo suplanta por medio de órdenes y de imponer al sujeto una organización y unos valores externos sin alternativas. Una persona puede tener lo inimaginable, puede hacer cosas extraordinarias, pero si no está conectada con su dimensión intrínseca, si no tiene consciencia del Ser ni lleva una vida interna despierta, no es nada. Si no ha realizado un mínimo su Ser interno en el mundo exterior, sufre de lo que S. Kierkegaard denominó la *enfermedad mortal*: estar vivo para el mundo de fuera pero muerto para el espíritu.

Y este es precisamente, repito, el campo de acción terapéutico primordial de la ayahuasca: *despertar la consciencia del Ser*. Puede y debe ser utilizada para resolver los problemas psicológicos conductuales o emocionales, trastornos más o menos transitorios, como un duelo puntual por la pérdida de alguien o un estado depresivo, pero su verdadero campo de acción es el desarrollo de la consciencia y la experiencia del Ser atemporal e infinito, abrir la consciencia individual a la unidad de lo existente.

Es así como uno puede saber de inmediato que «esa chica será mi esposa». Se es uno con ella, no en el espacio y el tiempo concretos, sino en la profundidad infinita de la consciencia. El amor y la amistad no están cuantificados en un espacio y un tiempo, y creo que la mayoría de los seres humanos han tenido experiencias personales en este sentido.

La infinitud y la atemporalidad del Ser interno resuenan vivamente en nuestra consciencia, un término que procede de *con*-sciencia, conocimiento compartido. Una persona debe ser conocedora de su Ser para *ser su Ser*. Es decir, debe identificar su dimensión extrínseca con su Ser intrínseco, y a la vez debe identificar su Ser con todo el mundo. Es así como la consciencia nos permite experimentar la unidad del cosmos, nos hace uno con todo. Y este camino empieza por la permanente tarea de unificar las tres dimensiones, tarea que se puede resumir en tratar de *pensar, sentir y actuar en la misma dirección*. Eso es lo que significa integridad.

Cuando alguien hace algo malo, aunque esté solo y nadie lo haya visto, se siente culpable como si todo el mundo supiera lo que ha hecho. Incluso las pequeñas cosas malas que uno hace de vez en cuando causan una mala consciencia, que viene a significar que uno teme que todo el mundo lo sepa. La obra clásica que explica este «sentimiento-que-todos-lo-saben» es *Crimen y Castigo* de F. Dostoyevski. La historia narra la vida de Rodión Raskólnikov, un joven estudiante en San Petersburgo que se ve obligado a suspender sus estudios por la miseria en la que vive, a pesar de los esfuerzos de su madre y su hermana para enviarle dinero. Necesitado en extremo, Rodión recurre a una malvada, vil y egoísta anciana prestamista, en cuya casa empeña algunos objetos de valor. Finalmente, el estudiante mata a la vieja por dinero y nadie lo ve, el crimen perfecto. Aun así, siente que todo el mundo lo sabe y la historia continúa durante 700 páginas. Al final, se entrega al juez, no puede vivir con su dolorosa culpabilidad.

Más allá de la norma social que hemos hecho nuestra –del supergo en psicoanálisis–, uno se sigue preguntando: «¿Por qué los humanos tenemos esta sensación de que todo-el-mundo-lo-sabe?». Recuerdo que cuando acabé la primera parte del proceso iniciático de varios meses al que me sometí para estudiar el chamanismo amazónico shuar desde dentro –según el método *émic* en denominación antropológica–, y tras una larga noche de vuelos visionarios propulsados por el luminoso y potentísimo efecto de una decocción de ayahuasca y *Brugmansia*, fui con mi maestro-chamán a desayunar al mercadillo de un pueblo de colonos cercano al territorio indígena. Había estado varios días ayunando y encerrado en la choza selvática del maestro-chamán, lejos de todo contacto con occidentales, coches, casas de ladrillo y ruidos electrónicos. Así que aquel amanecer iba caminando por entre los humildes puestecitos de comida frita del mercadillo de Macas y tenía la intensa sensación de que todo el mundo sabía de dónde venía y lo que había estado haciendo. No me sentía culpable por haber tomado enteógenos o drogas visionarias, ni me sentía corriendo peligro acosado por leyes prohibicionistas, ya que en el mundo indígena el chamanismo es algo tradicional y más que aceptado. Me sentía pudoroso, como si caminara desnudo por la calle y todo el mundo se girara a mirarme. ¿A qué se debía? A que todos somos uno con todos y yo estaba más cerca del Ser que de costumbre.

El Ser interno no se sitúa en el espacio y en el tiempo, no puede cuantificarse, es eterno. Está en nuestro inconsciente profundo, está en todas partes, es la energía misma de la vida. Por eso los seres humanos, cuando conectamos con el Ser, nos sentimos formando parte de la Unidad y tenemos la sensación de que todo-el-mundo-sabe-lo-que-siento.

En alguna monografía etnográfica sobre los indígenas de Australia y Tasmania –los koori, murri, noongar, nunga y yamatji–, y sobre sus sistemas de creencias tradicionales basadas en el *tiempo de los sueños*, estudié que los nativos de estas más de 400 etnias están tan unidos entre ellos por el *tiempo de los sueños* que nadie puede mentir. Están tan conectados y son tan conscientes de su Ser, de su inconsciente colectivo, que aun sin hablar –hablan muy poco–, todos saben lo que está sucediendo dentro de las otras personas y nadie puede mentir a nadie. Ahí es absurdo el mero pensar en mentir. En otras palabras, como nuestro Ser interno no tiene límites, somos intrínsecamente uno con cada otro Ser.

Esa clase de personas viven con tanta plenitud el *ser ellas mismas* que no tienen que pensárselo dos veces. Sencillamente son lo que son. Su *yo* social –dimensión sistémica– y funcional –dimensión extrínseca– no se opone a su Ser interno y moral, a su *Yo* –dimensión intrínseca–. En cierta ocasión, una shuar amazónica me dijo que ella era *transparente a sí misma* y que los blancos no lo somos. Es libre para poner toda su energía y entregarse a lo que siente que justifica su existencia.

R.S. Hartman afirmaba que nuestra energía dimensional tiene forma cónica y que los núcleos del Ser de cada persona se sitúan en el vértice del cono, donde coinciden con el núcleo o vértice de los demás, punto en el que están todos en contacto (para una explicación gráfica véase Hartman, 2015, pág. 69 y ss.; para una explicación matemática, Hartman, 1959). En el punto de coincidencia de los extremos de todos los conos hay una comunidad, un núcleo único de toda la humanidad. En términos cristianos es lo que se denomina el Reino de Dios en nuestro interior. Todos somos uno y, en cierto sentido, cuando hacemos algo malo, todo el mundo lo sabe. Y también hasta un cierto punto que depende de la comunidad en la que cada uno esté inmerso, todo el mundo ha participado de la mala acción, por eso se teme que todo el mundo lo sepa. En las verdaderas comunidades humanas, la afirmación «Soy responsable de todos los demás y los demás son responsables de mí» es perfectamente válida, y este es el significado del amor como participación consciente en una comunidad, no como fusión indiscriminada. En la profundidad del Ser está la verdadera realidad. De ahí, pues, la intensa sensación de integración que produce la ayahuasca, los lazos de profunda fraternidad entre los componentes del grupo que ha compartido la sesión, y el hecho de que cada uno sabe-lo-que-sienten-los-demás.

Esta saludable sensación de unidad y de pertenencia, en lugar de causar pudor en los participantes de todo trabajo de ayahuasca –si están razonable y psicológicamente estables–, les permite sentirse formando parte de un campo comunicativo en el que las palabras sobran, en el que la dimensión intrínseca impera y donde con la mirada es suficiente para saber del otro y el otro de uno. Nadie tiene nada que esconder, exagerar ni mentir; la soledad desaparece y con ella la depresión patológica. La ayahuasca es un eficaz y rápido antidepresivo, algo ya conocido en Occidente desde finales del siglo XX.

Durante los años que R.S. Hartman pasó en México conoció al psiquiatra Salvador Roquet, experto en el uso de enteógenos aplicados a psicoterapia. Del trabajo de ambos científicos surgió la aplicación clínica de la axiología formal denominada Prueba de Valores Robert S. Hartman, o test Hartman en la forma abreviada. En mi opinión y hasta donde sé, es el único método conocido para objetivar y cartografiar el alma humana en su globalidad, en cada detalle y en profundidad. Por ello, es la prueba que utilizo en mis investigaciones para conocer el avance en mis pacientes y para observar los cambios acaecidos a causa de determinadas experiencias. Más adelante se incluye el resultado de una investigación reciente sobre los cambios atribuibles a un trabajo con ayahuasca.

Para redondear la descripción de la obra de R.S. Hartman es necesaria una puntualización que Janine Rodiles repite en sus cursos. Psicóloga, excolaboradora y biógrafa de Salvador Roquet, estuvo con R.H. Hartman e imparte formación sobre la Prueba de Valores (para la formación en España véase www.josepmfericgla.org).

J. Rodiles explica que la axiología formal no es la *ciencia de los valores*, como suele decirse erróneamente, sino que es la *ciencia del valor*. Lo que radiografía el test Hartman no son los valores de cada persona (decencia, avaricia, ecologismo, compromiso, puritanismo, bondad y demás, la mayor parte de los cuales son objeto de estudio cultural), sino que radiografía *el valor que cada persona otorga a sus valores* en una mirada universal. Y este es el núcleo del problema del Occidente actual. Todo el mundo afirma tener valores, pero nunca se habla del valor que damos a nuestros valores. Por ejemplo, creo poder afirmar que el occidental medio del primer tercio del siglo XXI dice defender valores ecologistas y solidarios, pero la inmensa mayoría de la gente no mueve ni un dedo meñique para contaminar menos, por ejemplo, usando el tren para ir al bosque durante el fin de semana en lugar de utilizar su vehículo privado a gasolina, ni es capaz de acoger una familia de refugiados para ayudarlos a conseguir una vida nueva y ordenada. Vemos que el valor que el occidental medio da a sus valores es muy bajo si se trata del mundo externo, pero tal vez es exageradamente alto si se trata de valores autocentrados, «yo, yo, yo, mí, me, conmigo, yo...».

La consciencia del Ser, núcleo de la acción de la ayahuasca en el modo de consumo occidental, ayuda al sujeto a observar su dialogismo interno y a estimar el valor que da a sus valores. Denomino «consciencia dialógica» al tipo específico de consciencia expandida que generan la ayahuasca y otros enteógenos, que permite observar los diálogos internos que se dan en nuestra mente y que constituyen el procesamiento mental habitual. En este sentido, la ayahuasca impulsa un estado que podemos concebir como más elevado que el nivel de funcionamiento mental habitual, estado desde el cual el sujeto puede observar el funcionamiento habitual de su mente, automatismos, reacciones, causalidades biográficas y demás.

10. Acción y estilos de la decocción

I

Antes de entrar en el apartado práctico de *cómo hacer en lo concreto*, voy a tratar otro tema referido a la comprensión del efecto de la ayahuasca.

En términos generales, el uso de enteógenos en psicoterapia debe distinguir entre los diversos matices que tiene el efecto de cada psicótropo en particular, variaciones que determinan la correcta y útil forma de uso. Así, desde el punto de vista de la aplicación en psicoterapia se puede diferenciar entre tres tipos de psicótropos.

1) *Empatógenos* o *contactógenos*: son las substancias que abren el corazón y los afectos, permitiendo que el sujeto revise su biografía, incluyendo episodios traumáticos, sin el dolor causado en su momento. Son psicótropos extremadamente útiles para el tratamiento del estrés posttraumático, sobre los que actualmente hay varias

investigaciones en marcha (véanse el trabajo de José Carlos Bouso y los programas de la Multidisciplinary Association for Psychedelic Studies, MAPS). Los empatógenos son substancias que ayudan a desbloquear el mundo anímico de la persona permitiéndole que sienta amor y aceptación intensa de sí misma, de los demás y del mundo; abren las compuertas a observarse por dentro sin miedo ni dolor. También son extremadamente útiles para favorecer la comunicación interpersonal íntima. Los empatógenos más populares y usados en psicoterapia son la MDMA (popularmente *éxtasis*), 2CB y 2 CI.

2) *Eliminadores del ego*: son substancias cuyo efecto sobre la psique humana consiste en disolver temporalmente la fuerte predominancia del ego, permitiendo experimentar la realidad que se desvela tras fundir el sujeto con el objeto sin perder la consciencia. El tiempo se detiene y el sujeto tiene la experiencia de entrar en un mundo donde desaparece la constante dicotomía entre el yo y el otro, y donde predomina la visión estética de la realidad. Los eliminadores del ego más usados en psicoterapia son la LSD-25, ketamina, psilocibina, 2CT7 y, en casos extremos, *brugmansia* o *datura*. Podríamos decir que permiten un paseo por el propio inconsciente profundo, en tanto el sujeto no pierde la consciencia despierta de sí mismo. La persona que probablemente más usó los eliminadores del ego para tratar a sus pacientes fue Salvador Roquet (1920-1995), psiquiatra mexicano que

desgraciadamente dejó poco legado escrito (Roquet y Favreau, 1976, 1981; y Rodiles, 1998).

3) Finalmente están los *traspasadores del ego* que sin diluir los límites del ego, como la categoría anterior, permiten conectar conscientemente con el Ser interno, con la dimensión intrínseca sin que desaparezca la sensación de identidad. El más extendido hoy en el mundo es la ayahuasca. En alguna ocasión se ha denominado a la ayahuasca *amplificador de emociones* y *amplificador de consciencia*. No es una mala forma de denominarla –a veces la utilizo yo mismo para explicar matices del efecto de la mixtura–, pero es algo inexacta por demasiado genérica ya que la mayoría de las substancias psicotrópicas incluyen estos efectos en su acción. En todo caso, es importante señalar que bajo el efecto de la ayahuasca no se distorsiona ni la percepción del tiempo ni la del espacio ni la propia identidad. Como máximo, sucede que durante las tres o cuatro horas que dura el efecto se tienen tantas y tan intensas visiones y vivencias que el sujeto suele quedar abrumado por ello y puede tener la sensación de que han pasado eones de tiempo, pero si abre los ojos, reconoce dónde, cómo está y quién es. El mismo proceso de traspasar el ego que permite observarlo y experimentarlo desde cierta distancia es la base de la consciencia dialógica y de su saludable función psicointegradora. Se puede afirmar que, por su naturaleza, *la ayahuasca es un psicointegrador.*

II

La decocción actúa a varios niveles y cada uno de ellos requiere una preparación específica del terapeuta o guía, del grupo o paciente y del contexto o campo. Así, además de lo dicho en líneas anteriores, añadamos que la mixtura actúa a nivel físico, emocional, social, psíquico profundo de los arquetipos junguianos, al nivel del Ser y a nivel esotérico o energético.

Sí, a nivel esotérico. Empieza a ser hora de que nadie se ponga las manos en la cabeza escandalizado por hablar de esoterismo en un texto que se pretende de pensamiento científico. Existe un esoterismo riguroso, sujeto a métodos de verificación empírica, y otro esoterismo popular que merece ser denominado con términos como superstición, credulidad, fetichismo o ingenuidad, vocablos que, por otro lado, bien pueden aplicarse a la mayor parte de la llamada ciencia popular. Si aceptamos el hecho de que el factor definitorio del pensamiento científico es la lógica racional aplicada a la comprensión de todo fenómeno, y la posibilidad de repetir el fenómeno con los resultados previstos por la lógica ante diferentes observadores, debemos aceptar que en muy pocos casos se cumplen realmente estas premisas. ¿Cuántas personas aplican una estricta secuencia lógico-racional en sus vidas, a pesar de que la usan para justificar casi todos sus actos aplicando la expresión «pues claro, es lógico»? Muy pocas. No obstante, la fetichista ciencia popular y el uso vulgarizado de cierta conceptualización de origen científico no ponen en entredicho las afirmaciones de la verdadera ciencia.

Esoterismo proviene del griego *esóteros*, que significa del interior, de dentro, y tiene por objeto el conjunto de conocimientos, enseñanzas y técnicas referidas a una dimensión oculta del mundo, a una dimensión de la realidad de determinada cualidad que la mantiene invisible a los sentidos convencionales, a una dimensión de la realidad exterior que tiene correlación con el mundo interno de las personas y que es difícil de entender desde el pensamiento unilineal y causal habitual. En este sentido, el gran cambio en la ciencia desde la segunda mitad del siglo XX ha sido el reconocimiento de la incertidumbre y de la inexactitud, así como la aceptación de lo inescrutable de las leyes de la naturaleza que adoptan la forma de un mundo en realidad inexistente. Hoy día estamos obligados a aceptar lo erróneo que era suponer cosas del tipo: «si uno sabe lo suficiente, puede solucionar cualquier situación». Y cuanto más ascendemos en el conocimiento científico, más incertidumbre encontramos, más impredictibilidad y más azar, y esta incertidumbre existe siempre y en todas partes, incluso en la Última Fuente o Principio de Todo.

El esoterismo y el misticismo de todas las culturas y épocas, así como la ciencia actual, conciben el cosmos como existiendo en forma de una unidad en todo. En palabras del poeta persa J. Rumi escritas en el siglo XIII: *El Infinito es como Uno con todo lo que ha sido, es y será.*

Por ello, los conocimientos esotéricos de difícil comprensión se mantienen en secreto dentro del grupo de iniciados que los comparte y transmite, y si atendemos a esta definición convencional y descargada de ideologías, observamos que el colectivo actual de médicos, físicos teóricos, banqueros y hasta de técnicos en informática responde perfectamente a esta definición, excepto en un punto. El aspecto que les falta para tratarse de conocimientos con calidad esotérica es la iniciación de las personas en ciertas dimensiones invisibles del mundo. Y, justamente, este es el aspecto fundamental de toda capacitación para el uso de la ayahuasca en sus dimensiones esotéricas: la iniciación. No toda persona puede captar en profundidad que términos como humildad, integridad, temple, unidad interior, amor, trascendencia o armonía adquieren el nivel de aspectos técnicos en el mundo esotérico y en la dimensión del Ser. No son conceptos morales en sentido habitual, repito, aquí son conceptos técnicos.

En contraste con el conocimiento esotérico, el conocimiento exotérico es fácilmente accesible y comprensible para el público común, se transmite libremente. En este sentido, no creo equivocarme al afirmar que la mayoría de las personas que actualmente organizan y dirigen sesiones de ayahuasca en Occidente –y también en Latinoamérica– no han asimilado más que la parte exotérica, y a menudo ni tan solo eso.

Entre los años 1900 y 1927, como es universalmente sabido, un grupo de científicos, encabezados por Werner Heisenberg, Niels Bohr, Arnold Sommerfeld, Erwin Schödinger y la aportación de Albert Einstein, pusieron de manifiesto que la intención del observador de un fenómeno físico afecta al resultado del experimento. Con ello demolieron el mito de la objetividad pura y empezaron a cambiar las preguntas clásicas que hacía la ciencia, *cuándo* y *por qué,* por las preguntas *quién* y *para qué*, las mismas cuestiones que apuntan al Ser y que están muy cerca de la cosmovisión animista y chamánica.

Actualmente estamos en la segunda revolución cuántica (véase Latorre, 2017) y hechos que hoy siguen siendo indemostrables pero aceptados, y que utilizamos a diario, hace unas pocas décadas hubieran sido tildados con desprecio de *cosas esotéricas en las que no hay que perder el tiempo*. Hay quien sigue pensando en este sentido, a pesar de que la mecánica cuántica es fruto de una incesante y profunda reflexión sobre la realidad, pero, de nuevo, no es este un marco adecuado para contrastar tal discusión.

Sostengo la hipótesis de que bajo el efecto de la ayahuasca, se genera un campo electromagnético de baja frecuencia que puede llegar a influir en la cristalización de las proteínas. Esta sería la parte visible de la dimensión esotérica del efecto de la mixtura.

El campo de la ayahuasca en nueve imágenes

A continuación muestro tres series de imágenes inéditas realizadas por la doctora Alícia Guasch, entonces colaboradora y especialista en cristalografía. No se trata de una prueba incuestionable de la existencia del campo que se genera en los grupos organizados bajo el efecto de la mixtura, sino que se trata de una muestra extraída a partir de una investigación que actualmente sigue abierta.

El experimento consistió en dejar dos botellas de 500 ml de agua MilliQ –una agua ultrapura usada para experimentos ya que, por su naturaleza muy reactiva, puede atrapar fácilmente elementos del ambiente– con la proteína FF1, un dominio de factor de transcripción que se une al ADN. Una de las botellas se depositó abierta durante cuatro horas en el centro de un grupo de unas 50 personas dispuestas en dos círculos concéntricos durante un trabajo de ayahuasca. A esta botella corresponden las cristalizaciones que aparecen en las fotos con el indicador *Sala*. Otra de las botellas de 500 ml de agua MilliQ fue dejada también abierta en una sala adjunta, a unos 15 m de la primera, y a esta botella corresponden las cristalizaciones que aparecen con el indicador *Externo*. Las primeras dos imágenes de cada serie (A-01-Sala, A-01-Externo; B-01-Sala, B-01-Externo; y C-01-Sala, C-01-Externo) corresponden al agua antes de iniciar la sesión experimental. Las otras imágenes de cada serie (A-02; B-02, C-02) corresponden a las gotas del agua que permaneció en el centro del grupo (*Sala*) y a 15 m del grupo en otra sala (*Externo*). Se hicieron dos réplicas de cada foto de la cristalización para evitar sesgos de la propia foto. A parte de la preparación de las soluciones madre cristalizantes preparadas para el experimento, el resto siguió el protocolo de cristalización automatizada en placas de 96 pozos.

Para algunos cristalógrafos consultados resulta espectacular la diferencia que se observa en el crecimiento cristalino entre las proteínas que estuvieron en el centro del campo, las que cristalizaron en la botella exterior, pero adyacente al campo, y en el proceso seguido en el protocolo automatizado llevado a cabo en el laboratorio de investigación, a 60 km del lugar del experimento. Para estos especialistas resulta especialmente espectacular la diferencia en la nucleación de cada cristal.

Obviamente, no se trata de un experimento definitivo dado que no se ha llevado a cabo la comprobación de otras hipótesis posibles. Así por ejemplo, consultado el especialista O. Fernández Cecilia, del departamento de Ingeniería Química de la Universitat Autònoma de Barcelona, propuso varias hipótesis alternativas al campo para explicar la diferente cristalización: que tal vez se debiera a la temperatura, ya que cuanto más lenta y gradual es la bajada de temperatura de una solución saturada, mayores se hacen los cristales –hipótesis descartada ya que, en todo caso, la temperatura subió en la sala donde estaba el grupo de 50 personas y es donde los cristales aparecen de mayor tamaño–. Otra posibilidad para explicar la diferente cristalización es que se debiera al CO_2 ambiental que tal vez aumentó en la sala debido a la respiración del grupo experimental: el CO_2 se disolvió en el agua y la acidificó, influyendo así en el proceso de cristalización; la sala estaba razonablemente bien ventilada, pero es una hipótesis que hay que verificar.

Por otro lado, a pesar de que dos soluciones exactamente iguales se sometan exactamente a las mismas condiciones, resulta muy difícil que los cristales salgan exactamente igual. Para los especialistas en cristalografía, la similitud entre los puntos de nucleación que se ve en las fotografías –de donde surgen los cristales– pertenece al ámbito del azar. De todas maneras, parece que, por un lado, no hay estudios realizados sobre la influencia electromagnética en los procesos de formación de cristales –es el factor que llaman *azar*– y, por otro, es obvio que en las fotos experimentales hay diferencia entre los cristales de cada serie (A, B, C), que corresponden al agua que estuvo en la misma ubicación (Sala y Exterior), pero también es obvio que hay una clara regularidad diferencial en la cristalización del agua que estuvo en el centro del grupo humano respecto del agua que permaneció en otra sala, a 15 m del lugar donde se tomó ayahuasca.

Para dar por buena la hipótesis que defiendo sobre la existencia de campo electromagnético como la variable causante de la espectacular cristalización de la proteína, es necesario repetir el experimento modificando diversas variantes: con las botellas cerradas, en un lugar distinto, repetir el experimento en el mismo lugar, pero sin que el grupo esté bajo los efectos de la ayahuasca, etcétera. De momento, aquí están las imágenes que muestran con claridad la diferencia que atribuyo al campo que se forma bajo el efecto de la ayahuasca y, en todo caso, es un lugar a partir del cual comenzar a realizar más estudios de la influencia electromagnética en los procesos de cristalización. Dado que hasta el momento no hay pruebas en contra y sí unas imágenes a favor, doy la hipótesis por aceptable.

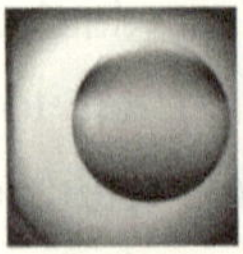
A-01-Sala

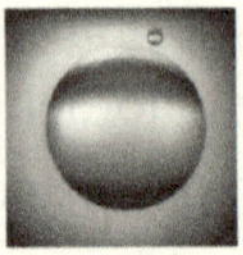
A- 01-Externo

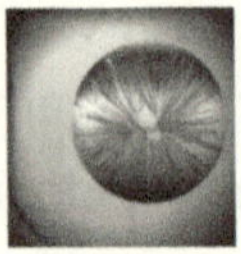
A-02-Sala

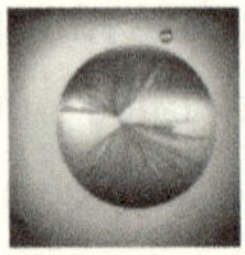
A-02-Externo

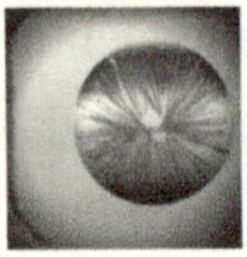
A-03-Sala

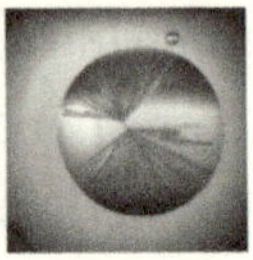
A-03-Externo

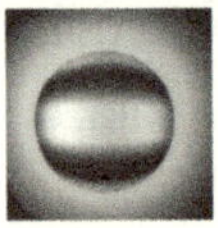
B-01-Sala

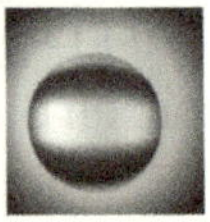
B-01-Externo

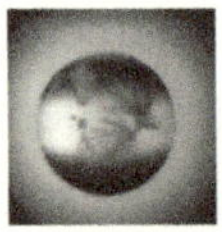
B-02-Sala

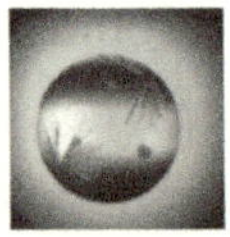
B-02-Externo

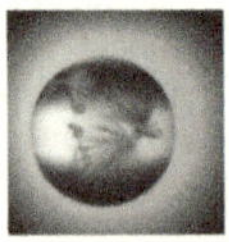
B-03-Sala

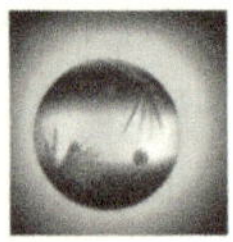
B-03-Externo

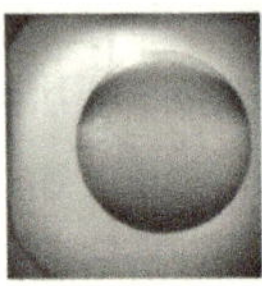
C-01-Sala

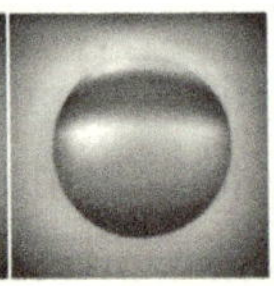
C-01-Externo

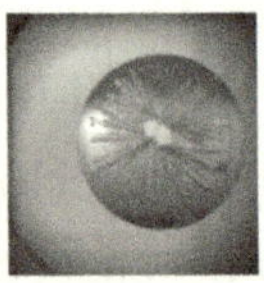
C-02-Sala

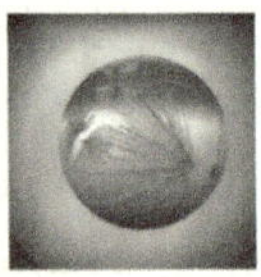
C-02-Externo

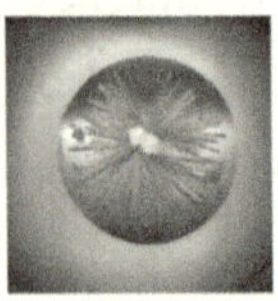
C-03-Sala

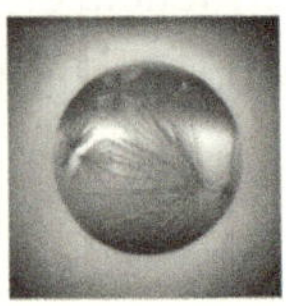
C-03-Externo

11. Cómo proceder

El material e información técnica que sigue no debe ser tomado como un manual detallado y unívoco de cómo usar y aplicar la ayahuasca en procesos psicoterapéuticos. No es eso. Se trata de un conjunto de reflexiones teóricas, datos empíricos y maneras de proceder pertinentes a la «forma Occidental» de tomar y comprender el efecto del enteógeno en el marco de nuestra cosmovisión. Es un *modus operandi* que todo guía de trabajos debería tener en cuenta, incluso los que dirigen sesiones no específicamente terapéuticas. Existen muchas maneras de orientar un trabajo de ayahuasca, probablemente tantas como guías y como momentos de cada guía. O, tal vez, solo hay una manera adecuada con muchas formas de expresión y una manera inadecuada, sea cual sea el aspecto fenoménico que adopte. El objetivo último de toda toma es conectar y tomar consciencia del Ser interno, también denominado con otras expresiones como *Self*, Sí mismo, alma, Dios en nosotros, Allah, Arútam, y otras muchas; en este sentido, es posible consultar algunas grabaciones de conferencias y clases en audio disponibles en internet: www.youtube.com/watch?v=k-D_t229sDM.

Las realidades humanas han de comenzar siempre por ser nombradas, ya que, como dicen los vascos, lo que no tiene nombre no existe. Se han difundido varias maneras de denominar las tomas de ayahuasca y cada denominación tiene connotaciones específicas. Veamos.

Las religiones daimistas lo denominan *Trabalho do Daime*, Trabajo de Daime. Entienden que el encuentro con lo sagrado es un verdadero trabajo interior que requiere esfuerzo y entrega devocional. Es una denominación que me gusta especialmente, de ahí que la adopte en algunos textos. Una sesión de psicoterapia es un verdadero *trabajo interior* que implica la misma o similar actitud que el encuentro con lo numinoso: respeto, presencia, pulcritud, inspiración, buen humor, entrega y honestidad, conocimientos técnicos y sentido común. Además de riesgo, incluso asombro y esfuerzo para ir contra la corriente de la pereza, las pulsiones instintivas más burdas, la egolatría o inflación del ego, y el temor.

En este texto uso «trabajo» con cierta frecuencia, y creo que las personas que han sondeado las profundidades de su mundo interno impulsadas por la decocción amazónica estarán de acuerdo en que es un verdadero y valiente trabajo psicológico, existencial y espiritual.

Por otro lado, algunos occidentales usan el término «ceremonia» para referirse a las tomas de la mixtura. Esta denominación implica un acto público realizado de acuerdo a ciertas normas y leyes, pero no forzosamente conlleva esfuerzo, encuentro con el Ser, ni ningún tipo de experiencia introspectiva o psiconáutica, ya que las ceremonias tienen su máximo interés en el desarrollo externo. No es una denominación que me parezca intrínsecamente adecuada; no la suelo usar.

Hay otras denominaciones como «sesión» o «toma de ayahuasca», más prosaicas, que implican que el foco está puesto en lo material, no en lo trascendente ni en el acto social o terapéutico.

A partir de aquí, cada uno decide.

Aclarado lo anterior, la primerísima condición para un buen uso de la ayahuasca es la calidad humana de la persona o personas que dirigen el trabajo, en el caso de que se trate de una sesión grupal. Repito, también hay que entender la expresión *calidad humana* como un aspecto técnico –no moral–, y, por extensión, todo aquello de lo que hable aquí ha de ser considerado como aspectos técnicos. La humildad, la consciencia del propio Ser, la calma, usar un lenguaje pulcro y limpio de cargas ideológicas, sexuales y de inexactitudes o vulgaridades, la verdadera seguridad en sí mismo, el amor, la belleza, la integridad y la honestidad, los buenos deseos, el contexto ordenado y natural, los conocimientos necesarios y la sabiduría que nunca sobra... son aspectos técnicos. Así por ejemplo, estar en tensión, sufrir un estado anímico negativo o agresivo, tener ideas destructivas o un interés centrado en el dinero, sentir un desmesurado anhelo por las experiencias visionarias o por cualquier forma de inflación narcisista, son factores que impiden que se dé un uso positivo y constructivo del enteógeno. Una *mala persona* que tome ayahuasca

–deshonesta, lujuriosa, codiciosa, envidiosa, egocéntrica...– seguirá siendo una mala persona si no se esfuerza por cambiar su patrón, por muchos litros de mixtura que ingiera: he sido testigo de ello. Es más, no solo no mejorará, sino que aumentará sus defectos.

Sentado lo anterior, que no es poco, expongamos el anhelado *cómo proceder* siguiendo los parámetros básicos y necesarios en todo trabajo de ayahuasca al estilo occidental.

Proceder con responsabilidad implica tener en cuenta los tres pilares que sostienen la experiencia. Cada uno de ellos exige una atención específica. Esos tres factores son: a) la substancia, b) el sujeto, y c) el contexto (véase el capítulo «Aclarando una mala experiencia con la mixtura»). A partir de mi experiencia, puedo asegurar que todo viaje enteógeno depende a partes iguales de cada uno de los factores de esta tríada. En Occidente, hay la errónea tendencia de cargar toda la casuística de la experiencia a las substancias, y pocas veces o nunca se tiene en cuenta el estado y preparación del sujeto, y la calidad del contexto que acoge la experiencia, contexto que sería más adecuado denominar *patrón energético* o *campo*, ya que se trata de un verdadero campo electromagnético –además de emocional, simbólico, térmico y demás– que determina en un tercio el efecto final. No conozco ningún texto que hable explícitamente de la arquitectura e importancia del campo, de ahí la necesidad de hacerlo en las próximas páginas para el buen hacer en los trabajos de ayahuasca.

La substancia

Hay diversas recetas para preparar la mixtura visionaria. En teoría, hay unas 4.000 combinaciones posibles de especímenes vegetales que dan un resultado psicoactivo equivalente: la suma de DMT en cantidad y calidad suficientes, y de algún IMAO no tóxico.

La idea popular de que solo es verdadera ayahuasca si se trata de una decocción de *Banisteriopsis caapi* (fuente de IMAO) y *Psychotria viridis* (fuente de DMT) es una visión simplista y lejana a la verdad. Así por ejemplo, entre los grupos étnicos de la alta Amazonía y piedemonte andino del Ecuador habitualmente se usa la mezcla de *Banisteriopsis* con otra liana, que puede ser *Diplopterys cabrerana*, *Brunfelsia grandiflora, Brunfelsia chiricaspi, Calliandra pentandra*, u otras ocho o diez variedades vegetales fuente de DMT (véase Fericgla, 2015).

Si salimos de la flora amazónica, encontramos que la mezcla más usada actualmente para obtener lo que Jonathan Ott, tan amante de acuñar neologismos, denomina «anahuasca» –contracción de «análogos de la ayahuasca»– es la que resulta de la decocción de semillas de *Peganum harmala* (fuente de IMAO) y corteza de raíz de *Mimosa hostilis* o de *Mimosa tenuiflora* (ambas fuentes de DMT). Solo un experto podría diferenciar una dosis de ayahuasca de una de anahuasca, y más debido al distinto sabor que por el efecto psicoactivo. En este campo remito al lector interesado a la impagable obra etnobotánica de Jonathan Ott, *Ayahuasca Analogues, Pangean Entheogens*, publicada en 1994 (edición en castellano: Ott, 2006) y a su obra *Pharmacoteon* (Ott, 2009).

La decocción de ayahuasca debe realizarse con ingredientes naturales de calidad e ingerirse en cantidad suficiente. En cuanto al primer factor –repito que hay mixturas de diversa calidad que dependen del material vegetal–, puede ser más visionaria o menos; con más énfasis en la dimensión emocional del sujeto buscando el efecto de amplificador emocional, o no tanto; una dosis puede durar entre dos y cinco horas; incluso puede impulsar un cierto tipo de imaginería u otro... En este sentido, que depende del objetivo del trabajo, es procedente preparar una calidad de decocción u otra.

En cuanto a la cantidad que se debe tomar, no se trata de consumirla como droga de abuso –algo que he visto hacer en más de una ocasión–, tomando una dosis tras otra hasta caer redondos para satisfacer el infantil anhelo consumista de *tener experiencias*. Buscar «el colocón» no es una manera buena ni útil de usar el enteógeno, a menos que uno no esté experimentando con su resistencia psiquiátrica. Generalmente, una dosis adecuada de una mixtura estándar es de 35 a 50 ml por persona y, a diferencia de los medicamentos convencionales, no hay una relación directa entre cantidad de ayahuasca/peso del consumidor para prever el efecto, ya que lo que lo determina es la sensibilidad farmacológica de cada persona a este enteógeno y las resistencias psicológicas del ego a que una parte del inconsciente tome el protagonismo en la psique del individuo.

Hay personas que con 35 ml tienen una experiencia profunda, mientras que otras necesitan hasta 60 o 70 ml para obtener un resultado equivalente, con independencia de su peso corporal.

Por alguna razón que desconozco, la decocción hecha con material amazónico seco (por ejemplo, con *Banisteriopsis* y *Psychotria* o *Diplopterys*) dista mucho de ofrecer el buen efecto que activa la mixtura preparada con bejuco fresco. Personalmente he intentado varias veces cocinar materia amazónica seca adquirida por internet en portales especializados y nunca he conseguido un resultado excelente desde el punto de vista de la psicoactividad. En cambio, las mezclas de anahuasca (por ejemplo, 7 g de semilla molida de *Peganum harmala* y 12 g de *Mimosa hostilis*) casi siempre han dado una mixtura estable y razonablemente visionaria. En su caso, las ayahuascas preparadas por expertos tradicionales –daimistas o chamanes amazónicos– suelen tener el punto de efecto adecuado, a pesar de variar de unas tradiciones a otras.

Hay mucho más que comentar respecto a la forma de preparar la decocción, componentes, proporciones, procedimientos, etnobotánica y demás, pero existen buenos textos especializados en tales aspectos y no es necesario repetirlo aquí.

El sujeto

El estado psicofísico y la elevación espiritual de la persona que ingiere ayahuasca tienen tanto peso en la experiencia final como la propia mixtura y el contexto. Es incorrecto e infantil achacar toda la causalidad de una mala experiencia o incluso de una crisis psicótica a los psicótropos. Ningún enteógeno, tomado en dosis razonables, genera nada cuya semilla no esté dentro del sujeto y lista para germinar. Una persona cuya consciencia esté alejada del sentir interno, del Ser, o, dicho en otras palabras, que no tenga un sentido psicológico crítico, tendrá más dificultad para percibir el efecto de la mixtura, pero, a su vez, el resultado terapéutico será mayor. A partir de mi experiencia como observador puedo afirmar que, aproximadamente, la mitad de personas que toman por primera vez, en dosis normales, no perciben el efecto de la ayahuasca, y no es hasta la segunda o tercera vez cuando lo reconocen. No es que la mixtura no haga efecto a nivel neurológico (como mostré en Fericgla 1997, pág. 99 y ss.), sino que el sujeto no lo reconoce. Este fue mi propio caso la primera vez que tomé el enteógeno en plena Amazonía.

Hay tres posibles motivos que pueden explicar el bloqueo del efecto de la decocción en la consciencia: a) el metabolismo detenido, b) la rigidez psicológica de la persona, y c) el cansancio. No son motivos mutuamente excluyentes, por lo que se pueden sumar.

Hay personas cuyo aparato digestivo parece no reconocer la ayahuasca como *algo metabolizable* hasta que no ingieren algún alimento habitual que se mezcla con el enteógeno, o hasta que han consumido varias veces. Con cierta frecuencia he observado que, a menos que el contexto y la mixtura no sean especialmente potentes, hay personas que no perciben el efecto psicoactivo durante el trabajo, y así lo manifiestan, hasta que, poco después de acabar la sesión, ingieren algún alimento habitual y en menos de 15 minutos sienten cómo el efecto de la ayahuasca las invade potente y sorpresivamente. Desconozco si se han realizado investigaciones fisiológicas en este sentido, pero la hipótesis más verosímil es que a causa de la probable tensión psicológica ante la experiencia y de la naturaleza insólita de la propia substancia, el aparato digestivo no empiece a absorber la mixtura hasta que le llega algún alimento familiar. Por ello, es útil que las primeras veces se ingiera algo de alimento suave y alcalino justo ante de tomar el enteógeno: unas galletas, un dulce o un poco de pan.

La segunda causa que impide percibir el efecto del enteógeno es la rigidez anímica de la persona o los mecanismos psicológicos de defensa. El sujeto ha de permitir que la substancia actúe dentro de sí, sin resistirse a perder el control racional de su mente, no la consciencia. No todo es bioquímica, hay que permitirse fluir y experimentar espacios internos mayores del habitual.

Este mismo factor, la rigidez consecuencia del miedo, es la causante de que algunas personas –muy de vez en cuando– pierdan el sentido en pleno trabajo y se desplomen. Esta pérdida total de la consciencia puede durar unos segundos o hasta unos minutos y cuando el sujeto recupera el sentido, habitualmente ya no reconoce el efecto de la ayahuasca. Se recupera con la cabeza clara y con el pensamiento paradójicamente fresco. Se trata de un mecanismo de defensa de la propia naturaleza subjetiva que, incapaz que integrar –por el momento– la expansión de la consciencia, corta el sentir y la percepción y la persona tiene una reacción cercana al desmayo. Repito que es un reflejo defensivo del ego que actúa como válvula natural de seguridad y no tiene más consecuencias que una desconexión temporal de la consciencia. En todo caso, hay que prever esta posibilidad entre los neófitos de manera que no puedan golpearse con algún objeto o mueble cercano en el caso de desplomarse. Esta reacción suele venir anunciada momentos antes por un ronquido sordo y corto que todo guía o terapeuta debe conocer.

En sentido contrario, a medida que una persona está más y más familiarizada con el efecto de la ayahuasca necesita menos cantidad de enteógeno para obtener el mismo efecto. Es sabido que los chamanes ancianos de las etnias ayahuasqueras suelen ir reduciendo la cantidad de bebedizo que ingieren, y pasados los años, a menudo, con el humo de un cigarrillo de tabaco o un sorbo de aguardiente tienen suficiente para romper la hegemonía del ego y penetrar en el imaginario desde donde operan ordenando su mundo. Obviamente, hay un efecto aprendizaje que actúa con fuerza.

Para gozar de una buena sesión, los participantes deben estar templados ante la expectativa del trabajo al que se van a someter, algo que depende en buena parte del guía o terapeuta que en todo momento ha de transmitir confianza y seguridad. También debe haber un marco simbólico significativo que, talvez con posterioridad, ayude a las personas a comprender e integrar la experiencia. Siempre debe explicitarse un foco hacia el que dirigir la experiencia, un objetivo claro y útil pero no rígido ni unívoco, de manera que si la experiencia recorre otros paisajes diferentes, el sujeto no se sienta fracasado o los ignore. En los trabajos de ayahuasca, a menudo sucede lo que tan bien describió John Lennon con esta frase: «La vida –el efecto, en este caso– es lo que pasa mientras muchos están ocupados haciendo otros planes».

Un buen trabajo exige una correcta preparación del sujeto, y es importante comunicarlo a los pacientes sin falsas exageraciones, que solo acarrearían una tensión innecesaria. En primer lugar, hay que tener en cuenta la dieta. Hay mucha entelequia y hasta un cierto fanatismo sobre ello. Se trata de una dimensión del sujeto sobre la que voy a dar algunas indicaciones, sin perder de vista que cada cuerpo humano es un universo de complejidad. Mientras que a unos, por ejemplo, un café ingerido a partir de media tarde les impide conciliar el sueño por la noche, a otros les relaja profundamente beber una taza de café antes de dormir.

Así pues, y hasta donde mi experiencia me permite afirmar, la dieta ha de ser ligera desde un día o dos antes del trabajo, exenta de grasas de difícil digestión y de alimentos irritantes o muy picantes, especialmente ajo y cebolla crudos. A poder ser, no hay que tomar café ni otros excitantes desde 24 horas antes ya que, a fin de cuentas, la ayahuasca es un neuroestimulante y si el sistema nervioso de la persona está fustigado por otros estimulantes que generan crispación muscular, se es menos sensible a la DMT en detrimento del sutil efecto visionario y numinoso de la ayahuasca. Comer poco y suave, esta es la dieta ideal. No es necesario llegar a la ingesta con el estómago vacío. Como he comentado, a veces ayunar es incluso contraproducente.

Por otro lado, la DMT necesita un enlace químico dentro del cuerpo para actuar, y este enlace, en parte, es el zinc. A partir de la mediana edad, los humanos empezamos a disminuir la cantidad de zinc presente en el cuerpo, por lo que resulta adecuado cuidar y mantener una dieta rica en zinc (ostras, hígado, semillas de calabaza, levadura de cerveza, queso, avellanas, cacahuetes y almendras), o bien tomarlo en comprimidos como complemento dietético. Esta es la razón por la que hay más personas de edad que jóvenes a las que la decocción no produce efecto o un efecto suave.

Para acabar con el tema de la preparación corporal, sugiero que el mismo día del trabajo la persona se limpie los intestinos con un enema de café. Esta práctica higienista puede sorprender a más de uno, especialmente en la región mediterránea donde los enemas no forman parte habitual de los usos higiénicos, no así en la zona germánica donde muchos médicos prefieren, a poder ser, introducir los medicamentos por el recto antes que por otra apertura del cuerpo o vía inyecciones. El enema de café fue una de las numerosas aportaciones de Andreas Moritz, el renovador de la medicina occidental (Moritz, 2008), y para nuestro interés aquí, se debe proceder de la siguiente manera: se pone a hervir una olla con un litro y medio de agua, cuando llega al punto de ebullición se añaden dos cucharas soperas de café natural tostado y molido –no usar café torrefacto ni con otros añadidos–. Se deja hervir con fuerza durante 3 minutos, luego se baja a fuego lento hasta alcanzar los 15 minutos de hervor. Se retira del fuego, se filtra y se deja enfriar hasta una temperatura tibia. Se pone el líquido en el depósito del enema y se introduce la cánula en el recto dejando que penetre todo el líquido en los intestinos. Los mejores dispositivos son unos pequeños depósitos con un tubo de goma flexible, que se pueden colgar en la pared del baño o de la habitación. La postura correcta es con el cuerpo tumbado sobre el costado derecho para permitir que el café penetre con libertad por el colon descendente hasta el colon ascendente. Es habitual que a los pocos minutos de haber introducido el oscuro líquido en el cuerpo se sientan unas ganas aparentemente irrefrenables de evacuar. Es una sensación pasajera que, si uno es capaz de contener, se diluye un minuto más tarde. Es la sensación que produce el litro y medio de café abriéndose camino por nuestros intestinos. Hay que mantenerse tumbado sobre el costado derecho durante 15 minutos y luego evacuar. Para refinar el enema, en lugar del café tostado que hay en el mercado se puede usar café a medio tostar (para ello hay que conseguir café crudo y tostarlo en casa) y añadir un cuarto de cucharada pequeña de café de sal marina disuelta en el café. Esta práctica deja los intestinos limpios lo que, además de otros beneficios para la salud, aporta un ingrediente extra para disfrutar de un estado anímico fluido y calmado. Esto me trae a la memoria que en ciertos grupos étnicos amazónicos (shuar, achuara, quichuas) existe la costumbre de hacer enemas de ayahuasca a los niños, muy diluida en comparación con la mixtura para beber, para educarlos por medio de experiencias del Ser.

Otro elemento relacionado con la preparación para una buena experiencia es la actividad sexual. La experiencia numinosa requiere de vitalidad y de lo que podríamos denominar *pulcritud energética*, por lo que es recomendable no haber tenido relaciones sexuales desde dos o tres días previos al trabajo y mantener la contención hasta dos o tres días después de la experiencia. Sublimar la libido es una de las vías más universales para elevarnos por encima de las pulsiones instintivas bajas en aras de aumentar la cualidad y campo de la consciencia. La ayahuasca provoca una sensación intensa y serenamente amorosa que genera lazos fraternos entre las personas que participan en un trabajo. Es tan intenso el recuerdo de esta sensación que incluso se revive cada vez que se conoce a una nueva persona que se sabe consumidora de ayahuasca.

De ahí que valerse de la delicada sensibilidad amorosa para reducirla al acto sexual –a menos que no sea un acto más amoroso que instintivo– es como usar gasolina altamente refinada para prender fuego a un montón de leña.

En cuanto a que la menstruación femenina modifica el efecto de la ayahuasca en un sentido u otro, es una afirmación que se repite en algunas tradiciones y en nuevos estilos de consumo. Incluso hay grupos *new age* que impiden la entrada de mujeres menstruantes a la sala donde se realiza la sesión, argumentando que su presencia genera malos estados anímicos, *malas ener-*

gías, como se suele afirmar en una expresión tan inexacta como ridícula. Hasta donde he podido consultar a numerosas mujeres occidentales e indígenas andinas y amazónicas, no parece haber más modificación del efecto de la ayahuasca que el que el propio estado menstruante genera individualmente en cada mujer. Para algunas mujeres, no hay cambio alguno ni en su estado anímico ni físico, tal vez y como máximo sienten su sensibilidad agudizada durante el periodo, eso es todo. En tanto que, para otras, la menstruación implica unos días mensuales de malestar físico y arrebatos emocionales. Según parece, estos y no otros son los cambios que operan bajo el efecto del enteógeno, pero ni afectan ni son consecuencia del enteógeno.

Finalmente, hay dos factores más del *puntal individuo* en lo que este afecta al resultado final de la experiencia: la actitud y la postura corporal, y están relacionados entre ellos. El verdadero cambio en el ser humano no reside en lo que hace, sino en la actitud con que lo hace. El término «actitud» surge de la palabra «acto» a la que añade el sufijo «tud», que le confiere una determinada cualidad. Así, actitud es la cualidad que tiñe la acción que realiza la persona: pasividad o dinamismo, ánimo o desánimo, aceptación o rebeldía.

De nuevo repito que el lema para acercarse adecuadamente a una experiencia de ayahuasca es algo así: «no empujes, no empujes...», no tengas anhelo por descubrir, ver, ni resolver nada. La actitud debe ser eminentemente positiva y participativa: no hay que forzar jamás a nadie a enfrentarse a su dimensión inconsciente o estado expandido de consciencia si no existe una actitud constructiva por su parte. Debe ser una actitud de disponibilidad y de presencia a la vez, siendo inadecuada la pasividad y el abandono. Disponibilidad significa consciencia y una cierta inspección de lo que está sucediendo, pero sin intentar dirigirlo; significa estar en actitud abierta para recibir lo que traiga la experiencia del mundo de la oscuridad; significa diluir todo rastro de cinismo, pereza, contrariedad, juicios y preconceptos referidos a la experiencia. No hay que despertar falsas expectativas a los pacientes: la ayahuasca no es una panacea universal que lo sana todo sin que el sujeto deba poner un gran esfuerzo por su parte.

En resumen, la mejor actitud es un estado mental de apertura activa a lo que la experiencia pueda desvelar –repito, la ayahuasca *abre*–, observando sin esperar nada, a pesar de que es útil tener un objetivo bien definido para el trabajo. Paradojas de la vida humana. La persona, a la vez, debe ser capaz de dejarse llevar por la experiencia y vivirla con fluidez, sin perder una ligera distancia de sí misma que le permita observarse al mismo tiempo que experimenta. Tal actitud es la clave: navegar con total entrega y, a la vez, acordarse uno de sí mismo durante todo el viaje. Navegar y verse navegando: es la clave de una vida psicológica madura.

Por otro lado, toda actitud psicológica tiene una vertiente corporal. Una de las maneras más prácticas para mantener la presencia adecuada durante la experiencia es a través del control de la postura. Así, para tomar ayahuasca se observan diversas posiciones corporales según la tradición –bailando, tumbados, sentados...– y, en principio, todas son adecuadas en su origen, pero si hablamos de la vía occidental y de la aplicación en psicoterapia la mejor postura, en mi opinión, es permanecer con el cuerpo erecto en una silla normal, con o sin apoyabrazos, sin cruzar los brazos ni las piernas, imprimiendo así una actitud de apertura firme a la vez que receptiva. El grupo ha de distribuirse sentado en círculo alrededor de un centro. Como se ha comentado, el efecto de la ayahuasca consiste en abrir la puertecita de la percepción que separa nuestra bella dimensión consciente, temporal y ordenada del cosmos que es el inconsciente atemporal y pulsional. Si se abre esta puerta y la persona está abandonada al contenido del inconsciente, con el cuerpo tumbado en el suelo y completamente relajado, la experiencia puede resultar tan placentera como displacentera, pero en todo caso probablemente estéril desde el punto de vista del autoconocimiento. Para mantener el foco en el objetivo del trabajo, el sujeto debe forzosamente mantener un cierto control sobre sí mismo –no rígido, pero sí lo suficiente para observarse–, y si se abandona al placer sensual con el cuerpo disipado, es difícil mantener el nivel de consciencia que los seguidores del Cuarto Camino denominan el *Recuerdo del sí*, los budistas *el Testigo*, los antiguos mayas el *Ojo Desencarnado* y los sufíes *Andar un paso por delante*.

Mantenerse sentado y relajado con la columna vertebral recta es una postura que implica mantener un punto de control y consciencia del cuerpo, hecho que se refleja en la actitud y en la presencia de la persona. He apuntado que hay que mantenerse sentados en sillas porque al occidental medio no le suele resultar cómodo sentarse en el suelo o en un banquito de meditación, no forma parte de nuestras tradiciones, pero si un participante prefiere sentarse en posición de flor de loto o con la piernas plegadas bajo el cuerpo, al estilo de Próximo Oriente, manteniendo la columna vertical y el cuerpo relajado, también es una postura adecuada.

En mi experiencia personal, cuando se trata de sesiones terapéuticas, es doblemente adecuada la postura descrita para favorecer que los pacientes mantengan un nivel de consciencia óptimo de cara a la elaboración e integración de la experiencia. Estar en el *ahora, esto* y *aquí* es lo contrario a perder la consciencia de uno mismo y actuar como un bebé irreflexivo, grave error de diversas modas que lo ven como una victoria sobre el ego neurótico en lugar de entender que, en realidad, se trata de una regresión a épocas infantiles y hasta preverbales que no conlleva ni sanación ni evolución. Este grave error es frecuente hoy día en algunos círculos de moda que se hacen llamar «psicoterapeutas» –la mayor parte de los cuales carece de estudios superiores de psicología o medicina– en los que se utilizan técnicas diversas para inducir lloros, gritos, descargas emocionales y estados catárticos en los clientes sin reconocer que una explosión emocional –suponiendo que sea real– tanto puede tratarse de un paso evolutivo y sanador como regresivo y disociante, en el sentido de alejar aun más a la persona de su verdadero ser y sentir interno.

He sido testigo de sesiones de *terapia grupal* donde se invita a los clientes a llevar fotografías de sus progenitores, exponerlas en una mesa común, a la que para más teatralidad se denomina «altar», y tras algunos ejercicios forzados y casi infantiles el terapeuta apremia a sus clientes a insultar y gritar a su padre, cuya imagen está en la fotografía que cada uno ha aportado, para sanar el rencor y la rivalidad reprimida que sentían hacía él. Si algún cliente tiene la osadía de decir que ama y honra a su padre y que no le sale ninguna expresión emocional violenta, es tenido por el más enfermo de todos: no solo odia a su padre, sino que no tiene ni la menor consciencia de ello. Con tales premisas, he presenciado sesiones pretendidamente sanadoras en las que las expresiones emocionales estaban completamente vacías de energía psíquica, eran gritos falsos y de mal gusto con pretensiones de veracidad.

También la ayahuasca, con su efecto intensificador emocional, puede impulsar sesiones como la descrita si la actitud de los participantes no es de honestidad y veracidad a ultranza consigo mismos.

El contexto y la intención

Tras revisar la calidad de la ayahuasca y el estado del sujeto como puntales determinantes del efecto, hablemos del tercer aspecto que condiciona la experiencia: el contexto. Aunque se trate de la misma mixtura y de los mismos participantes, no se vive una misma experiencia si sucede en un espacio abierto en medio del campo que si ocurre en el subsuelo de un garaje urbano. No es lo mismo si el guía es alguien próximo, da unas indicaciones razonables y comprensibles para todos y los participantes se sienten arropados por él y tal vez hasta por cuidadores asistentes, que si perciben presión y se sienten juzgados por un individuo exótico que obliga a respetar unas pautas incomprensibles y distantes. No genera una misma experiencia si un grupo se sienta en el suelo en una hilera recta que si están en sillas formando un círculo donde se ven mutuamente el semblante, o si están de pie bailando. No se da la misma calidad de trabajo si el grupo está completamente a oscuras que si hay luz abundante en la sala. Y, finalmente, determinan la experiencia la música y las imágenes que componen el paisaje sonoro y visual que envuelve el trabajo.

En las sesiones realizadas siguiendo alguna tradición ancestral de pueblos animistas, ni se mencionan estos factores: la misma tradición fija el contexto con claridad y todo el mundo sabe el sentido de los símbolos, los pormenores del desarrollo y el guion que se ha de seguir durante la experiencia.

Por su lado, en las religiones donde se da un consumo devocional, la distribución física del espacio y el sentido simbólico del contexto fueron determinados en el origen de la religión y con el tiempo se han ido puliendo hasta llegar al ritual que observamos en la actualidad en el Santo Daime, la UdV y A Barquinha, donde todos los participantes conocen la dinámica de la actividad y el sentido simbólico y la función práctica de cada componente del contexto, o bien se les explica antes de comenzar el trabajo.

En cambio, el consumo occidental de ayahuasca es un fenómeno históricamente reciente y el resultado de importar valores y prácticas culturales exóticas. No hay nada extraño en ello ya que es parte del proceso de mundialización acelerado a partir del último tercio del siglo XX, pero la implantación de ritos de origen amazónico en el corazón de las ciudades europeas, norteamericanas y japonesas da lugar a situaciones curiosas como, por ejemplo, la de un grupo de japoneses en Tokio y en Yokohama, practicantes tradicionales de budismo y de sintoísmo, cantando en brasileño himnos daimistas que hablan de *la floresta*, la selva, y de la *Virgen da Concepçao*, Virgen de la Concepción, cada día 15 y 30 de mes según el calendario gregoriano. ¿Qué comprenderán del sentido cultural de los himnos que cantan?

Sin menospreciar los permanentes procesos de enculturación abierta, resulta necesario desarrollar una forma contextual reflexionada, adecuada y comprensible para el consumo occidental de ayahuasca. Indudable e inevitablemente, el tiempo irá hilando esta nueva forma a partir de importaciones culturales y de descubrimientos propios, lo que da más sentido y valor a la presente aportación al acelerar el proceso de occidentalización y animar a un uso maduro de la mixtura.

Bien, por *contexto* vamos a entender el conjunto formado por la realidad fenomenológica y por el campo energético que emerge de ella, campo que a la vez es resultado y determinante de lo fenoménico. Al igual que sucede con los fenómenos físicos electromagnéticos, y como enunció A. Einstein, fuera del campo no puede suceder nada. En los trabajos de ayahuasca, el contexto permite tejer un campo único con los individuos como tal y, a la vez, como unidad orgánica, algo especialmente visible en los grupos indígenas que conforman un denso campo unificado en su vida cotidiana. Los participantes en el trabajo, a la vez son *objetos* receptores del campo y *sujeto*s creadores multifactoriales del recipiente que estoy llamando contexto que, a su vez, crea el campo. En este sentido, el contexto está constituido por varias dimensiones o estratos: a) simbólico, b) físico-espacial, c) sistémico, d) humano-emocional, y d) energético-espiritual. Un guía de sesiones debe poder y saber controlar cada una de estas dimensiones para garantizar un buen desarrollo de la experiencia.

Es decir, el contexto es creado por las personas que participan en el trabajo y por la intención con la que participan, por su forma de vestir y actitud; por el espacio físico y la distribución de los elementos que hay en él, así como por los objetos y símbolos decorativos o invocativos que lo llenan; por la energía telúrica del lugar, por la música, por el sentido que imprime al contexto la declaración inicial de intenciones –o carencia de declaración– , y por la evocación para cerrar el trabajo –o carencia–, por la luz que hay y los elementos externos que puedan influir en el trabajo aunque no formen parte programada de él.

El campo como dimensión energética del contexto no es algo accesorio, sino que se genera en todo trabajo de ayahuasca y tiene la dinámica que se observa en los sistemas emergentes (Johnson, 2003): es un patrón en el tiempo que va cristalizando a partir de las interacciones individuales aleatorias que conducen a un orden global o de conjunto, que es propiamente el campo. En términos técnicos podemos decir que un trabajo de ayahuasca es un desarrollo en el tiempo en el que componentes individuales tejen una realidad psicológica, espiritual y energética y conducen a una inteligencia no especializada y no individual que va resolviendo los problemas que aparecen en el proceso del emerger sin que ninguno de los individuos se dé cuenta de ello, a la vez que el propio campo los va integrando. Para dirigir bien un trabajo grupal de ayahuasca es imprescindible que el guía o conductor sea consciente del proceso de emergencia del campo y del papel que desempeña en ello cada uno de los elementos del contexto. Los chamanes de los pueblos animistas conocen al detalle la importancia *mágica* o esotérica de cada elemento contextual, de ahí que con frecuencia –como es el caso de los chamanes shuar y achuara amazónicos– se resisten a salir de sus territorios habituales para no arriesgarse a perder ese conocimiento pormenorizado del contexto que les da poder.

Sin pretender dar un listado exhaustivo, a continuación voy a comentar algunos de los elementos que intervienen en la construcción del contexto y, en consecuencia, del campo electromagnético de baja frecuencia que se genera, como explicaré más adelante.

El espacio

El espacio debe ser de planta regular, idealmente octogonal, que es la forma más estable desde el punto de vista energético, de ahí que haya tantos templos cristianos, mezquitas musulmanas y lugares de meditación oriental que tienen planta octogonal o, como mínimo, lo es el ábside. La sala debe tener las entradas y salidas bien marcadas y, a poder ser, que no estén en lados opuestos de la estancia, o al menos no enfrentadas, ya que ello genera un corredor por donde pasa el aire arrastrando la energía fuera del lugar. En el espacio ha de haber un punto focal o lugar exacto donde se sitúa el guía (o guías) del trabajo, que ha de actuar de punto de referencia permanente durante toda la sesión. No debe olvidarse que los humanos construimos nuestra realidad y nuestra red cognitiva y emocional basándonos en las relaciones y asociaciones que establecemos entre los distintos elementos del mundo externo y del mundo interno; luego recordamos estas relaciones y las usamos para ordenar y dar sentido al mundo. Nuestro mundo es una red de asociaciones. Por ejemplo, alguna vez un perro me mordió cuando era púber, no me dolió mucho, pero mi madre lloró asustada, organizó un espectacular viaje al hospital, averiguó si el perro estaba vacunado, me prestó la atención que solía prestar a los acontecimientos extraordinarios, todo sucedió con rapidez, me asusté y desde entonces asocio los perros a algo muy peligroso, dolor, miedo, sirenas de ambulancia... Cada vez que se me acerca alguno de esos simpáticos animales de compañía me pongo a temblar de miedo sin poderlo evitar, por mucho que el dueño repita que es manso, educado y que está vacunado. Asocio perro a dolor y pánico. Es una relación que establecí entre cosas que no comparten su naturaleza (perro, animal de compañía – pánico, estado emocional), pero que en mi vida están relacionadas, la llenan y dan sentido a mi huida a toda prisa cada vez que veo un perro de lejos, en especial si es de tamaño grande.

Con el efecto de los enteógenos cambian las relaciones y asociaciones con las que construimos el mundo, cambia *mi mundo*. Naturalmente, el tipo de cambio depende de cada enteógeno en concreto, pero podríamos decir que, en cierta manera, todo vuelve al principio, al inicio del tiempo en que empecé a generar las asociaciones que han dado por resultado *mi mundo*. La experiencia de la realidad regresa al estado original, al *in illo tempore* mítico de antes de estar determinada por las asociaciones. De ahí que numerosos mitos amazónicos describen que bajo el efecto de la ayahuasca se regresa al tiempo primordial donde habitan los dioses que generan y regeneran el mundo.

El director de teatro, actor y escritor Juan Pedro Romera, a raíz de una experiencia con ayahuasca, tuvo la inspiración de crear una interesante obra de teatro para bebés de 0 a 3 años a la que tituló *¿Te acuerdas?*. En ella recrea magistralmente el estado de embelesamiento previo a la creación de asociaciones cognitivas, usando luces de colores, formas aéreas en movimiento y música. Me quedé sorprendido cuando asistí a una representación de la obra, con mi hija de 20 meses, al ver como tanto ella como un buen puñado de niños y niñas del público estaban quietos y atrapados por el interés que les despertaba lo que iba sucediendo en el escenario; los padres sabemos lo mucho que cuesta mantener quietos a criaturas de esta edad durante más de 10 o 12 minutos, y la obra duraba 30. Creo recordar que J.P. Romera mantuvo esta inspirada obra en los escenarios durante una década con excelente acogida por la crítica internacional.

Todo guía debe saber que el mundo habitual de la persona cambia bajo el efecto de la mixtura y que, justamente por ello, durante el trabajo debe mantenerse un punto de referencia estable y explícito, de manera que si una persona se angustia o simplemente se siente confusa por esta disolución de sus habituales términos de referencia, pueda abrir los ojos y encontrar en el exterior algo conocido que le sirva de atractor para rehacer un orden cognoscible. El punto de referencia significativo, repito, ha de ser el guía o guías de la sesión. Así pues, en todo trabajo al estilo occidental, el guía debe permanecer en el mismo lugar físico todo el tiempo.

El espacio debe tener una decoración uniforme y armoniosa. Puede predominar una tonalidad u otra, pero los colores han de aportar estabilidad, calma y elevación. El color blanco suele ser un buen tono por todo lo que simboliza en Occidente y por el estado emocional que despierta. Personalmente prefiero que los cromatismos predominantes en el espacio contextual sean el denominado *rojo chino* –Pantone 18-1663 TPX– y su opuesto, un verde pálido con cierta cantidad de azul en la composición –por ejemplo, Pantone 3405 o 353– y con una pincelada de color naranja brillante –Pantone Orange 021, 804 o 811–. Para mencionar un ejemplo conocido del uso simbólico y práctico de los colores, los mantos o túnicas de los lamas tibetanos suelen estar confeccionados con tela color rojo chino y llevan los ribetes anaranjados. ¿Motivo? Esta combinación cromática –rojo intenso como color predominante, verde claro en algún extremo y naranja como complemento– mantiene un tono energético elevado y una saludable actividad interna sin llegar a ser excitante; como sí lo es, por ejemplo, el llamado rojo Ferrari. Resulta que esta tríada cromática –más el blanco, el negro y el azul– son los tonos que vemos en la naturaleza. Son el color de la sangre, la vegetación, la tierra y el cielo, con lo que armonizan entre ellos de forma espontánea. De ahí que la mayor parte de las maravillosas alfombras y kilims de meditación iraníes, iraquíes, indios y turcos están tejidos con esos tonos. Raramente se utiliza otro color y siempre en una proporción mucho menor.

El espacio debe ser cerrado y el grupo de participantes debe situarse en una geometría también cerrada; la más adecuada es el círculo con un elemento en el centro que actúe de punto visual de referencia y de semilla en el proceso de integración psicológica. Este elemento central puede ser un hermoso ramo de flores, algún símbolo significativo o una vela.

Además de tener una forma cerrada, la distribución espacial debe ser explícita en cuanto a la delimitación *dentro del trabajo-fuera del trabajo*, o espacio sagrado-espacio profano en terminología de M. Eliade. Al formar un círculo humano hay que respetarlo y no permitir que nadie lo atraviese por descuido. Si se da la necesidad de abandonar la formación, se debe salir rodeando el círculo. En este sentido, también es adecuado que durante el trabajo se respeten algunas normas de conducta que favorecen la presencia, el recogimiento y la contención, en definitiva, el campo. Por ejemplo, hablar bajo, usar ropas de algodón, lana o lino que no hacen ruido al moverse –como ocurre con los tejidos sintéticos–, evitar ropas eróticas o excesivamente llamativas, mantener cierta postura vertical en las sillas y buscar la armonía en todos los elementos que llenan el espacio.

Es óptimo para favorecer la experiencia que haya abundancia de iones negativos en el aire, ya que los iones negativos benefician la introspección y la calma interior. Es el tipo de atmósfera tan agradable que se respira tras una buena tormenta, o estando cerca del mar cuando sopla el viento con fuerza. En estos casos, la atmósfera se carga de iones negativos generados por la fricción del aire y del agua; y estas partículas, al contrario que los iones positivos, aumentan el flujo de oxígeno en el cerebro facilitando una mayor lucidez, disminuyendo la somnolencia y estimulando la actividad mental. Este es el motivo por el que tantas tradiciones chamánicas invitan a tomar ayahuasca cerca de saltos o corrientes de agua, y de que en numerosos templos antiguos haya fuentes artificiales que emiten chorros desde los que salta el agua a varios metros, o bien se han construido conductos por los que el agua cae y va friccionando. La Alhambra y el Generalife son dos buenos ejemplos de esta sabiduría antigua. Actualmente se comercializan numerosos dispositivos que despiden iones negativos, aunque muchos de ellos carecen de valor práctico. Tomad nota: para que un aparato ionizador sea eficaz debe emitir un mínimo de 3 millones de iones negativos por centímetro cúbico.

Para acabar con las características del espacio, deben cuidarse los olores. Que sean agradables, familiares y acogedores. No ha de ser una fragancia excesivamente dulce, como algún incienso oriental, ni excesivamente intensa, como el incienso de Jerusalén o incienso de misa convencional. Personalmente, me decanto por la madera de palosanto porque tiene un buen equilibrio; me refiero a la madera del árbol tropical *Bursera graveolens* (hay otras variedades de árboles tropicales que también reciben el nombre popular de palosanto, como el *Ceiba pentandra*, *Eriodendron occidentale*, *Bulnesia sarmientoi*, y otros).

En todo caso, y dado que los sentidos se agudizan bajo el efecto de la ayahuasca, hay que evitar malos olores, ruidos externos molestos y estímulos agresivos.

En cuanto a la iluminación tengo mis preferencias. De entrada, y dado que el objetivo de todo trabajo es despertar al mundo y a los sentidos internos y nutrir la relación consciente con el Ser, cuanta menos luz mejor. Prefiero los trabajos completamente a oscuras, de manera que haya pocas escapatorias visuales al encuentro con uno mismo. Cuando se trata de sesiones con numerosos participantes, puede dejarse una luz muy tenue e indirecta simplemente que para que encuentren su lugar, en el caso de necesitar salir del espacio ritual. Me parece una buena manera empezar con iluminación normal, a la media hora disminuir la intensidad lumínica dejando solo alguna vela, y cuando la ayahuasca empieza a hacer efecto, oscurecer la sala completamente, dejándola así durante el resto del trabajo. Cuando, pasadas dos o tres horas, el efecto de la decocción empieza a desvanecerse se puede prender de nuevo la vela o las velas y, al cabo de media hora más, encender de nuevo la iluminación general para indicar el final del trabajo. Es una bajada simbólica y paulatina a las oscuras y fértiles profundidades y una salida pautada que va indicando el final del viaje.

A partir de lo anterior, cualquier persona puede inferir que hacen falta –con urgencia– espacios especialmente preparados para albergar trabajos y experiencias con enteógenos y viajes extáticos en general. Antiguamente, la gente disponía de templos, mezquitas, santuarios, cuevas o saltos de agua dedicados a la conexión con lo numinoso, donde la presencia de lo sagrado era perceptible. La sociedad reconocía tales lugares y eran respetados por los gobernantes de toda tendencia. Así, por ejemplo, Marco Tulio Cicerón (106-43 a.C.), defensor del estoicismo y uno de los más grandes e influyentes políticos y escritores en prosa de la República romana, escribió en *De Legibus*, una obra basada en una conversación ficticia entre el propio Cicerón, su hermano Quinto y su gran amigo Ático, lo siguiente:

> ... entre las muchas cosas divinas y excepcionales que ha producido vuestra Atenas como contribución a la vida humana, no hay nada mejor que esos misterios [ritos eleusinos]. A través de ellos hemos pasado de una vida salvaje y rudimentaria al actual estado

> de la humanidad, nos hemos civilizado. Llamamos a estos misterios iniciación, cuando en realidad con ellos hemos aprendido los fundamentos de la vida que nos permiten captar no solo la base sobre la cual vivir con alegría, sino también morir con una esperanza mejor [De Legibus, 2.14.36].

¿Qué político actual escribiría un fragmento como este en reconocimiento de lo que aporta la ayahuasca a la vida humana?

Como es bien sabido, los ritos eleusinos eran marcos donde las personas de la antigua Grecia, a lo largo de veinticinco siglos, buscaron la experiencia extática activada por un enteógeno conocido como *Kykeon* (véase «Mixing the *Kykeon*», en *Eleusis: Journal of Psychoactive Plants and Compounds*, Nueva Serie n.° 4, 2000; y véase Wasson *et al*., 1980), y los romanos reconocieron durante varios siglos más los templos y la validez de las prácticas extáticas atenienses. Hoy día es necesario buscar y reconocer de nuevo lugares apropiados por su energía telúrica, por el silencio y la naturaleza –como se ha hecho desde tiempos inmemoriales– y construir instalaciones adecuadas para realizar trabajos de espiritualidad práctica. A falta de tales espacios adecuados, los terapeutas y organizadores de sesiones usan hoteles rurales, sus propias consultas urbanas o centros que disponen de salas, pero raramente se dan las condiciones óptimas para albergar una plena experiencia extática.

Tales lugares han de ser reconocidos por la ley, estar dirigidos por una persona madura y altamente experimentada en el efecto y aplicaciones de la ayahuasca, deben estar apoyados por una comunidad preparada que atienda la logística y se deben reconocer públicamente como centros de espiritualidad práctica, al margen de religiosidades concretas.

Además de los templos y conventos cristianos, existen otros centros en el sur de Europa, como los espacios que han creado las iglesias daimistas o el ya nombrado campus Can Benet Vives, cerca de Barcelona, que cumplen estas condiciones y que pueden ser considerados como verdaderos santuarios actuales donde coinciden con facilidad clases de yoga, sesiones de meditación zen, encuentros para realizar giros derviches, seminarios sobre el uso de la ayahuasca y demás actividades para el cultivo del mundo interno. En el caso de Can Benet Vives, incluso es la sede central de la Escuela de Vida Simultaneidad, un marco realista y práctico para el desarrollo psicoespiritual del ser humano más allá de confesiones concretas y que en la actualidad está difundida por casi toda España.

Símbolos e intención

Cada uno de los elementos que intervienen en un trabajo tiene un contenido simbólico, sea premeditado y escogido, o bien sea que intervenga de forma espontánea. Se puede pedir a los participantes que vistan completamente de color blanco –como sucede en los trabajos de los daimistas–, de otro color, o que no haya ninguna indicación al respecto. Si cada participante puede vestir como prefiera, por ejemplo, resulta que no deriva el mismo simbolismo atildarse con un traje negro y caro que con unos pantalones vaqueros usados y una camiseta. La atmósfera y la carga psicológica varían según si hay símbolos religiosos –cruces cristianas con la imagen de Jesucristo colgando y sufriente, el signo universal del OM hindú, o la media luna musulmana–, si son símbolos deportivos o íconos exóticos de rico cromatismo representando a divinidades desconocidas. En este mismo sentido, genera una carga simbólica y psicológica distinta si el guía del trabajo va uniformado, si va vestido de calle, o si usa curiosas y exóticas prendas indígenas. También aporta un contenido simbólico y psicológico específico el que, por ejemplo, algunos de los participantes utilicen algún uniforme, con lo que indican que pertenecen a un colectivo organizado y probablemente conocedor del rito, y el resto, no.

En mi opinión, es útil que haya algún tipo de indicación en el vestir, de manera que los participantes puedan sentirse partícipes de un grupo organizado, además de descargarles de la duda que puede llegar a generar incomodidad: «¿Será correcta mi manera de vestir? ¿Debería haber venido con pantalones largos, aunque sea verano y vista pantalón corto en mi día a día? ¿Por qué nadie me dijo que no llevara minifalda y ahora nos piden que estemos sentados en el suelo con las piernas cruzadas?». Si hay un grupo de participantes que va uniformado y otros no, es importante que los que lucen uniforme tengan indicaciones claras sobre la conducta, distribución del espacio y contenido simbólico de los elementos del contexto, ya que serán el modelo que seguirán los demás.

Por otro lado, cuando se trata de un trabajo grupal, especialmente si es un grupo numeroso de 10 o más participantes, es necesario generar un núcleo estable o núcleo del campo unificado que sostenga los vaivenes psicológicos, energéticos incluso físicos por los que atraviesa todo trabajo. De ahí la necesidad de que el guía, conductor, o *facilitador* como se denomina en algunos ambientes, esté fijo en su lugar sirviendo de punto de referencia estable a los demás y que a continuación, formando el círculo sagrado o campo, se sitúen las personas más experimentadas que, a su vez, puedan aportar estabilidad y confianza al resto.

Para que se dé un mejor equilibrio y armonía energética y psicológica, es importante no obviar la distribución espacial por sexos. Así, y a partir de mi experiencia, lo óptimo es que las mujeres se sitúen a un lado del guía o eje del trabajo –mejor a la izquierda– y los hombres, al otro, formando semicírculos de personas del mismo sexo. Al acabar una sesión y en más de una ocasión, mujeres y hombres participantes han comentado la ayuda anímica que había supuesto para ellos sentirse rodeados por personas de su mismo sexo, que habían entendido la expresión «compartir la misma energía».

En los trabajos que dirijo suelo invitar a las personas a que, una vez sentadas en su lugar y organizado correctamente el espacio, se presenten entre ellas, en el caso de ser desconocidas, y que se deseen una buena experiencia. Este pequeño detalle favorece la fluidez comunicativa y da paso a una atmósfera más relajada y amable. A la vez, imparto las indicaciones previas para el buen desarrollo del trabajo.

Volviendo al tema de los elementos simbólicos del contexto, es importante dejar el interior de la sala lo más neutral, a la vez que acogedor e integrador posible. A menos que se trate de trabajos confesionales o devocionales, en los que el centro suele estar ocupado por los símbolos e imágenes religiosas del grupo en concreto, es adecuado sacar o invisibilizar símbolos que pueden resultar inquietantes o inarmónicos (por ejemplo, la media luna musulmana si se realiza en un contexto católico), símbolos exóticos incomprensibles (iconografía egipcia de la época faraónica) o símbolos materiales inadecuados (armas en las paredes y cabezas disecadas de animales muertos en las cacerías del propietario de la casa). Los símbolos presentes en el trabajo han de tener una misma orientación, han de ser elementos que ayuden a integrar el material inconsciente a la consciencia, las individualidades en el grupo, lo masculino y lo femenino, lo material y lo espiritual.

Momentos importantes en todo trabajo de ayahuasca son la invocación inicial y el cierre final. En el área de las actividades humanas es fundamental poner límites e intención o, lo que es lo mismo, estructura y objetivos. Al inicio de una sesión es importante declarar públicamente el sentido, amplitud y objetivos si no se saben de antemano con detalle. Así, por ejemplo, los ritos del Santo Daime empiezan y acaban siempre con la oración del Padrenuestro reformada por el Mestre R. Irineu Serra, fundador de esta nueva religión, recitada por todos y en voz alta como manera de invocar la presencia de Dios, y los participantes saben perfectamente el alcance y sentido de su rito extático y devocional. En los trabajos de psicoterapia con ayahuasca, los pacientes deben conocer el sentido de la experiencia a la que se van a someter, el papel y función de cada uno de los participantes –terapeuta, asistente y otros pacientes–, duración temporal, objetivos previsibles y demás factores que conforman el contexto y la sesión. En las ceremonias chamánicas que realizan las etnias amazónicas y andinas, la tradición –conocida y asumida por todos– marca la estructura, la intención u objetivo y el desarrollo.

En las tomas de ayahuasca al estilo occidental es adecuado realizar una invocación inicial a manera de declaración de intenciones, para posicionarse ante las tremendas fuerzas del inconsciente y del cosmos que se van a destapar. La invocación puede ser de contenido religioso, espiritual y agnóstico, psicologista, atea y dirigida a la comunidad humana, esotérica, animista o de otros contenidos, pero siempre es útil anunciar públicamente la intención de la acción que se va a realizar. Con ello se movilizan energías psíquicas y energéticas en el sentido esperado. Hasta que uno no se compromete, está la duda, la posibilidad de retroceder, siempre sin provecho.

Por lo que se refiere a todos los actos de iniciativa y de creación –y todo trabajo es un acto de creación– hay una verdad elemental cuya ignorancia mata un sinnúmero de ideas y de planes espléndidos. Parafraseando a W. Goethe para explicarla:

> En el momento en que uno se compromete de veras, no como acto impulsivo, la Providencia también actúa. Para ayudar a uno,

> ocurren todo tipo de cosas que, sin decisión, no ocurrirían jamás. Toda una corriente de acontecimientos se desprenden de la decisión, provocando a favor de uno todo tipo de incidentes imprevistos, encuentros y ayuda material que nunca nadie hubiera soñado que sucedieran. Cualquier cosa que puedas soñar, que puedas hacer, empieza a hacerla. El atrevimiento conlleva genio, poder y magia.

Esta es la respuesta a la invocación inicial de toda sesión.

En el extremo opuesto se sitúa el cierre del trabajo. Es un momento delicado que exige la mayor destreza por parte del guía. Cada participante tiene su sensibilidad individual a la DMT y al campo. En consecuencia, cada persona daría por terminada la sesión en un momento diferente, pero es útil acabar todos a la vez y cerrar el campo o, en otros términos, cerrar el acontecimiento grupal y armoniosamente. Si se deja pasar excesivo tiempo esperando que todo el grupo sienta disolverse el efecto del enteógeno, es probable que algunos acaben dormidos en la misma sala, ya que por la naturaleza de la DMT y como se ha descrito en otro capítulo, el trabajo es un sofisticado proceso fisiológico similar al soñar natural y es fácil caer en un estado de sueño sin darse cuenta. Por otro lado, si se corta el trabajo con excesiva celeridad cuando, para algunos, el efecto solo empieza a bajar, es probable que aún haya participantes en pleno vuelo psiconáutico.

Hay dos opciones para resolver el final: a) que cada individuo abandone el espacio del trabajo cuando la ayahuasca haya acabado su efecto en él, y b) acabar todos juntos en un punto medio adecuado, sabiendo que en algún caso hará un rato que el efecto ya pasó, mientras que en otros aún quedan reminiscencias. Para mí, la segunda opción es la válida dadas las numerosas implicaciones que tiene todo trabajo. Especialmente, si se trata de una sesión con fines terapéuticos y conocido el efecto psicointegrador de la mixtura, es adecuado mantener una dinámica grupal armoniosa y ordenada. En este sentido, es útil disponer de un estímulo de duración larga que sea conocido por los participantes y que indique que el trabajo va llegando a su término. Por ejemplo, una música que vaya sonando desde una hora antes de cerrar la experiencia, generando así un automatismo en los participantes, iluminando lenta y paulatinamente la estancia, o que el guía empiece a hablar rompiendo el silencio que envuelve la experiencia de lo numinoso.

Un capítulo fundamental referente a los símbolos y a la invocación es el de los valores que vehiculan. Una experiencia enteógena debe ir envuelta en un conjunto de valores que le aporten contenido, sentido y profundidad. Es este un aspecto fundamental porque solo los valores dan sentido a la experiencia. Y no solo se deben transmitir valores, sino que se deben valorar los valores que se transmiten.

Los chamanes animistas transmiten valores a través de sus cantos salmodiados, de su actitud y de los mitos y narraciones tradicionales. Entre los shuar amazónicos ecuatorianos, por ejemplo, existía una fiesta denominada «la fiesta de *tsánkram*», fiesta para celebrar al guerrero o *tsánkram* que mató a un enemigo, le redujo la cabeza o *tsantsa* y realizó los ayunos, sacrificios y abstinencias prescritos, a menudo durante 3 años, para librarse de la venganza del muerto. La fiesta duraba dos o tres días, se bebía abundante chicha –la bebida fermentada extendida por todo Latinoamérica–, se comía y se tomaba ayahuasca. Durante toda la fiesta, había una anciana conocida como *ujája*, la verdadera maestra de ceremonias, que no paraba de cantar la historia del pueblo shuar, de alabar las victorias obtenidas y de repetir las maneras correctas de comportarse para alcanzar el éxito. Transmitía valores.

Las iglesias daimistas, por su lado, transmiten valores de bondad, responsabilidad, valentía, fraternidad, espiritualidad, unidad y devocionalidad a través de los salmos que cantan, a los que llaman *himnos*. O en la UdV a través de las graves charlas y trascendentes conversaciones que se mantienen con el *Mestre* durante el trabajo.

¿Cómo se transmiten valores elevados e integradores en la forma occidental de tomar la mixtura? O bien no hay transmisión explícita –las más de las ocasiones–, o bien depende de la sensibilidad, elevación y conocimientos del guía. En este sentido, todo conductor o terapeuta debe prepararse para ello difundiendo el tipo de valores inherentes a la experiencia del Ser: consciencia despierta y presencia en el ahora, esto y aquí, el sentido último de la existencia humana, la presencia misteriosa de la muerte, el amor, el respeto por la experiencia individual, la divinidad… Se pueden narrar cuentos con metáforas aleccionadoras –no moralizantes ni amenazantes–, hermosas narraciones sacadas de las tradiciones Zen, sufí o taoísta. Jamás se deben impartir consejos personales, ni tratar temas ajenos a la experiencia del Ser en el momento. Hay que evitar hablar de política, dinero o deportes y de temas frívolos como modas, comida y hasta de los trastornos de los pacientes si no es en tono de serena y constructiva presencia. Todo trabajo de ayahuasca es un tiempo para buscar la grandiosa y sanadora experiencia numinosa integradora, y toda forma de racionalización o referencia a otros momentos y situaciones nos suele alejar de ella, evitémoslo. A menudo hay personas que antes de cerrar un trabajo de grupo o inmediatamente después preguntan sobre temas teóricos, hacen consultas personales, o emiten comentarios comparativos con otras sesiones: en tales casos, corto amablemente pero con firmeza el comentario o la pregunta fuera de lugar para evitar que nos aleje de la experiencia viva del presente. Siempre se encuentra el momento adecuado, más tarde, para aclarar las dudas teóricas y las consultas personales. La ayahuasca impulsa un profundo encuentro con eso de lo que tanto huimos los seres humanos y que tan sanador resulta: el encuentro conmigo mismo. De ahí que es tarea principal del terapeuta o del guía evitar que se activen los mecanismos de huida de este encuentro. Y si se activan, debe evitar alimentarlos. Para entenderlo desde una óptica humanista y no estrictamente psicologista, podemos acercarnos a la tradición budista, donde denominan *maras* a las formas de resistencia al encuentro con uno mismo y a los caminos del autoengaño (por ejemplo, en Chödrön, 1998, pág. 95 y ss.).

La ayahuasca actúa como psicointegrador del mundo externo y del mundo interno de las personas, y esta unificación requiere la atemporalidad, algo que solo se da en la experiencia del presente inmediato.

Música y silencio

La música y el silencio, caras de una misma realidad, son elementos capitales para la creación del campo y para el proceso de integración psicológica, social y espiritual. La consciencia del Ser requiere, o bien silencio, o bien un paisaje sonoro tejido por músicas muy especiales, vivas y adecuadas en todo sentido a este objetivo.

Bianualmente y desde el año 1998, imparto en diversos lugares del mundo el seminario teórico-práctico *Músicas e Inconsciente* en el cual pasamos varios días embelesados escuchando y analizando diversas músicas extáticas, místicas y chamánicas, orquestales y solos vocales de nativos, sus elementos melódicos, rítmicos, sonoros y textuales y la relación con los contenidos del inconsciente colectivo, étnico e individual.[20]

La música puede actuar de elemento integrador entre la personalidad y las subpersonalidades del individuo, y a nivel físico y psíquico, entre los diferentes individuos y el grupo, y entre lo humano y lo divino. Al ser un factor integrador, permite encon-

20. Los lectores interesados en profundizar en este apartado pueden participar en el seminario bianual. Véase: www.josepmfericgla.org, en *Seminarios y formación*.

trar sentido al propio sistema que es integrado por la música. Es decir, todo organismo viviente tiene sentido en sí mismo, aunque la mayoría de la gente no actúe así y busque fuera de ella el fin de su existencia: las personas buscan la dimensión intrínseca en la extrínseca, e incluso en la sistémica. De locos. La música permite reintegrar las distintas facetas de la persona tras la desintegración que produce la ayahuasca, y reintegrarla a partir del sentido que cada uno tiene en sí mismo, desde sí mismo y para sí mismo.

Para apreciar el enorme peso del paisaje musical en la creación del contexto durante los trabajos, de entrada hay que tener en cuenta que, a pesar del habitual error de conceptualización, la música no es *una cosa*, no es un objeto aunque nos refiramos a ella con un sustantivo. La música es *una actividad*; por tanto, sería más adecuado referirnos a ella con un verbo, el verbo *musicar*, como *conversar, soñar* o *pasear*, todas ellas actividades a las que nos referimos con un verbo a pesar de existir sus correspondientes sustantivos. La música la produce la gente y desaparece cuando cesa la actividad. Los estudiosos académicos la miran como una cosa, identificando la música con las obras musicales, de ahí que la pregunta que solemos hacernos es: «¿Cuál es el sentido de la música?». Pregunta errónea que se debe transformar en: «¿Cuál es el sentido de esta o de aquella obra ahora y aquí?».

Aunque la objetualización de las músicas las haga más manejables a nivel conceptual, cuando escuchamos música no solo la *oímos* pasivamente, sino que sucede mucho más, hay una intensa actividad en la escucha, y las preguntas adecuadas para entenderla son del estilo: «¿Qué me está diciendo esta música en concreto? ¿De qué habla? ¿Dónde me lleva? ¿Qué está pasando aquí? ¿Qué hacemos esta gente y yo? ¿Cómo me siento?», y todo ello es aplicable al contexto de las sesiones de ayahuasca. La mayoría de los músicos del mundo no leen ni usan partituras, así que el músico se inspira y crea a la vez que actúa –aunque reproduzca piezas tradicionales– y los oyentes ayudan en este acto creativo con su respuesta. Repito, la naturaleza básica de las músicas, del *musicar*, reside en la acción no en los instrumentos ni en las partituras, y la acción debe ser viva. La función de la música tiene que ver con lo que hace la gente, lo mismo que el habla, y la gran industria discográfica secuestra la capacidad musical del ser humano para vendérsela posteriormente. Dado que tocar, cantar, escuchar, bailar y sentir son caras de un mismo poliedro, la acción del musicar, incluyendo los silencios, es fundamental en la creación del contexto para los trabajos de ayahuasca.

A continuación describo nueve componentes o características básicas que debe reunir la música para los trabajos.

1) Debe ser *música viva*, lo que no es lo mismo que en directo –hay música interpretada en directo que está completamente *muerta*–. Por *músicas vivas* entiendo aquellas que tienen la capacidad para despertar y evocar el recuerdo de lo trascendente, la memoria de *ese algo* relacionado con el espacio y el tiempo de donde venimos al nacer y al que probablemente regresamos al morir. La música viva es la que tiene la capacidad

para inducir la experiencia atemporal que resulta de la unión de la dimensión consciente e inconsciente, de lo divino y de lo humano, es la música que nos conecta con el Ser y nos recuerda que la vida humana puede tener un sentido trascendente. A las músicas vivas se les puede aplicar el término griego arcaico *Psychaios* (ψυχαῖος) que viene a significar *que sale del alma* (hay un interesante estudio sobre este término en Tardieu, 1975). La música muerta, en cambio, puede ser que esté bien interpretada, pero carece de esa capacidad transpersonal para evocar aquello que no tiene palabras para ser expresado, aquello que añoramos porque sí lo podemos experimentar y nos llena de plenitud y de sentido existencial. Puede que esté cargada de cierto simbolismo social, que despierte ciertas emociones, que una persona la asocie a un momento importante de su vida pero nada más. Por desgracia, la inmensa mayoría de músicas engrosa esta segunda categoría, la de *música muerta*.

Así pues, las músicas para usar en un trabajo deben evocar el tiempo del inconsciente, que es el de un silencio sin tiempo. El inconsciente es atemporal –por ejemplo, en los sueños aparecen hechos de la más lejana infancia, situaciones no resueltas, pero que continúan vivas en el inconsciente–, y hay músicas sin tiempo en las que tal vez no hay silencios, como el canto gregoriano o los repetitivos mantras de la música sacra hindú, pero en las que al no haber cambios temporales perceptibles, o darse repeticiones incesantes, es como si no hubiera tiempo. De ahí la gran utilidad de algunas músicas en psicoterapia ya que sirven para iluminar la oscuridad de la mente, para tener experiencias atemporales que afectan directamente al inconsciente y lo llevan a la consciencia.

Por descontado que en los trabajos de ayahuasca son inadecuadas las hipnóticas músicas militares que provocan estados de exaltación opuestos al encuentro y el recuerdo del Ser, a menos que se usen puntualmente en sesiones de psicoterapia donde se busque el efecto de la exaltación física. Tampoco son adecuadas las músicas catárticas por focalizarse en provocar descargas de las presiones emocionales, a menos, repito, que sea el efecto buscado para un paciente o grupo de ellos en un momento y con un objetivo muy específico. Podría alargar esta lista, pero no es necesario. Simplemente quiero apuntar que las sesiones ambientadas con músicas pop o rock, con música clásica impetuosa o con canciones populares alejan del encuentro con el Ser interno, aunque puedan despertar estados emocionales; hay que evitar este engaño tan extendido en la actualidad: un movimiento emocional no es un encuentro con la consciencia del Ser, incluso suele alejarnos.

2) Las músicas para los trabajos de ayahuasca han de tener la capacidad de saltar por encima de las barreras defensivas del ego, lo que implica que han de tener una textura musical universal o, como mínimo, han de resultar auditiva y emocionalmente confortables para todas las personas que participan, cualquiera que sea su edad, cultura de origen y formación musical. Hasta donde sé, efectivamente, los cantos tradicionales para musicar las sesiones de ayahuasca, llamados *ánent* entre los pueblos shuar y achuara del Ecuador, *icaros* entre numerosas etnias del

Perú, o *himnos* entre los daimistas, son músicas cantadas en forma de salmos repetitivos que resultan familiares e íntimas al minuto de escucharlas.

3) Una de las virtudes de las músicas es que permiten jugar con la ansiedad, con el equilibrio y desequilibrio interiores. La ansiedad, en buena parte, es hija de la imprevisibilidad; y estamos en una sociedad peligrosamente ansiógena porque el occidental medio se encuentra con que día a día debe hacer las cosas más deprisa, atendiendo a mucha más información y desarrollando nuevas habilidades sin tener tiempo para hacerlo con calma, lo que hace casi imposible estar al día y convierte el mañana en imprevisible. Las músicas regulan la ansiedad por el procedimiento de añadir más o menos información a cada frase musical: a menos información añadida y a más repetición, más previsibilidad de la forma melódica que seguirá y más calma anímica –por ejemplo, las canciones de cuna–. En cambio, a más información musical que aporte una composición en cada compás, más imprevisibilidad –por ejemplo, las músicas experimentales– y, en consecuencia, mayor nivel de ansiedad. En este sentido, las músicas para ayahuasca han de ser ansiolíticas y reconfortantes por sus agradables melodías y por la constante repetición de frases, ritmos y melodías, como efectivamente sucede con las músicas usadas tanto en la forma chamánica como en la devocional.

4) Del hecho de que la música sea la herramienta perfecta para introducir más o menos información en la mente se infiere que está relacionada con el recuerdo y con la memoria. En efec-

to, es algo conocido desde la antigüedad que la música ayuda a recordar y que permite trabajar con la memoria –en mi infancia se aprendía la aburrida tabla de multiplicar cantando–. Así pues, en los trabajos de ayahuasca es importante usar la música para regular la ansiedad, para levantar la barrera mnésica de las personas, en especial si se trata de sesiones terapéuticas, y para, una vez acabada la sesión, recuperar el material que ha emergido a la luz de la consciencia. Esta función de la música como activador mnemotécnico surge de forma natural en los talleres de respiración holorénica que dirijo, tras los cuales es harto frecuente que los participantes me pidan referencias de las músicas usadas durante la sesión para escucharlas de nuevo en la intimidad de sus hogares y recuperar la experiencia, las imágenes y el conocimiento generado o desvelado de sí mismos.

5) En un trabajo de profundidad, las músicas no solo deberían conformar un paisaje sonoro confortable e integrador, que transmita elevación anímica y calma, sino que deberían tener como objetivo ulterior estimular los arquetipos inconscientes, en sentido junguiano. Como he descrito anteriormente (véase el capítulo «La vía occidental del tomar ayahuasca. Estilo occidental o tercera vía»), la activación de los arquetipos es lo que sucede en la cuarta fase de todo viaje hacia las profundidades del inconsciente, y las músicas han de sostener y dar un marco rítmico y de referencia simbólica a tal dinamización arquetípica. Y si hay dudas sobre la música óptima que se debe utilizar, siempre es mejor dejar que impere el silencio.

6) Las músicas, todas ellas, afectan al cuerpo de manera física. Con la música –sobre todo si se amplía su efecto con el baile– se puede alterar la respiración, el ritmo cardíaco, la presión arterial, los procesos fisiológicos, el sistema nervioso simpático y el parasimpático, la segregación de endorfinas o de adrenalina (y, con ello, los estados de ánimo), y un largo etcétera. Esta dimensión física es especialmente importante en cuanto a conducir el efecto de la mixtura amazónica hacia buen puerto. Dirigiendo sesiones, a veces percibo que hay cansancio entre los participantes, que el sueño amenaza más de lo habitual o que, por alguna razón, está cayendo una nube de pesadez sobre el trabajo. Entonces puedo pedir a los asistentes que bailemos un poco para levantar la energía, y bailamos teniendo presente en todo momento la consciencia del Ser. Solemos bailar en círculo, lentamente, girando hacia la izquierda y siguiendo la pauta rítmica de canciones agradables al oído, ritmos fáciles y a poder ser ternarios, y con letras de marcado contenido confraternizante y espiritual. Nada de canciones protesta ni textos de amor popular.

7) La música también afecta a las relaciones y al razonamiento lógico, impulsando un cambio en la calidad de las relaciones humanas. Se dice, y no es una metáfora, que, con una hora de música, un experto puede conseguir que un grupo se calme o acabe enfadado. Así mismo, la red invisible sónica puede *apretar* a todos los sujetos que están dentro de ella para que se unan o para que se alejen entre sí.

8) Por otro lado, se puede utilizar la capacidad de las músicas para recrear espacios físicos usando piezas que inviten a

la concentración y que generen áreas íntimas y acogedoras. En una sesión de ayahuasca, las músicas nunca han de imponer espacios dispersos, ansiógenos o enormes.

9) Finalmente, si las músicas que vamos a usar durante un trabajo tienen texto cantado, o bien debe tratarse de un idioma comprensible para los participantes y las letras deben ser realmente elevadas y transmisoras de valores constructivos, o bien ha de tratarse de cantos en idiomas desconocidos en los que la voz actuará como instrumento del que no cabe esperar que transmita ningún valor más que el analógico asociado a la textura, entonación y uso de la voz.

Personalmente, contemplando lo anterior –y entre otras músicas que me reservo–, tengo una especial preferencia por las composiciones del maestro espiritual búlgaro Beinsa Douno, fundador de la Hermandad Blanca, interpretadas virtuosamente por sus discípulos; ciertas canciones de cuna, dado que es la forma de composición más integradora y confortadora que existe, si bien las reproduzco en versiones adaptadas para adultos. A veces, para girar utilizo canciones brasileñas de Maria Betania, con ritmos vivos suavemente bailables y letras inspiradas relacionadas con los santos.

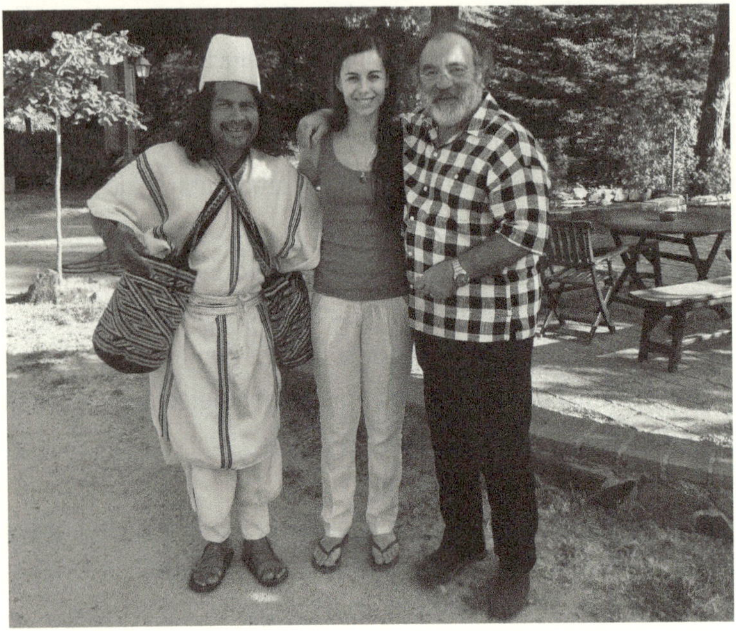

Navímáku, Myriam Nunes y Josep Mª Fericgla
durante la visita del arahuaco al campus Can Benet Vives.

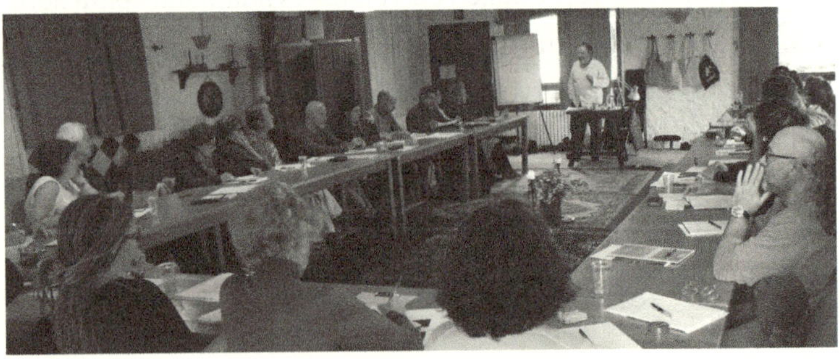

Vª edición del Seminario teórico:
Ayahuasca, antropología, etnobotánica y psicoterapia
que imparte anualmente el Dr. J.Mª Fericgla.

12. Aplicación terapéutica

Hablaré ahora del *modus operandi* en relación con la aplicación terapéutica de la ayahuasca. Por descontado que hay numerosas maneras de utilizar la decocción en un proceso psicoterapéutico, lo que sigue son algunas indicaciones prácticas.

Desde un punto de vista existencial, realista y útil en la praxis clínica –aunque no académico–, se puede considerar que la neurosis es la pérdida del sentido de la propia vida. Se pierde el sentido profundo de la existencia por desconexión del Ser interno. Cuando una persona obstruye la relación consciente con su Sí mismo, *Self* o Ser, pierde el sentido trascendente de su vida y sufre angustia, a menudo trata de racionalizarlo, pero pasar por una existencia sin sentido convierte al ser humano en un iluminado maestro Zen o en un neurótico. Por ello, y lo afirmo en sentido literal, en Occidente todos sufrimos un nivel más o menos grave de neurosis, puesto que no se puede vivir en estas sociedades postindustriales sin hacerlo desde la doble personalidad compensatoria que conlleva la neurosis. La propia cultura, la dimensión extrínseca y especialmente la dimensión sistémica nos alejan de lo intrínseco, incluso se oponen a tal contacto. De ahí que el consumo de ayahuasca, que facilita la consciencia y experiencia del Ser, se haya expandido por todo el mundo occidental de manera tan imprevisible y rápida, hasta convertirse en semilla de nuevos sincretismos religiosos y en herramienta de sanación holística, en su versión constructiva. Así mismo se ha convertido en un negocio tan rentable como ilegítimo –y probablemente ilegal– por parte de redes internacionales que se anuncian como si se tratara de una escuela de ayahuasca, que han visto la manera de enriquecerse a costa de la neurosis colectiva mal usando la mixtura visionaria y sagrada para tantas etnias.

Inicialmente, se consideraba la neurosis como una enfermedad del sistema nervioso central que se caracteriza por la inestabilidad e incapacidad del sujeto para manejar su mundo emocional. Este trastorno conlleva un estado de dolorosa angustia que, a su vez, empuja al individuo a desarrollar mecanismos de defensa con el objetivo de paliar ese dolor. Estos mecanismos psicológicos de defensa imposibilitan que el neurótico tenga una relación interpersonal satisfactoria con los demás y le impiden sentir empatía con otros seres humanos, hasta transformarse en verdaderos trastornos, como son la depresión, irritabilidad, obsesiones, conductas compulsivas... pero sin perder la lucidez mental, algo que, en cambio, sí caracteriza a la psicosis. Técnicamente, se afirma que el individuo neurótico sufre un elevado nivel de angustia a la vez que una hipertrofia disruptiva de los mecanismos psíquicos que permiten compensarla, por lo que tiene la necesidad de desarrollar conductas repetitivas –inconscientes en su origen, aunque el neurótico *es conscien-*

te de su trastorno, lo que añade más angustia a la causada por el propio trastorno– para rebajar el nivel de estrés que sufre.

Es decir, la neurosis viene a significar una falta de adaptación a la realidad y la negación de esa realidad por el dolor que causa en el sujeto, teniendo su origen casi siempre en la infancia. Como es bien sabido, en el siglo XIX S. Freud estableció una serie de tipologías neuróticas –fóbica, de angustia, histérica, obsesivo-compulsiva, depresiva, y otras– que fueron consideradas como patrón diagnóstico por parte de la psicología convencional. No obstante y como todo cambia, en la actualidad se ha dejado de lado esta terminología en el ámbito clínico para hablar de *trastornos*. Psicólogos y psiquiatras prefieren hoy diferenciar y referirse al trastorno de ansiedad (fobias, trastorno obsesivo-compulsivo), trastornos depresivos (ciclotimia, episodios depresivos), trastornos disociativos (de personalidad, de personalidad múltiple, de despersonalización), sexuales (pederastia, masoquismo, sadismo) y trastornos del sueño. Pocos psicólogos hablan hoy de neuróticos.

De todas maneras, y se denomine como se denomine, el mecanismo es siempre el mismo: hay personas que han sufrido en su infancia –en la mayoría de los casos– y no pudiendo soportar tal sufrimiento, necesitan protegerse de la angustia que les causa el sufrimiento y su vívido recuerdo, para lo cual recurren a diversos mecanismos de defensa psicológica, como son la represión del síntoma y del recuerdo, la negación de lo ocurrido, la proyección cargando sobre los demás el propio sufrimiento y sus causas, el desplazamiento del síntoma y la intelectualización. El objetivo es *alejarse de la experiencia inmediata de la realidad.* De ahí que se afirme con razón que la ciencia es un mecanismo neurótico para defendernos de la experiencia de la vieja realidad. Me viene a la cabeza un chiste ilustrativo. Era una sala de espera donde había cinco hombres sentados; al cabo de un rato atraviesa la estancia una chica muy atractiva con movimientos contoneantes y ojos seductores. Hay cuatro hombres que la siguen con la mirada, y un quinto que, en lugar de mirar a la chica hechizante, observa a los otros cuatro. ¿Quién es ese quinto hombre? Naturalmente, un psicólogo, el presunto pensador científico que no puede sostener la experiencia directa de la realidad.

Al operar los mecanismos de defensa que alejan de la realidad, tal y como se experimenta subjetivamente, la persona pierde el contacto consciente con su Ser interno ya que, para ello y por así decirlo, debe atravesar la barrera del ego donde está anclado el sufrimiento insoportable. Al perder la consciencia de esta dimensión arquetípica de la propia psique, se pierde el sentido de la vida –que emana del Ser– y la persona se siente extraviada, aumentando aún más el grado de sufrimiento y de angustia causados por el trastorno original. Desde esta perspectiva que podemos denominar *existencial*, el camino de salida consiste en buscar el origen y la causa del proceso de desconexión con el ser auténtico, la causa del dolor infantil. Más tarde, la solución no pasa solo por el mero recordar los hechos que causaron la neurosis, sino que literalmente hay que revivirlos para poder reconectar conscientemente con el Ser real en el punto exacto donde se cortó la vivencia de él.

A lo largo de este proceso mismo, se va dando paulatinamente la integración a la consciencia de los hechos inconscientes y de toda la carga emocional que arrastran, que constituye la base de la angustia. Es el fenómeno conocido como «abreacción», que suele ir precedido por una catarsis, hasta el punto de que con frecuencia se confunden o se entienden como sinónimos no siéndolo. Abreacción es otro término importante y preciso que ha caído en desuso a pesar de referirse a fenómenos psicológicos frecuentes.

Repito lo anunciado anteriormente: la ayahuasca tiene una inmensa capacidad para impulsar la integración del material consciente e inconsciente de nuestra mente, para integrar los opuestos psíquicos, el mundo externo y el mundo interno, el pasado y el presente –y el futuro, según la teoría física del desdoblamiento temporal de J.P. Gardiner y según algunos indígenas de la alta Amazonía–, para integrar elementos en apariencia desvinculados –siendo un buen apoyo en los procesos de toma de decisiones– y para integrar a los miembros de un mismo grupo –por lo que es adecuada para resolver problemas personales tanto en las familias como en las empresas–.[21] Así mismo –y como hemos visto en el capítulo «Ayahuasca y

21. Hay un eficaz recurso de higiene emocional entre los shuar amazónicos: cuando en una familia se respira malestar anímico, tensión y mal humor, y hace ya días que dura, el padre de familia convoca a todos los componentes –que suelen ser entre 10 y 20 personas– a la madrugada del día siguiente *para vomitar*, que es un manera de denominar las sesiones de ayahuasca. Dicen que vomitar juntos alivia el malestar y se recupera el habitual estado risueño y alegre en que viven tales pueblos.

cerebro»–, tiene una capacidad extraordinaria para activar la memoria de hechos acontecidos en un lejano pasado, con lo que eso implica de beneficioso para la práctica de la psicoterapia donde el mayor esfuerzo consiste en recordar y revivir lo olvidado y censurado.

En mi experiencia hay tres niveles en los que se dan fenómenos de integración sin que sean mutuamente excluyentes: a nivel individual, grupal y con el entorno natural.

Para «trabajar» en la terapia individual es útil el uso de fotografías como recurso para llevar la atención a épocas concretas de la biografía del paciente donde se ubica el material que se espera desvelar, allí donde se busca la saludable abreacción. Con frecuencia y antes del uso de la mixtura, es útil realizar alguna sesión de psicoanálisis o de *conversaciones liberadoras* –así denomino a un estilo de conversación terapéutica que ofrezco para ayudar a tomar consciencia de los procesos internos y hallar salidas– en las que se explore la biografía del paciente, se delimite el problema anímico o relacional que impide la consciencia del Ser y que condiciona su vida relacional. Se pide al paciente que traiga fotos de esta época y de las personas con quienes mantenía relaciones íntimas para *observarlas* bajo el efecto de la mixtura, habitualmente su familia de origen. Una vez el paciente está sumergido en un estado de consciencia expandida de carácter dialógico, se le pide que coja las fotografías –nunca más de 4 ó 5 para evitar la dispersión y la huida de sí mismo– y que se detenga en cada una de ellas el tiempo suficiente hasta estar seguro de que no le puede despertar ningún otro recuerdo. En estos casos es importante que el terapeuta esté en silencio, respetando el proceso íntimo de cada paciente al revivir acontecimientos de su pasado. Como máximo, el terapeuta debe cuidar que los pacientes no cierren los ojos, dejen de mirar las fotos y se hundan de nuevo en una fantasía probablemente narcisista. En mi experiencia, estar entre 4 y 10 minutos por fotografía es suficiente, así como también lo es intervenir de vez en cuando con preguntas del tipo: «¿Te sientes bien? ¿Dónde estás ahora interiormente?», para traer la atención de los participantes al presente, al ahora y aquí constituido por una línea continua del pasado revivido en el instante presente. Habitualmente, las respuestas suelen ser lacónicas aunque de mucha carga emocional. El resultado es de gran eficacia sanadora al invitar a los pacientes a reforzar y mantener la atención dirigida hacia la experiencia que están reviviendo –no solo recordando– y que más tarde podrán trasladar a palabras.

Cuando una persona ha ganado consciencia de sí misma tras diluir en una medida razonable los mecanismos de defensa comentados, llega el momento de establecer contacto con otros seres humanos desde la empatía y la participación en el *alma del grupo*. Esto se puede conseguir en un mismo trabajo o en sesiones ulteriores en las que se cambia el formato del trabajo para buscar la integración interindividual y transpersonal.

Finalmente, una vez que la persona es capaz de sentirse miembro del colectivo concreto de *seres humanos al que pertenece*, una vez diluida su angustia y resuelto parte de su aislamiento neurótico, y una vez que ha descubierto en algún nivel de su experiencia qué implica la comunicación, el amor, la compasión y la empatía con los demás –signos inequívocos de salud mental–, la persona puede avanzar en el proceso de integrar la naturaleza en sí, de abrirse a experiencias propiamente espirituales o transpersonales. Puede ingerir ayahuasca y usar la fuerza del enteógeno para adentrarse literalmente en la vida natural que va más allá de las formas humanas, en la vida arquetípica; puede percibir la unidad universal que da vida a la multiplicidad de apariencias.

En Sierra Nevada de Santa Marta, al norte de Colombia, vive una gran etnia formada por 33.000 personas divididas en cuatro grupos con algunas diferencias culturales pero con muchas similitudes espirituales. Se trata de los arhuacos (o ikas), los wiwas, los famosos kogis y los kankuamos. Para ellos, Sierra Nevada es el corazón del mundo y está rodeada por una *línea negra* invisible que abarca los lugares sagrados de sus ancestros, a la vez que demarca su territorio tradicional.

Estas etnias descendientes de la cultura tairona cargan sobre sí una gran responsabilidad: mantener el universo entero en armonía para que la vida pueda continuar. El occidental medio puede mostrarse incrédulo ante este enunciado, pero tal responsabilidad da un sentido trascendente a la vida de estos seres humanos. Es muy distinto levantarse por la mañana pensando en ir a una oficina donde pasar ocho aburridas horas sin hacer nada con excesivo o ningún sentido, a levantarse, dar las gracias al sol por iluminar y dar vida al mundo de nuevo, y sentir que de mis actos depende la armonía del universo. Sea o no cierto en un sentido material, lo es en sentido psicológico, lo cual permite a estas etnias vivir en una plenitud existencial y con un sentido de la trascendencia desconocido en Occidente. Los descendientes de la cultura tairona se denominan a sí mismos los *hermanos mayores* y creen poseer una sabiduría y un entendimiento místicos que superan a las de los demás pueblos, a los que se refieren con paciencia como *hermanos menores*, en especial a los occidentales que con su conducta alocada están acabando con la Tierra.

Estos *hermanos mayores* creen con total firmeza que cuando se sufren huracanes, sequías o hambrunas en el mundo, es a causa de un fallo humano a la hora de mantener la armonía del planeta –idea nada descarriada–, lo que se recupera realizando ofrendas a los lugares que consideran sagrados para devolver a la Tierra lo que se ha obtenido de ella.

En referencia a la comunión anímica y espiritual con la unidad esencial del cosmos, merecen una especial atención los chamanes arhuacos, wiwas, kankuamos y kogis, conocidos por el término «mamo». Los mamos son líderes espirituales que asumen la responsabilidad de mantener el orden natural del mundo por medio de canciones, mucha meditación y ofrendas rituales. La preparación de un mamo es impresionante: comienza en su pubertad y dura entre 15 y 20 años, durante los cuales el joven vive casi en soledad en lo alto de las montañas donde otros mamo ancianos le enseñan a meditar sobre el mundo natural, a comunicarse con los espíritus o energías del mundo vegetal, del agua, del aire, de los animales, y a reconocer los rincones sagrados de la tierra. Tras el largo periodo iniciático, los mamo –los tairona en general– tienen una presencia y una mirada impecables, firmes y limpias de desasosiego emocional. Dan la impresión de estar perfectamente enraizados en su momento y lugar vitales, transmitiendo una hermosa y saludable sensación de integridad, de formar parte de la tierra, de tener total consciencia del relativo valor de su individualidad, de que para la vida en general es más importante el *nosotros* que el *yo*, y que es más importante lo que les dicta el Ser interno que las normas sociales.

Hace un tiempo, un amigo arhuaco pasó varios días invitado en el campus que dirijo. Todo el mundo quería conversar con él porque sabía escuchar y cuando hablaba de espiritualidad, del Ser, de la vida y de obrar con justicia hacia la Tierra, sus palabras eran sencillas, pero rezumaban verdad y sensatez. Cuando reía, una alegría luminosa inundaba el aire, reía con todo su ser, a pesar de que era una risa tranquila, nada escandalosa. No reía para quedar bien con el contertulio. Su mirada era limpia como la de los niños, brillante y llena de presencia. Viendo que casi todos buscaban momentos para conversar con él, pero que mi esposa tenía mucho trabajo y no le quedaba tiempo, el amigo arhuaco, llamado Navímáku, pensó que tal vez le apetecía así que, de forma espontánea, una mañana se acercó a la oficina donde estaba ella y le anunció que por la tarde regresaría a conversar. Mi esposa se sintió halagada por la deferencia. Por la tarde, Navímáku se acercó a la oficina antes de la hora acordada y le dijo a mi esposa que lo había pensado mejor, que no tenían nada que decirse y que se iba a dormir. Tras lo cual ató dos hilos de algodón en cada muñeca de mi esposa, signo de buenos deseos y de protección para la persona, y se marchó. Mi esposa, en lugar de sentirse minusvalorada por Navímáku, sintió que fue hermoso captar ese nivel de total y llana sinceridad que salió del corazón del *hermano mayor*. No había ninguna intención en él, solo la constatación de una situación que no hubiera tenido sentido; así que, con fluidez, naturalidad y realismo, cambió de plan. ¿Para qué perder el tiempo?

Para explicarlo en términos de R.H. Hartman, cuando Navímáku le dijo a mi esposa que por la tarde iría a conversar con ella, lo hizo desde su dimensión sistémica. Cuando, por la tarde, le comentó que, en realidad, no tenían nada que decirse y que se iba a descansar, lo hizo desde la dimensión intrínseca.

Considerando que la desconexión del Ser conduce a la neurosis, al narcisismo, a los comportamientos compulsivos, a las adicciones y a la depresión, se puede afirmar que la ayahuasca correctamente usada es un remedio para tales trastornos. Correctamente usada significa que la experiencia se dé en un contexto que sea contenedor, tierno y firme a la vez, dirigido por una persona madura y experta, que no permita escapar a los pacientes del encuentro consigo mismos. Y este es el núcleo del problema que he observado en buena parte de las sesiones a las que he asistido: el encuentro con el Ser se desviaba hacia una autocomplacencia deliberada del ego, con lo que el resultado probablemente fue el opuesto a lo deseado, a menos que lo deseado no fuera un aumento de la fantasía infantil autocomplaciente.

No se debe olvidar jamás la lección que nos dejaron nuestros antecesores helénicos con una experiencia ritual acumulada de casi veinticinco siglos de uso ininterrumpido de enteógenos –desde que los aqueos, jonios y dorios ocuparon la Hélade a lo largo del tercer milenio antes de Cristo, hasta el siglo II d.C. Los griegos acuñaron los términos narcisismo (*nárkissos*) y narcótico (*narkotikos*), con sentido equiparable a los que les damos hoy. Lo interesante es que ambos vocablos derivaban de una misma raíz etimológica: *narké*. El término *narké* venía a significar «entumecimiento», y de tal semilla lingüística han crecido dos términos primos hermanos: narcisismo y narcótico. ¿Qué nos dice? Que los narcóticos encierran el peligro de incrementar el narcisismo y de entumecer a la persona en lugar de sanarla, a menos que se usen adecuadamente.

Así pues, y dado que el narcisismo es el mal de nuestro tiempo y está en la base de las enfermedades psíquicas graves, insisto en que el uso constructivo de la ayahuasca es una herramienta hacia el equilibrio mental que tanto necesita el occidental actual.

Tirando del mismo hilo, se puede afirmar que la mixtura amazónica es útil para tratar adicciones y conductas compulsivas. Desde cierto punto de vista que defiendo, toda adicción no es más que una variedad de conducta compulsiva. Hay innumerables compulsiones –hacia el sexo, teléfonos móviles, máquinas de azar, el trabajo, la televisión, comida y bebida, ropa...–. Y una conducta compulsiva, por definición, es un comportamiento que daña a la persona que lo ejecuta y esta lo sabe, pero no puede evitarlo. Así pues, las adicciones a substancias son una forma específica de compulsión con la variante de que, apoyados en la cosmovisión cristiana según la cual todo lo importante viene de fuera, cargamos la culpa de la compulsión a las substancias y a las *malas compañías*, en lugar de hacer responsable al sujeto adicto. Las substancias, en sí mismas, no generan adicciones, esto es algo humano; en todo caso generan dependencia biológica, como es el caso de los opiáceos, la cocaína, las metanfetaminas o el alcohol, y aunque estos psicotropos están gravados por la mala fama o incluso por la prohibición, no generan más dependencia que el café, las benzodiacepinas o los barbitúricos. Que la dependencia se convierta en adicción es un paso que depende de cada individuo y de su estructura de personalidad. Hay personas con carácter adictivo que van saltando de una adicción a otra. El origen del problema es otro.

Dejando esta discusión de momento de lado, se puede afirmar que toda compulsión, sea con implicación de substancias o no, es un comportamiento dañino para el sujeto, y que este lo reconoce, pero no puede evitarlo; y la función que desempeña tal conducta dolorosa y regresiva es la de encubrir un sufrimiento que resulta aún más insoportable para la persona. Cuando un sujeto está jugándose su mensualidad en una máquina tragaperras, aún a sabiendas de que la perderá, cuando está voluntaria pero no conscientemente atrapado por la televisión o por los juegos de internet, o busca sexo de pago o de fin de semana bajo el efecto de la cocaína o del alcohol... está *narké*, mentalmente entumecido, y esto le alivia del punzante y cruel vacío interior, le cubre la dolorosa desconexión del Ser que lo lanza a un mundo –para él– sin sentido.

La ayahuasca puede ser utilizada para recuperar la consciencia del sentido de la vida humana, y para ello, repito, primero hay que desvelar, revisar y sanar los motivos que han conducido a la persona al estado de enajenamiento de sí misma. Hay que llevar a cabo, como mínimo, una revisión biográfica: la segunda de las fases descritas por las que atraviesa todo viaje psiconáutico hacia las profundidades.

A pesar de lo que he explicado hasta aquí, el uso de ayahuasca no está exento de peligros, si bien son muchos menos de los que el sensacionalismo y el miedo afirman (véase el capítulo «Aclarando una mala experiencia con la mixtura»). Nuestra propia naturaleza tiene válvulas de seguridad que actúan con suma eficacia cuando hace falta.

El peligro más frecuente es un simple ataque de ansiedad, que suele darse por la incapacidad del sujeto de afrontar la grandiosidad del momento sin querer –o sin poder– soltar el control de la experiencia por parte del pequeño ego. Cuando se da, suele ser suficiente con que alguien acompañe a la persona con respeto, recordándole que todo pasa y que el estado en que está también pasará, sin dar consejos ni pretender terapias. Una de las características del diseño psíquico del ser humano es que nos olvidamos constantemente. Cuando sufrimos, creemos que durará para siempre, y este pensamiento causa más pánico que el sufrimiento real. Cuando estamos en épocas de abundancia, olvidamos que no durarán para siempre y actuamos sin contención, sin prever los tiempos de escasez.

A veces es útil que un ayudante se sitúe enfrente o detrás de la persona ansiosa, empiece a respirar a su mismo ritmo y, cuando se dé el efecto resonancia entre ambos, el acompañante vaya ralentizando y relajando la respiración, de manera que también baje el ritmo de la persona ansiosa. No recomiendo bajo ningún motivo el uso de ansiolíticos en estos casos. La ansiedad es un puente entre el ahora y el futuro: cuando una persona tiene sus pensamientos en el futuro y se desconecta del presente –el próximo lunes debo pagar el alquiler y no tengo dinero, y el martes he quedado para cenar con una persona que me resulta muy atractiva y estoy esperando que llegue ese momento–, el resultado es la ansiedad, en mayor o menor grado. ¿Solución? Traer la atención al presente.

A veces se dan casos de pánico, ya he hablado de ello. Realmente, sucede en muy contadas ocasiones y, cuando acaece, es mejor dejar que la persona siga su proceso natural de emergencia interior. Hay que acompañarla en su estado, de nuevo con ternura y respeto. Si se puede, siempre resulta útil pasear por la naturaleza, que aporta armonía y calma. Es necesario dejar pasar unos días sin compromisos laborales ni sociales, sin distracciones ni dispersión, permitiendo que los espacios internos que se han abierto causando el pánico se vayan asentando en la consciencia. Mi sugerencia en estos casos es mantener la atención puesta en uno mismo, observarse sin juzgar, dejar que del mundo interior vayan saliendo nuevas formas de percepción y de sensibilidad que, con frecuencia, sorprenden al propio sujeto.

Muchas veces, el pánico, la ansiedad extrema y la disociación pasajera son síntomas de lo que S. Grof denomina con la acertada expresión de *emergencias espirituales* (Grof y Grof, 1998). La ayahuasca favorece la emergencia de estados que la medicina convencional considera psicóticos, pero que no lo son, situándose mucho más cerca de la experiencia mística y de la apertura de capacidades mediúmnicas que de la enfermedad mental. La persona se siente perdida y confusa, percibe realidades inusuales o dimensiones desconocidas de esta misma realidad, no sabe poner nombre a lo que le sucede y suele perder los términos de referencia usuales, sufriendo un nivel muy elevado de angustia y ansiedad.

En las sociedades de tradición ayahuasquera y en las religiones daimistas, se alienta el desarrollo espiritual que conlleva una emergencia espiritual por medio de ritos específicos que permiten al sujeto vivir la experiencia con el arropamiento y cuidados de los demás. Se entiende que se trata de crisis evolutivas en las que los cambios interiores son tan rápidos y los estados internos tan exigentes que la persona puede verse impedida de funcionar normal y plenamente en la realidad cotidiana, pero no por ello hay que cortar la experiencia. Al contrario. En un ambiente de apoyo y con una comprensión adecuada, estos complejos estados mentales pueden ser muy beneficiosos, conduciendo en ocasiones a la sanación física y emocional, y a profundas realizaciones personales. Se trata de encuentros frontales con la experiencia numinosa.

En casos muy extremos y cuando hay un trastorno previo, se puede producir una crisis psicótica, un estado de disociación permanente que ya no depende del efecto inmediato de la ayahuasca, sino que tal vez puede deberse a que el enteógeno ha descompensado la frágil estructura psíquica de la persona. En estos casos, que, insisto, son extremadamente inusuales, no hay más remedio que poner a la persona en manos de la psiquiatría convencional.

Generalmente, el pasado biográfico de la persona es un buen indicador para discriminar si se trata de una crisis de emergencia espiritual o de una crisis psicótica. Las personas con trastorno psicótico han tenido una infancia y juventud problemáticas, provienen de familias desestructuradas o con antecedentes de trastornos mentales graves, han tenido historiales escolares llenos de irregularidades, malas notas y faltas. En cambio, si se trata de una persona que ha tenido una infancia y pubertad normales, proviene de una familia razonablemente saludable y ordenada y no muestra aberraciones sexuales, es muy probable que se trate de una emergencia espiritual en la que lo más saludable sea acompañar a la persona dejando que la crisis siga su camino natural, favoreciendo el despliegue de nuevas capacidades cognitivas y espirituales.

Personalmente, he experimentado y he desplegado partes de mi ser gracias a dos crisis evolutivas o emergencias espirituales activadas por la ayahuasca. Doy gracias a todo mi alrededor por no haberme llevado a la consulta de ningún psiquiatra ni psicólogo. Al cabo de unos pocos días, la angustia y ansiedad extremas provocadas por la crisis fueron remitiendo sin más tratamiento que el de una compañía calmada, lectura de poemas y textos místicos (Rumi, Kabir, Teresa de Jesús, textos de taoísmo y el impagable libro *Cuando todo se derrumba* de la monja budista Pema Chödrön), nada de textos de autoayuda, escuchando música barroca compaginada con largos silencios, paseos por la playa y dormir. Con el tiempo he ido descubriendo y agradeciendo las nuevas y útiles capacidades intelectuales que han derivado de ello, la mayor conexión con mi Ser interno y la mayor estabilidad emocional, la posibilidad de comprender más y mejor los trastornos de otros, y la sensación permanente de vivir en un mundo en el que hay muchas dimensiones y realidades, y que pretender que lo que conozco y percibo es *toda la realidad* no es más que un pensamiento pedante y producto del miedo a no ser lo que soy.

Addenda

Efectos evaluados con la prueba R.S. Hartman

La ayahuasca, remedio para la neurosis

El presente estudio recoge el resultado de analizar y comparar el test axiológico Hartman antes del consumo de ayahuasca y pasadas 24 horas tras la sesión. La muestra estuvo compuesta por un grupo de 25 individuos de ambos sexos y diferentes edades. Realizó la evaluación de las pruebas el equipo de especialistas en axiología formal del centro Izkali, en Oiarzun, País Vasco, el 15 de febrero de 1999.

En la actualidad, hay otro estudio en marcha que usa la misma herramienta, la prueba de valores R.S Hartman, que está dando resultados esencialmente similares. No obstante, no lo incluyo por no haber acabado aún la evaluación de ambas muestras. Resultado del estudio de 1999:

- Las personas que asisten a las sesiones de ayahuasca, en general, muestran mucha inquietud hacia el hecho de *tener experiencias*. Podríamos decir que se pone en juego la atracción hacia la locura. Esta atracción es buena si se sabe asentar e integrar lo que se vive y moviliza durante la sesión con el enteógeno. En caso contrario, puede no resultar una experiencia ni agradable ni terapéutica.

- Aparece un importante aumento del nivel de integración del mundo interior y el mundo exterior en los test postayahuasca. Es el cambio que más destaca en las pruebas «posts» comparadas con las «pre». Por sí mismo, se trata de un indicador fundamental de salud mental, ya que el trastorno psíquico empieza con la disociación entre el mundo interno de la persona y el mundo que la rodea. La mente de un psicópata es un mundo donde todo es coherente y armonioso, el problema es que es *su* mundo, no *el* mundo. Aunque solo fuera por este cambio merece defender el uso terapéutico de la decocción.

- Aparece una gran fluidez emocional en las pruebas postsesión. Es la variable que más se modifica, lo que confirma la función de amplificador y desbloqueador emocional de la mixtura.

- Mejora mucho la objetividad que tienen las personas sobre la estructura de su propia personalidad y sobre sus vivencias internas. Es decir, *la ayahuasca mejora el enfoque del sujeto sobre su realidad interna, dando más claridad a la consciencia que se tiene sobre las propias situaciones personales*. Cabe decir que este cambio es extremadamente difícil de conseguir por cualquier otro medio, incluyendo todo tipo de psicoterapia.

- En un porcentaje importante de la muestra analizada, se observa que el nivel de soberbia disminuye tras una sesión de ayahuasca, dando como consecuencia una mayor flexibilidad psicológica y también corporal, constatando un cambio en la cosmovisión de la persona.

- El consumo de ayahuasca da paso a un estado psicológico que suele denominarse «mente abierta», *open mind*. Es decir, el sujeto es capaz de reconocer cosas de sí mismo a partir de sentir empatía con las demás personas. Este efecto de la ayahuasca es especialmente útil para su uso en psicoterapia grupal.

- Aumenta un factor que en terminología Hartman se conoce como «moral estructural». Es decir, el sistema de valores morales del individuo se hace más firme respecto de las propias convicciones personales. Esto implica una mayor madurez psicológica del individuo y, a la vez, conlleva un peligro: el individuo puede pasar a sobrevalorar en exceso su propia moral individual.

- Tras la sesión de ayahuasca se observa un mayor equilibrio entre el consciente y el inconsciente.

- A consecuencia de lo anterior, se reduce el nivel de angustia previa al trabajo.

- En algunas personas, la ayahuasca produce lo que podríamos denominar *brotes controlados de locura sanadora*. Es decir, por un lado, la mixtura aumenta el narcisismo, pero, por otro lado, abre la posibilidad de autorrevisión, con lo que aparece una importante posibilidad curativa que antes de la toma no existía.

- Tras un trabajo con ayahuasca aparece la capacidad de amar, aumenta la capacidad para reconocer a los otros, se ve a los demás más objetivamente y, con ello, se abren posibilidades de relación interpersonal más profundas y satisfactorias. En cierto sentido, la mixtura aumenta el romanticismo.

- La ayahuasca aumenta la consciencia y el contacto con las propias necesidades personales, algo que sucede muy poco en psicoterapia y que es extremadamente útil: la mayor parte de los trastornos emocionales y psicológicos conllevan la desconexión o pérdida de consciencia de las propias necesidades.

- Se abre la capacidad de expresar las demandas –de lo que uno siente– a los demás. Aunque esto pueda desbordarse en algún caso y una persona se exceda en pedir a los demás y en hablar de sus sensaciones y experiencia subjetiva, debe considerarse como un efecto positivo ya que, incluso si el sujeto se excede pidiendo, el entorno ya se encarga de poner límites.

- Cuando hay un importante bloqueo psicológico, la ayahuasca genera una *apertura creativa*, en el sentido de que el sujeto descubre por dónde puede encontrar la solución a sus problemas y asuntos. Y, a más bloqueo previo, más efecto terapéutico.

- Es decir, como factor muy importante del efecto de la decocción se observa que hay un relación geométrica de los efectos terapéuticos de la ayahuasca: *a mayor conflicto previo, mejor resultado posterior.*

- Se adquiere más claridad sobre lo que está pasando fuera del propio sujeto, y con ello mejora el enfoque de la situación personal en general.

- No siempre se da una clara integración de los conflictos psicológicos, aunque, como se ha dicho, la ayahuasca mejora la visión que tiene el sujeto de sus propios malestares y síntomas. Así, en las pruebas Hatman postayahuasca se observa que las personas descubren lo que es sufrir, aunque no se integre el sufrimiento.

- Por un lado, la mixtura disminuye las demandas dirigidas al mundo externo –aunque abre la capacidad de expresar las demandas– lo que, por otro lado, se suma a una mayor objetividad sobre el mundo interno, dando como resultado una disminución de la depresión. Es decir, *la ayahuasca disminuye la depresión del sujeto, cuando la hay.*

- Al actuar de psicointegrador del mundo externo e interno, la ayahuasca disminuye también la inadaptación y aumenta la responsabilidad del sujeto ante la vida. Como consecuencia de todo ello, *disminuye el sentimiento de culpa y es una buena medicina para la neurosis.*

- Aumenta mucho la consciencia del *guía interno*. El sujeto se hace cargo de sí mismo, crecen la intuición y los criterios propios.

Características de una *exaces*[22] para acoger una sesión de ayahuasca

Resumiendo lo expuesto en el capítulo precedente y a modo de guía y complemento, añado 14 puntos concretos que debe respetar toda EXACES, sea con ayahuasca o con cualquier otro propulsor de estados expandidos de consciencia.

- El contexto debe alimentar el recuerdo no específico del yo. En sesiones de psicoterapia, se puede orientar el recuerdo por medio de fotos personales u otros estímulos individuales.

- Debe regir el tiempo subjetivo. Cuando se trabaja en grupo, el tiempo subjetivo es, a la vez, el tiempo del conjunto. Una sesión de ayahuasca es un tiempo dentro del tiempo.

22. EXACES es el acrónimo de *experiencia activadora de estructuras* internas de sujeto. Es la manera de entender la esencia de los ritos y diferenciarlos de los festejos, ceremonias y demás celebraciones sociales en las que no se busca activar ninguna estructura interna de la psique humana, sino solo celebrar algún acontecimiento o exaltar las emociones.

- La mixtura puede ayudar a comprender *el sentido real de la consciencia*, y de la consciencia del Ser. Ayuda a comprender que esta consciencia sirve para reconocer el momento existencial de cada persona y que hay que hacer cosas creativas con ello. De ahí que es altamente adecuado que la sesión o trabajo vaya acompañado de símbolos, comentarios o lecturas que transmitan valores y ayuden en el proceso de autoconstrucción como camino terapéutico.

- Del epígrafe anterior se infiere la necesidad de buscar narrativas adecuadas (parábolas, metáforas, cuentos) para que *lo inefable* se pueda captar.

- El contexto simbólico debe orientar hacia la experiencia implosiva, conduciendo hacia la integración de los elementos del yo.

- Antes de la sesión, es importante explicitar, aunque sea en silencio y cada participante para sí mismo, un propósito que dé sentido y guía a la experiencia.

- El contexto del consumo de ayahuasca debe ser *impactante*, lo que no significa *espectacular*. Debe ser capaz de arrastrar a las personas fuera de su estilo de pensamiento habitual, fuera de sus hábitos mentales.

- Se deben crear puentes mundo interno-mundo externo. Es decir, lo que sucede dentro o durante el trabajo debe ser confirmado, o debe tomar forma en el mundo externo. La ayahuasca puede actuar de agente adaptógeno, pero hay que cristalizar el resultado. Tras cada sesión, es útil formalizar propuestas que afecten al mundo externo del sujeto, anotar decisiones vislumbradas bajo el efecto de la mixtura, dar forma a cambios de comportamiento que se han decidido llevar a cabo, y hay que contrastar la nueva forma de valorar aspectos concretos de la realidad.

- *Los psicotropos se llevan todo lo que dan* a menos que la persona haya desarrollado estrategias para fijar lo desvelado (escribiendo la experiencia, dibujándola, etc.). El contexto de uso de la ayahuasca debe potenciar la memoria y dar salida a las emociones ancladas o bloqueadas una vez se lleven a la consciencia y al sentir.

- Es necesario aprender a distinguir entre lo que sucede bajo el efecto inmediato de la ayahuasca y lo que sucede en días posteriores. Primero afloran recuerdos viscerales, y luego hay que integrar este material. De ahí la importancia primordial de las devoluciones del psicoterapeuta tras la sesión.

- Los asistentes a un trabajo deben tener una confianza plena con el guía para poderse entregar al proceso, en el sentido psicoanalítico de *transferencia positiva*. Por tanto, el guía debe disfrutar del carisma suficiente para ganar y sostener tales transferencias.

- La mayor parte del imaginario generado por la ayahuasca es analizable como episodios oníricos. Es decir, si la persona está en un periodo de análisis de los sueños, las visiones tenidas bajo el efecto de la mixtura pueden ser interpretadas con el mismo código onírico. Simplemente, hay que ser capaz de ubicarlas en su contenido distinguiéndolas del material fantasioso narcisista.

- El movimiento es el núcleo del efecto de la ayahuasca. El sonido da soporte rítmico al movimiento, de ahí la necesidad de disponer de los cantos, grabaciones y melodías necesarios. Debe ser *música viva* en el sentido que se da dado a la expresión en páginas anteriores.

- La música y el contexto de la sesión deben tener como fin –entre otros– dotar de estructura temporal y formal en el aquí y ahora a las emociones y a la expansión de consciencia. No se debe pensar que sean músicas para perdurar ni para convertirlas en materia de espectáculo.

Factores subjetivos del efecto de la ayahuasca en un contexto terapéutico

Más allá del efecto sanador o inspirador que deriva de la ayahuasca, se observan una serie de factores o vivencias subjetivas que merecen ser tenidas en cuenta.

- Muchas personas se sienten llamadas a cuidar de los demás. El terapeuta debe prestar atención a evitar que se escapen en exceso de la confrontación consigo mismas, y a que nadie moleste o interfiera en el trabajo de otros. No obstante, es normal que los más experimentados se ocupen de los demás.

- Tras la sesión, bajan los bloqueos y defensas. A algunas personas les comienza entonces el efecto. Hay que tener dispuesto algún espacio silencioso por si ocurriera.

- Lo más importante es ser capaz de abandonarse a la experiencia sin perder el control.

- En cada sesión se retoma el punto de revisión biográfica en que quedó la persona en la sesión anterior.

- La ayahuasca es una substancia muy adecuada para trabajar la integración de las dimensiones masculinas y femeninas del sujeto.

- Se despierta una necesidad *del otro* con quien compartir la experiencia y poderla elaborar.

- Hay una abundante cantidad de material inconsciente que salta a la consciencia, pero no debe quedarse aquí. Es necesario mantener esta apertura abierta para poder trabajar en psicoterapia.

- Se da una fuerte situación de mente abierta a los demás (*open mind*), con lo que los comentarios externos ayudan a construir la propia experiencia.

- El efecto de la ayahuasca ofrece la oportunidad de aceptar el rechazo a uno mismo, por lo que se abre una buena oportunidad para trabajar el material psicológico que permanece en la sombra.

- Las molestias físicas tienen un gran contenido de somatización y, con cierta experiencia, los individuos pueden incluso discriminar, de todo el material que aflora, cuál les causa la somatización.

- La sensación general tras las sesiones es la de *haber aprendido algo*, pero es necesario dar forma a esta nueva sensación para que sea útil en terapia y en desarrollo humano.

- Cuando se tienen muchas imágenes hay poco que trabajar en terapia: mejor pocas y seleccionadas, como sucede con los sueños nocturnos.

- La guerra civil interior que favorece la ayahuasca de entrada, y dirigida a la revisión biográfica, puede producir cierta desconfianza al principio, pero suele acabar con una profunda sensación de salud, equilibrio y limpieza interior, resultado de la consciencia dialógica que despierta.

- Más de una persona siente despertar vivencias espirituales y trascendentes. Todo lo cual hace altamente necesario un contexto ritual para el consumo de ayahuasca. La ayahuasca ayuda a disolver temporalmente la guerra civil interior que todo ser humano alberga.

Todo lo dicho hasta aquí se puede resumir en dos frases. Hace unos años, tomar o no tomar ayahuasca era una pregunta frecuente. Tras más de dos décadas de aprender a moverme por los estados de consciencia expandida que activa la ayahuasca, de descubrir y reiterar que la realidad es energía, no materia en el sentido habitual, y que el futuro se puede prefigurar a partir de tales estados de consciencia, puedo afirmar que la ayahuasca no es la pregunta, sino la respuesta misma.

Bibliografía citada

ANSERMET, F., y MAGISTRETTI, P., 2006, *A cada cual su cerebro. Plasticidad neuronal e inconsciente,* Katz Editores, Zaragoza.

BOUSO, J.C., y RIBA, J., 2011, «An overview of the pharmacology and neuropsychiatric effects of long term use of ayahuasca», en SANTOS, R.G. (ed.), *The ethnopharmacology of ayahuasca,* pp. 55-63, Kerala, India. Transworld Research Network, Ebook retrieved, 30 de junio, 2012, en http://www.trnres.com/ebook/uploads/rafael/T_12998350813%20Rafael.pdf

BOUSO, J.C., GONZALEZ, D., *et al.*, 2012, «Personality, psychopathology, life attitudes and neuropshychological performance among ritual users of ayahuasca. A longitudinal study», *PLoS ONE*, 7(8), e42421. DOI: 10.1371/journal.pone.0042421.

BRUCE LAMB, Frank, 2002, *Río Tigre y más allá: la medicina de la selva del Amazonas de Manuel Córdova,* José J. Olañeta Editor, Palma de Mallorca.

BURROUGHS, W.S., GINSBERG, A., 1977, *Cartas del yagé*, Producciones edit., Barcelona.

CALVO, César, 1981, *Las tres mitades de Ino Moxo y otros brujos de la Amazonía*, gráfica Labor, Proceso editores, Iquitos, Perú.

CALLAWAY, J.C., RAYMON, L.P., HEARN, W.L., *et al.,* 1996, «Quantitation of N,N-dimethyltryptamine and harmala alkaloids in human plasma after oral dosing with Ayahuasca», *Journal of Analytical Toxicology*. 20:492-497.

CALLAWAY, J.C., 1988, «A proposed mechanism for the visions of dream sleep», en *Medical Hypotheses*. 26:119-24.

CALLAWAY, J.C., MCKENNA, D.J., GROB, C.S., *et al.*, 1999, «Pharmacokinetics of Hoasca alkaloids in Healthy Humans», *Journal of Ethnopharmacology*. 65:243-256.

CALLAWAY, J.C., RAYMON, L.P., HEARN, W.L., *et al.*, 1996, «Quantitation of N,N-dimethyltryptamine and harmala alkaloids in human plasma after oral dosing with Ayahuasca», en *Journal of Analytical Toxicology*. 20:492-497.

CALLAWAY, J.C., AIRAKSINEN M.M., *et al.*, 1994, «Platelet serotonin uptake sites increased in drinkers of ayahuasca», en *Psychopharmacology*. 116:385-387.

CHÖDRÖN, Pema, 1998, *Cuando todo se derrumba,* Gaia ediciones, Madrid.

DAVIS, John William, 1972, *Value and valuation: Axiological studies in honor of Robert S. Hartman*, University of Tennessee Press, EEUU.

DOS SANTOS, R.G., OSÓRIO, F.L., CRIPPA, J.A., HALLAK, J.E., 2016, «Antidepressive and anxiolytic effects of ayahuasca: a systematic literature review of animal and human studies», en Rev. *Bras Psiquiatr*. Mar; 38(1):65-72.

EDWARDS, Rem B., 2010, *The Essentials of Formal Axiology* (Paperback), University Press of America, EEUU.

FADIMAN, James, 2015, *Guía del explorador psicodélico*, Gaia ediciones, Madrid.

FERICGLA, J.Mª, 1997, *Al trasluz de la ayahuasca*, col. Cogniciones n.º 6, Liebre de Marzo, Barcelona.

FERICGLA, J.Mª, 2016, *Los jíbaros, cazadores de sueños*, col. Cogniciones n.º 14, Liebre de Marzo, Barcelona.

FISHER, H., 2004, *Why We Love: The Nature and Chemistry of Romantic Love*, Nueva York: Henry Holt, EEUU.

FRANKLAND, P.W. y MILLER, F.D., 2008, «Regenerating your senses: multiple roles for neurogenesis in the adult brain», en *Nature Neuroscience*, 11, págs. 1124-1126.

FROMM, Erich, 1998, *El miedo a la libertad*, Paidós, Barcelona.

HARARI, Yuval Noah, 2013, *De animales a dioses*, Debate, Barcelona.

HILLMAN, James, 2000, *El mito del análisis, tres ensayos de psicología arquetípica*, Siruela, Madrid.

JANOV, Arthur, 2009, *El grito primal*, Edhasa, Madrid.

GARNIER MALET, Jean-Pierre, y GARNIER MALET, Lucile, 2012, *Cambia tu futuro por las aperturas temporales*, ed. Reconocerse, Barcelona.

GARNIER MALET, Jean-Pierre, y GARNIER MALET, Lucile, 2012, *Esas verdades escondidas*, ed. Reconocerse, Barcelona.

GROF, Stanislav, GROF, Christina, 1998, *La tormentosa búsqueda del ser*, col. Cogniciones, Liebre de Marzo, Barcelona.

HARTMAN, Robert S., 1959, *La estructura del valor. Fundamentos científicos de la axiología*, Fondo de Cultura Económica, Publicaciones Diánoia, del Centro de estudios filosóficos de la Universidad Nacional Autónoma de México, México.

HARTMAN, Robert S., y ELLIS, Arthur R., 2015, *Libertad para vivir. La historia de Robert S. Hartman*, Pequeña colección cogniciones, Liebre de Marzo, Barcelona.

JOHNSON, Robert A., 2016, *Trabajo interior*, ed. Escola de Vida, Barcelona.

JOHNSON, Steve, 2003, *Sistemas emergentes: o qué tienen en común hormigas, neuronas, ciudades y software (Noema)*, Turner publicaciones, Madrid.

LABATE, B.C., y BOUSO, J.C., 2013, *Ayahuasca y salud*, colección Cogniciones, n.º 13, Liebre de Marzo, Barcelona.

LATORRE, José Ignacio, 2017, *Cuántica*, ed. Ariel-Planeta, Barcelona.

LOWEN, Alexander, 2000, *El narcisismo, la enfermedad de nuestro tiempo*, Paidós Ibérica. Barcelona.

MORITZ, Andreas, 2013, *Los secretos de la salud. Medicina de vanguardia para el siglo XXI*, Obelisco, Barcelona.

OTT, Jonathan, 1994, *Ayahuasca Analogues, Pangean Entheogens,*

Natural Products Kennewick, EEUU. Edición castellana 2006, *Análogos de la ayahuasca*, ed. Amargord, Madrid.

OTT, Jonathan, 2006, véase OTT, 1994.

OTT, Jonathan, 2009, *Pharmacoteon*, col. Cogniciones, ed. Liebre de Marzo, Barcelona.

OTT, Jonathan, 2013, «Yagé chamánico: ni sacramento religioso, ni tampoco remedio contra la "dependencia química"», en LABATE, B.C., y BOUSO, J.C., 2013, págs. 433-457.

RIBA, J., ROMERO, S., *et al*, 2006, «Increased frontal and paralimbic activation following ayahuasca, the Pan-Amazonian inebriant», en *Psychofarmacology* (Berl). 186(1):93-98.

RIBA, J., ANDERER, P., *et al*, 2002, «Topographic pharmaco-EEC mapping of the effects of the South American psichoactive beberage ayahuasca in healthy volunteers», en *British Journal of Clinical Pharmacology*. 53:613-628.

RODILES, Janine, 1998, *La terapia prohibida del psiquiatra Salvador Roquet Pérez*, edición digital de la autora, ISBN 968-406-773-9, México.

ROQUET, Salvador, FAVREAU, P., y Ruiz de Valasco, M., 1976, «The Existencial Through Psychodisleptics», conferencia impartida en la Sixth International Conference of Humanistic Psychology in the Americas, organizada por la Association for Humanistic Psychology en Diciembre de 1975, págs. 19-21, y editada por la Albert Schweitzer Association, Psychosinthesis Institute, Cuernavaca, México.

ROQUET, Salvador, y FAVREAU, Pierre, 1981, *Los alucinógenos: de la concepción indígena a una nueva psicoterapia*, ed. Prisma, México.

SHAH, Idries, 1996, *La sabiduría de los idiotas*. Cuentos de la tradición sufí, Edaf, Arca de Sabiduría.

SHANON, Benny, 2008, «Biblical Entheogens: a Speculative Hypothesis», en *Time and Mind: The Journal of Archaeology Consciousness and Culture*, vol. I –Issue I, marzo, págs. 51-74.

TARDIEU, Michel, 1975, «Psychaios spinthër. Histoire d'une metaphore dans la tradition platonicienne jusqu'à Eckhart», *Revue des Études*

Augustiniennes, 21, Institut d'Etudes augustiniennes, págs. 225-55, REAug – n.º 3-4, París.

WASSON, R.G., HOFMANN, A., OTT, J., y RUCK C.A.P., 1980, *El camino a Eleusis: una soluciónn al enigma de los misterios*, Fondo de Cultura Económica, México.

WORLD HEALTH ORGANIZATION, *World Health Report*, 2004, 124, consultado el 10-diciembre-2010, http://www.who.int/whr/2004/en/report04_en.pdf. Citado en HARARI, 2013, pág. 402.

Webs donde obtener información interesante referida a la ayahuasca:

www.josepmfericgla.org
www.plantaforma.org
www.ayahuasca.com
www.iceers.org

Webs donde obtener información de malas prácticas referidas a la ayahuasca (visítalas antes de lanzarte a lo desconocido):

www.asociacioneleusis.es/2015/07/pronunciamiento-publico-acerca-del-senor-alberto-jose-varela-la-organizacion-que-preside-llamada-ayahuasca-internacional/

www.elespectador.com/noticias/medio-ambiente/el-disgusto-de-los-indigenas-cofanes-mal-uso-del-yage-articulo-576085

www.plantaforma.org/wp/wp-content/uploads/20150728_Pronunciamiento_Taita_Querubin_Queta.pdf

http://albertovarelayyo.blogspot.com/2015/12/testimonio-2-una-paciente-de-alberto.html

Agradecimientos

En una obra como la presente colaboran muchas personas. De algunas aparece el nombre a lo largo del texto y de otras no es tan fácil ver su aportación, pero mi reconocimiento va para todas ellas.

En especial, me siento agradecido a Manuel Rodríguez Cuadras, amigo, médico de tradición china que cuida de mi salud con pulcritud, a la vez que estricto y culto corrector de mis escritos. No suelo dejar que salga casi nada de mi horno de escritor sin que pase por su cedazo y lo mejore. Gracias Manuel.

También siento un enorme agradecimiento hacia el doctor José Carlos Bouso, neuropsicólogo experto en psicótropos, con quien colaboramos de forma esporádica desde hace décadas. Ha tenido la gentileza de enriquecer substancialmente los capítulos dedicados a ayahuasca, cerebro y bioquímica, y de sugerirme lecturas y bibliografía especializada.

Me siento agradecido a mis amigos Juanjo Fuertes y su esposa Susanna Tórmez, médico y química respectivamente, que me han ayudado a revisar la validez de las fotografías del proceso de cristalización de proteínas situadas en el centro de un grupo de personas en una sesión de ayahuasca. Así mismo, agradezco a Óscar Fernández Cecilia, del Departament d'Enginyeria Química de la Universitat Autònoma de Barcelona, haberme dado algunas importantes sugerencias referidas a esta misma investigación abierta, y a la doctora Alícia Guasch por haber comenzado el estudio y haber realizado las fotografías.

También me siento agradecido con Agustín Pániker, editor de Kairós, por los incombustibles ánimos que nos transmite a todos los autores de su editorial; y a Pep Bernadas, mi fraterno amigo desde que estudiábamos en la universidad y viajero infatigable, por las inspiradas sugerencias para el título del libro, algo que me suele costar encontrar. Pep tiene la valiosa capacidad de sintetizar en pocas palabras el contenido de un libro y, además, de hacerlo casi poéticamente. Con Juan Pedro Romera me siento en deuda por las correcciones estilísticas que me ha obsequiado.

Para acabar, siento un reconocimiento enorme y especial hacia mi esposa, Myriam Nunes, por conducir durante los largos trayectos en coche que suelen puntuar nuestras vidas para que yo pueda seguir escribiendo en el asiento del copiloto y por las correcciones siempre acertadas que me regala cada vez que acabo un texto. Hubiera tenido que ser escritora (nunca se sabe lo que nos depara el camino).

Como en tantas otras ocasiones, los aciertos e ideas inspiradas son, en buena parte, de mis amigos y colaboradores, en tanto que los errores son completamente míos.